Klaus Oberbeil

FIT DURCH GESUNDE ERNÄHRUNG

Klaus Oberbeil

FIT DURCH GESUNDE ERNÄHRUNG

Die Ernährungs-Revolution: Essen Sie sich glücklich.

SÜDWEST

Hinweis

Das vorliegende Buch ist sorgfältig erarbeitet worden. Es wurde darüber hinaus von einem unabhängigen Arzt begutachtet und inhaltlich in Ordnung befunden. Dennoch erfolgen alle Angaben ohne Gewähr. Weder Autor noch Verlag können für eventuelle Nachteile oder Schäden, die aus den im Buch gemachten praktischen Hinweisen resultieren, eine Haftung übernehmen.

2. verb. Aufl. 1994

Redaktion: Thomas May
Umschlaggestaltung: Heinz Kraxenberger, München
Layout, Satz: Kraxenberger DTP, München
Illustrationen: Manuela Hutschenreiter, München
Titelfoto: Tony Stone, München
Druck und Bindung: Legoprint, Vicenza
Printed in Italy

Gedruckt auf chlor- und säurefreiem Papier

ISBN 3-517-01473-7

INHALTSVERZEICHNIS

Vorwort

Gesund und glücklich – die neue Ernährung für die ganze Familie

Was Sie über Ihren Körper wissen sollten

Unser Stoffwechsel

Sich gesund essen mit Nährstoffen

Kaufen, lagern und zubereiten

Lecker und gesund

VORWORT

Ein Traum geht für viele Menschen in Erfüllung. Nur bestimmte Nahrungsmittel essen – schon fühlt man sich fit, vital und gesund. Ausgewählte Lebensmittel und speziell abgestimmte Getränke befreien uns von Müdigkeit, Infektionen, Libidomangel, Magen-Darm-Störungen, Venenleiden, depressiven Verstimmungen, Hautkrankheiten, Sehstörungen, sogar von rheumatischen Erkrankungen und Schlafstörungen.

Die neue Gesundheitsrevolution eröffnet die verheißungsvolle Perspektive, durch gezielte Zufuhr bestimmter Biostoffe für unser Glück und Wohlergehen zu sorgen.

Daß Ernährung zum Teil die Hausapotheke und sogar den Arzt ersetzen kann, verdanken wir der modernen Stoffwechselforschung, der seit Beginn der neunziger Jahre ganz ausgezeichnete Analysegeräte zur Verfügung stehen. Damit kann man (Blut-)Gewebe im sogenannten Femto-Bereich (billiardstel Gramm) untersuchen, die Moleküle also fast schon zählen. Das eröffnet äußerst spannende Einblicke in die Mechanismen unseres Zellstoffwechsels. Es ist deshalb kein Wunder, daß sich in aller Welt immer mehr Wissenschaftler (Biochemiker, Neurologen, Hormonspezialisten usw.) auf die zentrale Frage unseres Glücks und Wohlergehens verlegen: Was fehlt uns eigentlich, wenn wir nicht fröhlich und heiter, unternehmungslustig, kraftvoll-dynamisch und energiegeladen sind?

Was fast immer fehlt, sind Nährstoffmoleküle: Eiweiße, Vitamine, Mineralien, Fettsäuren, Glukose oder auch Enzyme, Hormone, Nerven-Peptide, neuentdeckte Prostaglandine oder Mediatoren (körpereigene Reizsubstanzen). Dies ist eine ganz aufregende Entdeckung. Denn seit sehr kurzer Zeit läßt sich doch recht genau bestimmen, welche Biostoffe ein Mensch braucht, um Befindlichkeitsstörungen, Beschwerden oder gar Krankheiten loszuwerden.

Die neue Gesundheitsrevolution eröffnet noch andere verheißungsvolle Perspektiven. Übergewicht, Fettsucht, runzlig-faltiger Haut, Haarausfall, glanzlosen Augen, kranken Zähnen, also all den Faktoren, die uns vorzeitig altern lassen, ist schnell mittels eines gezielt aufgebauten Speiseplans abzuhelfen. Dr. Bonnie Spring vom weltberühmten Massachusetts Institute of Technology in Cambridge (USA) erläutert das so: »Wir sind immer wieder überrascht, wie sehr eine einzige Mahlzeit das Wohlbefinden eines Menschen verändern kann.«

Fast schon ein wenig wie neugeboren dürfen sich Menschen fühlen, die »schlechte« Nerven haben, sich nicht begeistern, nicht verlieben können, die morgens verzagt, sorgenvoll und ängstlich den Tag beginnen, wo der Hormonhaushalt doch gerade in den Morgenstunden all die Nervenmoleküle reichlich parat haben sollte, die uns mit Freude, Begeisterung und froher Erwartung erfüllen.

Müdigkeit, Kraftlosigkeit, Vergeßlichkeit oder Libidomangel sind nichts anderes als ein Notprogramm der Natur, um die Lebensfähigkeit des Körpers zu erhalten.

Und warum fühlen wir uns körperlich oft so schlapp? Auch dies ist nur eine Frage des Stoffwechsels. Wenn dem Organismus nämlich Nährstoffe fehlen, schaltet er ganz einfach auf Sparflamme. In all seinen Regelkreisen (Dynamik, Libido, Konzentration usw.) fährt er den »Energieschalter« von 100 auf vielleicht nur 70 oder noch weniger herab, um lebenswichtige Organe wie Herz, Leber, Nieren oder Bauchspeicheldrüse zu schützen, die letzten Kraftspeicher des Körpers nicht unnötig zu verschleudern. Müdigkeit, Kraftlosigkeit, Vergeßlichkeit oder Libidomangel sind also nichts anderes als ein Notprogramm der Natur, um die Lebensfähigkeit des Körpers zu erhalten.

Daß seit Jahren die meisten Nobelpreisträger aus dem Lager der Stoffwechselphysiologen kommen, ist kein Wunder. Denn dieses Forschungsgebiet gilt nicht zu Unrecht als der »heiße Ofen« in der Medizin, der Woche für Woche die aufsehenerregendsten Neuigkeiten liefert.

Dieses Buch faßt nun erstmals all die neuen wissenschaftlichen »Stoffwechselhits« zu einem familienfreundlichen Alltagsratgeber zusammen. Leicht lesbar, sogar unterhaltsam, dabei aber informativ und stets auf der Höhe der internationalen Stoffwechselforschung werden die einzelnen Kapitel zum Leitfaden für ein neues, gesundes und beglückendes Leben.

GESUND UND GLÜCKLICH

DIE NEUE ERNÄHRUNG FÜR DIE GANZE FAMILIE

Kaum zu glauben, aber wahr: In unserer Küche entscheidet sich, ob die Kinder tolle Schulnoten bekommen, ob der Papa beim Seniorentennisturnier gut abschneidet, die Oma 15 Jahre jünger geschätzt wird oder Mami wieder gut schlafen kann. Natürlich sind die Lebensmittel in Kühlschrank oder Regalen und vor allem ihre Zubereitung in Töpfen, Pfannen und Schüsseln auch dafür verantwortlich, daß der Reißverschluß bei Kleidergröße 38 endlich wieder zugeht, daß Zahnschmerzen, Bauchweh oder Vergeßlichkeit Fremdwörter sind und daß die Kinderärztin nur ganz selten gerufen werden muß.

Lesen Sie die folgenden interessanten Kapitel – und beachten Sie sie auch. Folgen Sie den Tips moderner Physiologen und Biochemikerinnen. Dann werden auch Sie feststellen: Wo Kummer, Angst, Schmerzen und Krankheiten schwinden, breiten sich Glück und Optimismus aus.

Schluß mit halbherzigen Vorsätzen: Iß dich schlank

Ein absolutes Muß: Streichen Sie ein für alle mal den Begriff »Schlankheitsdiät« aus Ihrem Wortschatz. Kaufen Sie keine Zeitschrift mehr, die das Wort »Diät« im Zusammenhang mit unsinnigen Versprechungen im Titel trägt.

Schlankheitsdiäten mit Hungern und Kalorienzählen sind absolut passé, ein fast schon »mittelalterliches« Relikt aus einer Zeit, in der über die Mechanismen des Abspeckens fast nichts bekannt war.

Schlankheitsdiäten sind überholt, ein Überbleibsel aus einer Zeit, da man über Gewichtsreduktion noch wenig wußte.

Glauben Sie mir: Nichts ist leichter, als Pfunde und Kilos purzeln zu lassen. Beginnen Sie ab heute jeden Tag mit einem glücklichen Erlebnis: Klettern Sie auf die Bodenwaage, und lesen Sie staunend die Skala ab. Da macht das Aufstehen morgens endlich wieder Spaß!

So funktioniert das Abspecken und Gewichthalten:

■ Die ungeliebten Fettmoleküle (Triglyzeride) müssen erst mal raus aus den Fettzellen (Adipozyten) an Bauch, Hüften, Po und Oberschenkel. Eine Schlankheitskur eignet sich dafür nicht. Da bleibt das Fett eingesperrt wie in einem Banktresor.

■ Wenn die Triglyzeride jetzt im Blut kreisen, heißt das noch lange nicht, daß sie auch zu Energie verbrannt oder auf irgendeine andere Weise aus dem Körper geschafft werden. Jetzt muß der Befehl lauten: Rein damit in die Mitochondrien (Brennöfen) unserer 70 Billionen Körperzellen.

■ Jetzt brauchen unsere Körperzellen nur noch das Zündholz, das das Feuer entfacht. Und das heißt Thyroxin – Schilddrüsenhormon. Malen Sie sich nur mal aus, was passiert, wenn in 70 Billionen Körperzellen in jeder Sekunde 1 500 Fettmoleküle verbrannt werden – und das 24 Stunden am Tag.

Wenn Sie nun lieber zum xten Mal eine unsinnige Kaloriendiät beginnen wollen, bei der Sie nur Wasser und in Muskeln gespeicherte Kohlenhydrate verlieren, brauchen Sie nicht mehr weiterzulesen. Wenn es Ihnen aber ernsthaft darum geht, Speckpolster abzuschmelzen und Komplimente einzuheimsen, dann folgen Sie dem Dreistufenweg zur schlanken Linie.

Raus mit dem Fett aus den Fettzellen

Übergewichtige oder dicke Menschen haben mehr und größere Fettzellen als schlanke.

Wie bereits erwähnt, sind die Triglyzeride bei den meisten Menschen in den Fettzellen eingesperrt wie im Banktresor. Eher saugen sich die häßlichgelben, ohnehin aufgequollenen Adipozyten noch mit weiteren Fettmolekülen voll, als daß sie nur ein solches Molekül freiwillig abgeben. Dabei muß man berücksichtigen, daß übergewichtige oder dicke Menschen sowieso bis zu zweieinhalbmal so viele Fettzellen haben wie schlanke Menschen. Was sich aber verheerender auswirkt: Die Fettzellen dicker Menschen sind bis zu 100 mal größer als die von Menschen, die gern Bikinis tragen und denen Größe 36 paßt. Theoretisch können Adipozyten sogar unbeschränkt Fett aufnehmen. Sie sind im wahrsten Sinne des Wortes unersättlich.

Es gibt in unserem Körper nur rund ein Dutzend Substanzen, die überhaupt Zugang, also den Schlüssel zu den Fettzellen haben. Das sind z.B. Streßhormone wie Glukagon, Cortisol, ACTH (adrenocorticotropes Hormon), Wachstumshormon, Adrenalin oder Prolactin. Einzig und allein diese können Adipozyten aufsperren und Fettmoleküle freisetzen. Das hat die Natur in Jahrmillionen alles so eingerichtet. Der Organismus ist in der Lage, unbegrenzt Fett für eventuelle Hungers- oder Notzeiten zu speichern (wie beim Bären vor dem Winterschlaf). Bei jeder Form von Streß aber (Konflikte, Probleme, Leistungsdruck, körperliche Aktivität, Hunger, Frost usw.) benötigen wir mehr Energie, weil z.B. der Kreislauf schneller arbeitet, wir mehr Wärme produzieren und mehr Energie bereitstellen müssen. Dann sausen Billionen und Billiarden Streßhormonmoleküle übers Blut zu den Fettzellen und öffnen sie, damit Triglyzeride befreit und zur dringend benötigten Energie umgewandelt werden können.

Das Problem ist nur: Übergewichtige produzieren meist viel zuwenig Streßhormone, weil ihre Ernährung katastrophal und ihr Stoffwechsel dementsprechend verkorkst ist. Darüber freuen sich die Triglyzeride in den Fettzellen. Denn die bleiben von ihren ärgsten Feinden verschont.

Übergewichtige haben zuwenig Streßhormone, für deren Produktion viel Vitamin C notwendig ist, – der beste Schlankmacher überhaupt.

Die lipolytischen (fettfreisetzenden) Streßhormone bestehen aus Eiweiß. Gebildet werden sie in der Hirnanhangdrüse der Bauchspeicheldrüse und im Nebennierenmark. Für ihre Produktion sind extrem hohe Konzentrationen bestimmter Nährstoffe, vor allem von Vitamin C notwendig. Dieses Immunvitamin aber fehlt den meisten von uns, weil es im Kampf gegen Viren, Bakterien, Pilze, Schad- und Giftstoffe oder Freie Radikale in hohen Mengen verbraucht wird.
Vitamin C ist deshalb der beste Schlankmacher überhaupt. Aber auch Eiweißmangel führt zu einem Mangel an Streßhormonen. Dabei hilft es oft nicht, besonders eiweißreich zu essen. Eiweiß benötigt für seine Verdauung und Verwertung in Magen und Darm eine bestimmte Azidität (Säuregrad). Viele Menschen ab dem 40. Lebensjahr produzieren aber kaum noch Magensäure. Ihr Dünndarmsäurewert ist zu niedrig, außerdem fehlt es an proteolytischen (eiweißspaltenden) Enzymen der Bauchspeicheldrüse. Für die Herstellung wichtiger Streßhormone stehen daher nur ein paar kümmerliche Brösel an Aminosäuren (Eiweißbausteine) sowie Vitamin C zur Verfügung.

Fehlen Ihnen Streßhormone?

Testen Sie sich selbst: Wenn Sie morgens verzagt aufwachen, Angst vor Auseinandersetzungen (mit dem Chef, dem Partner oder sogar mit Ihren Kindern) haben, wenn Sie häufig frieren, oft Pausen bei der Arbeit einlegen müssen oder Problemen eher aus dem Weg gehen, anstatt sie tatkräftig anzupacken, dann fehlen Ihnen Streßhormone.

Das Wachstumshormon ist eine Wunderwaffe im Kampf gegen den Bauchspeck. Oft wird es von der Hirnanhangdrüse nicht mehr produziert, weil es an Rohstoffen fehlt.

Tagsüber sind es Hormone wie Noradrenalin, Adrenalin oder Glukagon, die wie verrückt Fett aus Ihren Fettzellen fressen oder es zumindest sollten. Nachts aber, etwa 70 Minuten nach dem Einschlafen, versiegt die körpereigene Produktion an Wachhormonen. Dann schüttet die Hirnanhangdrüse ihr Wachstumshormon aus, dessen Moleküle sich unverzüglich auf die Wanderschaft zu den Speckpolstern begeben, um dort die »Einbahnstraße Fett« aufrechtzuerhalten. Triglyzeride fließen stetig ins Blut, werden an Albumine (Blutproteine) gebunden und zur Verbrennung den Zellen im Körper zugeführt.

Weil Kinder besonders viel Wachstumshormon herstellen, wachen sie morgens energiegeladen und schlank auf. Viele Erwachsene aber produzieren in ihrer Hirnanhangdrüse überhaupt kein Wachstumshormon mehr, weil es ganz einfach an entsprechenden Rohstoffen fehlt. Solche Menschen haben ganz kleine Hypophysen (Hirnanhangdrüsen). Denn wenn man eine solche kirschkerngroße und gerade ein halbes Gramm schwere Drüse zwischen Zeigefinger und Daumen auspressen würde, spritzten fast nur Wasser und Wachstumshormon heraus. Die anderen neun Hypophysenhormone sind nur in äußerst geringfügigen Mengen enthalten. Dies beweist, daß der Natur das fettschmelzende und energieliefernde Wachstumshormon besonders am Herzen liegt. Weil diese Wunderwaffe im Kampf gegen den Bauchspeck aber Schwerstarbeit in den Fettzellen leisten muß, sind Wachstumshormonmoleküle besonders groß und kräftig. Sie bestehen aus insgesamt 198 Aminosäuren. Um ein solches Großhormon herzustellen, werden 16 Moleküle Vitamin C benötigt, außerdem große Mengen Vitamin B6 (Pyridoxin), das im Stoffwechsel die einzelnen Aminosäuren für den Hormonbau hübsch zurechtschneidet.

Lesen Sie am Schluß dieses Kapitels, was Sie essen und trinken müssen, um die Streßhormone in Ihrem Körper wieder zum Leben zu erwecken.

Das Fett muß aus dem Blut in die Zellen

Viele vor allem übergewichtige und dicke Menschen leiden unter einem zu hohen Cholesterin-Spiegel oder überhaupt unter zu hohen Blutfettwerten. Ärzte raten dann oft zu einem Totalverzicht auf Fett, was nur beweist, daß ihnen die neuen Erkenntnisse der Biochemie und Stoffwechselphysiologie noch nicht zu Ohren gekommen sind.
Raubtiere in freier Natur bleiben überraschenderweise auch dann ihr Leben lang schlank, wenn sie sich ausschließlich von fetten Beutetieren ernähren. Ganz egal, wieviel Fett und Speck sie verschlingen – ihre Blutfettwerte sind stets im höchsten Grade beneidenswert.
Ursache ist ihre hohe Blut- und Gewebekonzentration an Carnitin, einem vitaminähnlichen Stoff, der Fettmoleküle im Blut aufpickt und zur Verbrennung in die Mitochondrien, die Brennöfen der Zelle, verfrachtet. In unserem Stoffwechsel funktioniert nämlich nichts von allein, da müssen auch Transportaufgaben von bestimmten Proteinen wahrgenommen werden. Ohne Carnitin läuft in Sachen Fettverbrennung überhaupt nichts.

Raubtiere bleiben ihr Leben lang schlank, weil ihr Körper über hohe Konzentrationen des fettabbauenden Carnitins verfügt.

Diesen bewundernswerten Stoff stellt die Leber aus den beiden Aminosäuren Lysin und Methionin her. Aber eben auch nur dann, wenn ausreichend Eiweiß zur Verfügung steht. Wenn dem Körper nur 90 Prozent der benötigten Eiweißmengen zugeführt werden, versorgt er erst einmal alle lebenswichtigen Organe, wie z.B. Herz, Nieren oder Leber. Der Aufbau von Carnitin dagegen spielt beim Stoffwechsel eine relativ untergeordnete Rolle. Die Natur ist in ihren eigenen Maximen stets sehr simpel. Sie sagt sich: lieber dick und fett, als daß Nieren oder Herz versagen.

Carnitin ist aber auch als fertiges Endprodukt schon in der Nahrung enthalten, vor allem im Muskelfleisch (sehr reich in Hammel und Lamm). Besonders der Transfer langkettiger Fettsäuren (in Fisch, Fleisch usw.) mit mehr als zehn Kohlenstoff-Atomen in die Verbrennungskammern der Zelle geht nur mit Carnitin. Diese Fettsäuren sind die wahren Energiebomben. Weil der Herzmuskel der aktivste Muskel im Körper ist, benötigt er vor allem diesen Superbrennstoff.

Daß Übergewichtige häufig unter Herzmuskelstörungen leiden, ist klar. Herzkranke haben fast immer erschreckend niedrige Carnitin-Konzentrationen in Blut und Gewebe. Da bieten sich in der Therapie Riesenchancen: Carnitin-Zufuhr führt gleichzeitig zu Gewichtsverlust und erhöhter Energie- und damit Sauerstoffzufuhr fürs Herz. Man hat morgens ein Pfund weniger auf der Waage und fühlt sich topfit.

Die Stoffe Lysin und Methionin, aus denen die Leber diesen Schlank- und Fitmacher herstellt, sind ebenfalls vorwiegend in Fleisch, aber auch in Geflügel oder Fisch enthalten. Biochemiker haben errechnet, daß die zusätzliche Zufuhr von einem bis drei Gramm Carnitin täglich zu einem äußerst erfreulichen Abbau von Fettmolekülen führt. Carnitin baut dann auch das Zellgewebe im Umfeld bereits zerstörter Herzmuskelkolonien neu auf.

Die zusätzliche Zufuhr von einem bis drei Gramm Carnitin täglich führt zu einem beachtlichen Abbau von Fettmolekülen.

Allerdings: Die Carnitin-Biosynthese in der Leber erfordert wiederum hohe Mengen an Vitamin C. Ein Mangel an Vitamin C bedeutet also in jedem Fall auch einen Mangel an Carnitin. Ganz klar, daß Skorbut (die schwerste Erkrankung durch Vitamin-C-Mangel) stets mit dramatisch erhöhten Blutfettwerten einhergeht.

So funktioniert die Fettverbrennung

Damit Leben überhaupt existieren kann, hat die Natur das einfachste aller Moleküle erfunden: das Thyroxin. Es wird in der Schilddrüse hergestellt. Dieses Hormon besteht zu zwei Dritteln aus dem seltenen Spurenelement Jod und zu einem Drittel aus der Aminosäure Tyrosin (enthalten vor allem in Fleisch, Fisch, Geflügel oder Magerkäse).

Thyroxin bringt die Fettverbrennung auf Hochtouren. Wer wenig Thyroxin produziert, wird dick und faul. Weil Thyroxin aber ein so einfaches Molekül ist, ist es besonders schutzlos und wird von Freien Radikalen im Blut als erstes angegriffen und »aufgefressen«.

Unsere Ärzte begehen oft einen großen Fehler. Wenn dicke Menschen über ihre Speckpolster und gleichzeitig über Müdigkeit klagen, erklären sie: »Kein Wunder, der Labortest hat ergeben, daß Sie kaum Thyroxin im Blut haben.« Folglich verordnen sie als erstes Jod-Tabletten. Bleiben die Thyroxin-Werte trotzdem niedrig, heißt es: »Tja, dann müssen wir Schilddrüsenhormon spritzen.« Vier Wochen später hat der Patient kein Gramm Gewicht verloren. Der Mann im weißen Kittel wiegt dann rätselnd und resignierend den Kopf: »Wahrscheinlich eine erblich bedingte Schilddrüseninsuffizienz.«

Eiweiß und Vitamin C – der Weg zur schlanken Linie

■ Eiweißreich *frühstücken:* z.B. Früchtequark, Vollkornmüsli, kalter Braten, magerer Schinken, Putenfleisch. Erlaubt sind Knäckebrot, Toast, Brötchen, Butter, Kaffee oder Tee mit Sahne, Zucker oder Süßstoff. Wichtig ist viel Vitamin C, z.B. 1 Kiwi, frischgepreßter Zitronensaft oder 1 Teelöffel Ascorbinsäure-Pulver.

■ *Vormittagssnack:* Viel Eiweiß, viel Vitamin C, z.B. 1 Hähnchenschlegel und 1 Apfel, 60 Gramm fettarmer Hüttenkäse mit Obst oder 60 Gramm Roastbeef mit Toast und 1 Orange.

■ *Mittags:* Fisch mit Salzkartoffeln und Salat, Putenschnitzel gegrillt mit gedünstetem Gemüse und Naturreis, Spinat und 2 Eier mit Kartoffelbrei oder eine Rohkostplatte mit Hühnchen- oder Schinkenstreifen und Eiern oder ein Gemüseteller mit Tofuschnitzel.

■ *Nachmittagssnack:* Obstsalat oder Früchte-Sahne-Joghurt oder (zum Kaffee) 1 Stück trockener Kuchen.

■ *Abends:* Shrimp-Cocktail mit Toast und Obst oder Hähnchensalat mit Knäckebrot oder 1 mageres Steak mit Folienkartoffel oder Naturreis oder ein bunter Salatteller mit Eiern.

■ *Absolutes Muß:* Unmittelbar vor dem Schlafengehen noch ein Eiweißhäppchen pur (ohne Brot) zu sich nehmen, z.B. 30 Gramm Forellenfilet, Hähnchenbrust oder Fleisch, dazu 1 ganze Zitrone essen. Daraus macht der Stoffwechsel über Nacht reichlich fettschmelzendes Wachstumshormon und etwa ab vier Uhr früh die euphorisierenden Tageshormone.

■ Verboten sind: Normalbrot, helle Teigwaren (also alle Nudelgerichte), Klöße, polierter Reis, Süßspeisen, süße, cremige Kuchen, Süßigkeiten (z.B. Schokolade oder Pralinen), Knabbergebäck, süße Getränke. Aus der darin enthaltenen schnellöslichen Glukose macht die Leber nämlich auch Fett.

■ Wenn Sie nachts mit *Heißhunger* aufwachen, dann essen Sie künftig vor dem Zubettgehen ein wenig Fett vom Schinken oder vom Fleisch mit.

■ Die neue *Superwaffe der Biochemiker:* L-Carnitin in Form von Sirup oder Tabletten in der Apotheke erhältlich. 1 bis 3 Gramm Carnitin pro Tag führt zu erhöhter Oxidation (Verbrennung) von Fettmolekülen.

Das Vitamin C einer Zitrone wird durch die im Fruchtfleisch enthaltenen Bioflavonoide besonders gut aus dem Darm resorbiert

Die modernen Biochemiker machen einen ganz anderen Vorschlag: »Essen Sie dreimal am Tag eine ganze Zitrone.« Das darin enthaltene Vitamin C wird durch die ebenfalls im Fruchtfleisch enthaltenen Bioflavonoide (Pflanzenschutzstoffe) bis ums Sechsfache besser aus dem Darmtrakt resorbiert und außerdem vor vorzeitiger Oxidation geschützt (auch Vitamin C ist eine empfindliche Biosubstanz). Die Folge: Das Blut wird aufgepumpt mit Vitamin C. An jedes Thyroxin-Molekül hängen sich dann acht Vitamin-C-Moleküle und schützen es vor den gefräßigen Freien Radikalen. Während bei Vitamin-C-Mangel oft nur 20 Prozent der von der Schilddrüse ausgestoßenen Moleküle ihre Zielorte, die Körperzellen, erreichen, gelangen jetzt alle Thyroxin-Moleküle unbehelligt in die Mitochondrien. Sofort läuft die Fettverbrennung auf Hochtouren. Schon einen Tag später fühlt man sich wesentlich frischer, und der Blick auf die Waage wird schon morgens zum ersten Erfolgserlebnis.

Wenn Sie dieses Schlankheitsprogramm einhalten, brauchen Sie nie wieder Kalorien zu zählen. Sie werden zwangsläufig Gewicht verlieren, und zwar vom ungeliebten Körperspeck an Bauch und Hüften. Die »Einbahnstraße Fett« von der Leber zu den Fettzellen wird vom vierten Tag an umgepolt. Von jetzt an strömen Tag und Nacht Billiarden Triglyzeride zur Verbrennung und Energiegewinnung in die Körperzellen.

Kaum zu glauben, aber wahr: 10 Jahre jünger in 30 Tagen

Gerontologen (Altersforscher) wundern sich immer häufiger darüber, daß Menschen problemlos 80 oder 90 Jahre alt werden, obwohl sie sich katastrophal ernähren. »Bei richtiger Ernährung könnten die alle locker über 100 werden«, prophezeien sie.
Dies sind keine Mutmaßungen, sondern ist das Ergebnis neuer wissenschaftlicher Forschungsarbeiten. »Wer mit 50 Jahren aussieht wie 50, ist selbst schuld«, behaupten Physiologen. Und: »Mit 50 Jahren aussehen wie 35 oder mit 60 Jahren wie 45 ist überhaupt kein Problem.«
Interessant ist, daß die Natur stets nur in den simplen Kategorien »jung« und »alt« denkt. Für die Natur gibt es keine Krankheiten, we-

der Magenbeschwerden noch Konzentrationsmängel, weder Hautausschlag noch Haarausfall. Es gibt immer nur junge oder alte Körperzellen, die entsprechende Symptome zur Folge haben. Selbst ein Herzinfarkt, Krebs, die Alzheimersche Krankheit oder ein Darmverschluß ist im Prinzip nichts anderes als die Folge vorzeitig gealterter Zellkolonien.

Weil Tiere sich stets physiologisch richtig ernähren, bleiben sie bis an ihr Lebensende schlank, und sie behalten auch ihr schönes Fell, Feder- oder Schuppenkleid. Sie bleiben also praktisch bis in ihre letzte Lebensphase hinein »jung«. Genau dasselbe gilt übrigens auch für Pflanzen.

US-Wissenschaftler haben jetzt die Jungmacher unter den Biostoffen entdeckt. Dabei geht es vor allem darum, das Kollagen, also das Bindegewebe, neu aufzurüsten. 50 Prozent unseres Bindegewebes steckt in den Knochen, 25 Prozent in der Haut und das restliche Viertel in anderen Teilen des Körpers. Wenn das Bindegewebe der Haut nicht unablässig mit bestimmten Biobonbons gefüttert wird, bauen sich Proteine (Eiweiß) und ranzige Fette (z.B. Cholesterin) zu mehr oder weniger harten Strukturen ab und bilden Altersflecken, Falten, Runzeln oder Krähenfüße.

Wenn das Bindegewebe der Haut nicht ständig mit bestimmten Biostoffen versorgt wird, bilden sich Altersflecken, Falten und Runzeln.

Für den Neuaufbau von jungem Bindegewebe braucht der Stoffwechsel die Aminosäuren Prolin, Lysin und Glycin. Enthalten sind sie insbesondere in Milch, Käse, Fisch, Geflügel, Rindfleisch, Lamm und Hülsenfrüchten. Für das Verschweißen dieser Eiweißstoffe zu Kollagen-Großmolekülen mit mehr als 16 000 Atomen wird viel Zink als Enzymrohstoff benötigt. Der Aufbau von Bindegeweben erfordert nämlich enormen Kraftaufwand. Für jede einzelne der Billionen Biosynthesen werden große Mengen Vitamin C verbraucht.

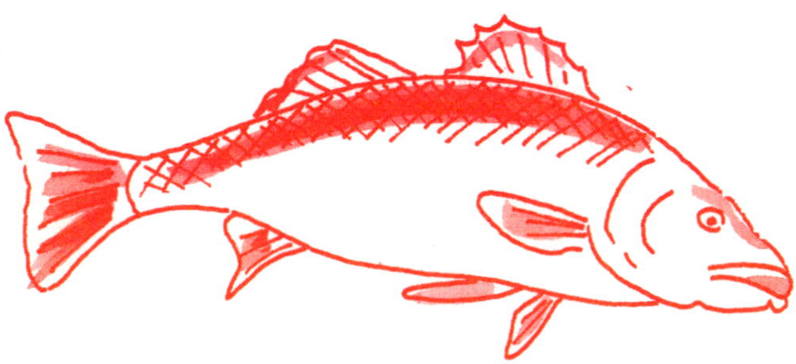

Die Vitamin-C-Fresser

- **Rauchen: Raucher brauchen täglich zwischen 400 und 1000 Milligramm Vitamin C mehr als Nichtraucher.**
- **Konflikte: Eine einzige leidenschaftliche Auseinandersetzung mit dem Chef oder dem Partner »klaut« dem Immunsystem bis zu 1/2 Gramm Vitamin C.**
- **Klimaanlagen: Menschen, die in klimatisierten Räumen arbeiten, leiden aufgrund von Vitamin-C-Mangel häufig unter Haarausfall.**

Die aggressiven Freien Radikale, die aus Gift- und Schadstoffen entstehen, schlagen sofort zu, wenn es den Körperzellen an Nährstoffen fehlt.

Zerstört wird Bindegewebe z.B. in einer durchzechten Nacht mit viel Nikotin, Alkohol, Kaffee in sauerstoffarmer, rauchgeschwängerter Luft. Wenn wir danach in den Spiegel gucken, scheint es, als hätte uns ein grausamer Zeitraffer Jahre unseres Lebens gestohlen: die Haut welk und grau, der Blick stumpf und glanzlos, das Haar dünn und brüchig. In Wirklichkeit ist nichts anderes passiert, als daß Freie Radikale sozusagen die Gunst der Stunde genutzt haben. Diese aggressiven Substanzen, die aus Gift- und Schadstoffen entstehen, schlagen sofort zu, wenn es den Körperzellen an Nährstoffen fehlt. Sie knabbern erst die Schutzschicht von Milliarden Zellen und schließlich deren Zellkern an. Doch kaum sind die Strapazen der Party vorbei, beginnt der Organismus im Eiltempo, Körperzellen zu regenerieren und Bindegewebe neu aufzubauen. Eine einzige gesunde Mahlzeit und ausreichend Schlaf wirken dann enorm verjüngend. (Lesen Sie am Schluß dieses Kapitels, was Sie für eine Verjüngungskur Ihrer Haut essen und trinken müssen.)

Vitamin C und Vitamin E beugen gemeinsam dem Haarausfall am wirkungsvollsten vor. Wer täglich eine Sonderration von vier Gramm Vitamin C, entweder als Ascorbinsäure oder in Form von vier saftigen Zitronen, zu sich nimmt, hat schon am zweiten Abend garantiert weniger Haare im Kamm als vorher. Haarzellen brauchen nämlich auch ihren Immunschutz. Wenn das Immunsystem aber von früh bis spät durch Dauerstreß, Viren, Freie Radikale usw. belastet wird, fallen unsere ganzen, meist spärlichen Vitamin-C-Reserven diesem Abwehrkampf zum Opfer.

Vitamin E wiederum sorgt dafür, daß wir keine Seborrhoe bekommen, also fettige Haare, talgigen Haarboden und Schuppen. Dieses Vitamin schützt nämlich die ungesättigten Fettsäuren vor Oxidation durch Freie Radikale, die wütenden »Terroristen« in unserem Stoffwechsel. Während die atomare Struktur gesunder und »ruhiger« Moleküle stets auf einem Elektronenpaar aufgebaut ist, haben Freie Radikale nur ein Elektron; sie sind also ungesättigt und deshalb »gierig« nach dem zweiten, sättigenden Elektron. Dieses reißen sie nun einfach aus einem anderen Molekül heraus, mit der Folge, daß das verletzte Molekül auch wieder ein fremdes Elektron »klaut« – und diese Kettenreaktion setzt sich weiter und weiter fort. Auf diese Weise kann ein einziges Freies Radikal eine Million Bindegewebs- oder andere Moleküle schädigen.

Ein einziges Freies Radikal kann eine Million Bindegewebs- oder andere Moleküle schädigen.

Jetzt muß eigentlich nur noch das Haar kräftig wachsen – und dafür sorgen schwefelhaltige Aminosäuren wie z.B. Methionin bzw. dessen Stoffwechselendstufe Cystin. Weil aber Methionin zu den psychisch aktiven Aminosäuren zählt, wird es bei Kummer, Konflikten, Problemen, Leistungsdruck bzw. jeder Form von psychischem Streß in großem Maß verbraucht. Für das Haar bleibt dann nichts mehr übrig – übrigens mit ein Grund, weshalb Kummer zu glanzlosen, brüchigen Haaren führt.

Alle zwei Tage ein Eigelb ist eine ausgezeichnete Glanzkur fürs Haar, viel besser als alle Glanzshampoos oder -spülungen. Jedes Eidotter enthält rund 50 Milligramm reinen Schwefel, der nahezu ausschließlich an Methionin oder Cystin gebunden ist.
Neue Farbe gewinnt das Haar wieder, wenn wir zinkreich essen. Das Spurenelement Zink ist in unserer Kost selten ausreichend enthalten. Im Haarboden aber (und auch sonst im Körper) ist es der Gegenspieler des Spurenelements Kupfer, das unsere Haare grau macht. Weil Zink fehlt, leiden viele von uns an zu hohen Kupfer-Konzentrationen, was übrigens auch zu Nervosität führt.

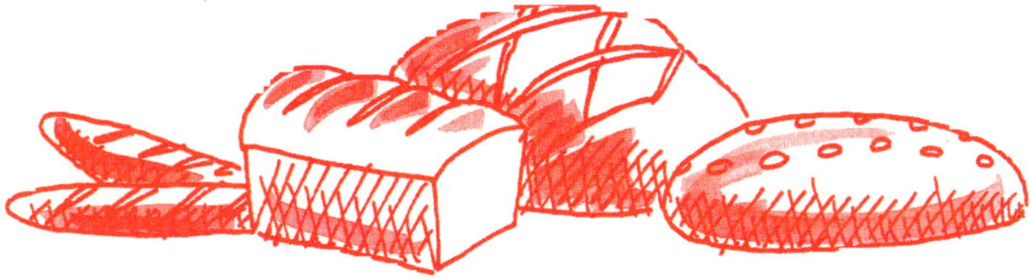

Charme und Charisma gehen zu 90 Prozent von den Augen aus – und beruhen auf nichts anderem als einer Ansammlung von Nährstoffen in unserem Sehorgan.

Charme und Charisma gehen zu 90 Prozent von den Augen aus – dies haben kalifornische Wissenschaftler festgestellt. Sie haben auch herausgefunden, daß der Erfolg eines Menschen wesentlich durch die Ausdruckskraft seiner Augen und damit durch seine Ausstrahlung bestimmt wird. Dies gilt für die Suche nach einem geeigneten Lebenspartner ebenso wie für ein wichtiges Vorstellungsgespräch beim Personalchef. »Ganz egal, ob es um Geld oder Liebe geht – die Augen sind stets die beste Waffe«, sagt Dr. Neila S. Chardwah, Psychobiologin an der University of Southern California in San Diego. Daß jeder von uns viel mehr Charisma in seine Augen bringen kann, leuchtet ein. Denn nach einem zermürbenden Arbeitstag sind unsere Augen oft müde und ohne Glanz, lebendig glühen und funkeln sie erst wieder nach einer Phase der Erholung.

Glanz und Charisma beruhen auf nichts anderem als einer Ansammlung von Nährstoffen im Auge. Weil dieses Organ lebensrettend und lebenserhaltend ist, wird es von allen Organen im Körper am besten mit Biostoffen versorgt – über ein perfekt konstruiertes Kanalsystem. Weil aber Nährstoffe immer sieben oder zehn Sekunden brauchen, um über das Blutsystem herangeschafft zu werden, gibt es für die Augen noch einen zusätzlichen »Turbolader«. Bei Gefahr jagen Streßhormone und bestimmte Nerven-Peptide die wichtigen Nährstoffmoleküle in hundertstel Sekunden ins Auge. Dasselbe geschieht, wenn wir uns verlieben, begeistern, wenn wir ganz plötzlich eine tolle Idee entwickeln oder irgendwie freudig überrascht werden. Dann steigert sich der Augenstoffwechsel blitzschnell bis zum 30fachen und läßt unsere Augen regelrecht aufblühen.

Aber eben nur, wenn ausreichend Biostoffe im Auge gespeichert sind. Wichtig ist z.B. Zink, das dem Auge Glut und Feuer verleiht. Zink ist der geheimnisvolle Stoff, der nachts im Scheinwerferlicht die Augen von Wildtieren, z.B. Füchsen, so phantastisch glühen läßt. Das Spurenelement ist in der Augenhintergrundmembran eingespeichert und trägt dazu bei, daß Wildtiere mitunter nachts genauso gut sehen wie tagsüber.
Auch Vitamin C, Vitamin A, Vitamin E und das ebenfalls sehr seltene Spurenelement Selen sind an unserem Charme beteiligt. (Lesen Sie auf Seite 114 mit welchen Mitteln Sie mehr Charme entwickeln, als Ihre Freunde für möglich halten.)

So essen Sie sich jung – in nur 30 Tagen

- **Einmal am Tag (am besten mittags) Hülsenfrüchte auf den Tisch (Linsen, Bohnen, Erbsen, Sojagerichte). Sie spenden kostbare Nukleinsäuren, die für die Regeneration zerstörter Zellen wichtig sind.**
- **Jeden Tag ein Vollkornmüsli (1/2 Tasse) aus Hafer, Gerste, Dinkel, Roggen, Weizen. Getreide ist reich an Nukleinsäuren, und enthält zudem wichtige B-Vitamine sowie Zink, Mangan und Selen, die den Stoffwechsel ankurbeln und die Immunkraft stärken.**
- **Verzichten Sie auf Zwischengerichte wie Käsebrötchen, Schokoriegel oder Kuchen. Knabbern Sie statt dessen Nüsse, Edelkastanien, Mandeln, Sesam- oder Sonnenblumenkerne aus dem Reformhaus. Auch sie enthalten Nukleinsäuren und sind sehr reich an verjüngenden Biostoffen: Bis zu 16 Vitamine und 18 Mineralstoffe reichern sich in ihnen an. Besonders wichtig: Vitamin E, das Ihr neu entwickeltes Bindegewebe vor der Zerstörung durch Freie Radikale schützt.**
- **Essen Sie täglich 300 Gramm frisches Saisonobst, und trinken Sie zusätzlich den Saft von 2 frischgepreßten Zitronen oder 5 Orangen. Ersatzweise können Sie hin und wieder 3 mal pro Tag 1 Teelöffel Vitamin-C Pulver (Ascorbinsäure) nehmen. Vitamin C ist die dritte wichtige Immunsubstanz, die unsere Zellen vor Freien Radikalen schützt.**
- **Vitamin A bzw. Karotene sind das vierte sogenannte Antioxidantium gegen Freie Radikale, also gegen die Killersubstanzen, die uns vorzeitig altern lassen. Es gibt rund 500 verschiedene Karotene in Pflanzen, aus etwa 60 davon kann unser Stoffwechsel Vitamin A herstellen. Kochen Sie Tomatensaft zusammen mit etwas Pflanzenöl. Nach dem Abkühlen trinken. Innerhalb von 48 Stunden panzern sich Ihre Zellen mit dem Super-Karoten Lypocin.**
- **Die neue Superwaffe: Gerade erst von Biochemikern als weiteres Antioxidantium erkannt wurde das Coenzym Q 10. Die Substanz (vorwiegend in Fleisch, Spinat, Vollkorn, Nüssen und Samen) können Sie auch in der Apotheke kaufen. Sie ist kein Medikament, sondern ein Lebensmittel, das – so der berühmte US-Biochemiker Richard A. Passwater – den Alterungsprozeß deutlich verlangsamen kann.**

Calcium ohne Vitamin C ist nur die Hälfte wert; dieses kurbelt erst seine Verwertung so richtig an.

Zum guten Aussehen gehören natürlich auch die Zähne. Wer ein schönes Gebiß hat, lacht gern und öfter als Menschen mit angegriffenen Zähnen. Das Gebiß ist ein lebenserhaltendes Werkzeug. Immerhin muß es manch harte, zähe Nahrung zerkleinern, damit der Organismus lebensfähig bleibt. Deshalb ist das Alveolarbein im Kieferbogen der Knochen mit dem stärksten Calcium-Umsatz im Körper. Nach neuesten Erkenntnissen ist Calcium ohne Vitamin C aber nur die Hälfte wert. Das Vitamin macht Calcium nämlich im Stoffwechsel erst richtig lebendig, kurbelt seine Verwertung an.

Vitamin C kräftigt aber vor allem die unendlich feinen Gefäßwände im Zahnfleisch, eine einzige Zitrone beispielsweise hemmt das Zahnfleischbluten. Ideal ist, das Fruchtfleisch von Zitronen mitzuessen, weil die darin enthaltenen pflanzeneigenen Schutzstoffe die Wirkung von Vitamin C wesentlich erhöhen.

Moleküle machen's möglich: Dynamisch, topfit und körperlich gut drauf

Wenn Sie nur ein einziges Mal mit Nein antworten, sind Sie körperlich nicht richtig voll drauf. Bei dreimaligem Nein wird es höchste Zeit, für mehr Energie zu sorgen. Vor allem dann, wenn man sich schon morgens oder am Vormittag schlapp und müde fühlt.

Testen Sie Ihre körperliche Fitneß

- **Springen Sie morgens mit Elan aus dem Bett und ins Badezimmer?**
- **Haben Sie manchmal das Verlangen, Treppen raufzurennen, anstatt zu gehen?**
- **Macht es Ihnen Spaß, schwere Gegenstände (z.B. Kinder, Autoräder, Einkaufstüten oder Blumenkästen) herumzuschleppen?**

Körperliche Fitneß ist nie eine Folge gut durchtrainierter Muskeln allein, sondern sie setzt auch eine hormonellpeptiderge Gesundheit voraus. Mit anderen Worten: Hormone und Nerven-Peptide müssen ebenfalls stimmen. Es gibt aktive Sportler, die sich ständig müde fühlen und erst beim Training richtig »aufwachen«.

Enzyme sind die fleißigen Heinzelmännchen in unserem Stoffwechsel, die den Grad unserer körperlichen Fitneß bestimmen.

Die entscheidende Rolle für den Grad körperlicher Fitneß spielen Enzyme. In unserem Stoffwechsel geschieht nichts ohne diese fleißigen Heinzelmännchen. In jeder Minute kommt es in unserem Körper zu Billiarden chemischer Reaktionen, die meist von Enzymen eingeleitet und durchgeführt werden. Ihre Hauptaufgabe besteht darin, den Nahrungsbrei in unserem Magen und Darm in Nährstoffmoleküle aufzuspalten und diese Biostoffe in Körperzellen einzubauen.

Dafür verbraucht der Körper rund die Hälfte aller seiner Energien. Weil die Bauchspeicheldrüse vieler Menschen stotternd wie ein kranker Motor ihre Arbeit verrichtet, befördert sie nur noch spärlich ihre kohlenhydrate-, fett- und eiweißspaltenden Enzyme in den Darm. So bleibt oft die Hälfte der Nahrung unverdaut.

Die aus unverdauter Nahrung entstehenden Giftstoffe müssen aber trotzdem unter hohem Energieaufwand unschädlich gemacht und ausgeschieden werden. Aus unverdautem Eiweiß entstehen giftige Polyamine, die steif und müde machen, unverdaute Kohlenhydrate gären im Darm und fehlen als Energielieferanten für Gehirn und Nerven, unverdautes Fett verdickt das Blut und drosselt die Sauerstoffzufuhr für die Nerven.

Selbst beim Umsteigen auf eine ausgesprochen gesunde Kost mit viel Obst, Rohkost, Salat und Gemüse (darin sind viele wichtige pflanzliche Enzyme enthalten) stellt sich die erwünschte körperliche Belebung oft nur zögernd oder gar nicht ein. Ursache können eine immunbedingte Allergie und Unverträglichkeit gegenüber bestimmten Lebensmitteln sein (wie z.B. Milch, Beerenobst, Fisch oder Butter), aber auch eine bereits zu stark geschädigte Bauchspeicheldrüse. Was diesem rund 80 Gramm leichten Organ dabei am meisten zusetzt, sind Süßes und helle Teigwaren bzw. alle Weißmehlprodukte. Aus denen macht der Darm Glukose (Blutzucker), die schnell in großen Mengen ins Blut schießt und zu einem überhöhten Blutzuckerspiegel führt.

Ein ständig schwankender Blutzuckerspiegel führt schon bei Kindern zur Erkrankung der Bauchspeicheldrüse.

Die Bauchspeicheldrüse reagiert sofort mit dem massiven Ausstoß von Insulin, das die Glukose abbaut, so daß der Blutzuckerspiegel steil abfällt – meist zu steil. Deshalb arbeitet die Bauchspeicheldrüse erneut wie besessen, um jetzt das Hormon Glukagon zu produzieren, das den Blutzuckerspiegel wieder nach oben jagt. Nach neuesten Erkenntnissen führt diese enorme Doppelbelastung mit den ewigen Zickzackkurven schon bei Kindern zu kranken Bauchspeicheldrüsen. Der Glukose-Spiegel ist am Ende dramatisch niedrig, und selbst unsere Jungen und Mädchen fühlen sich schlapp und den Aufgaben in der Schule nicht mehr gewachsen.

Wenn sich Sportler trotz idealer Kost konditionell schlecht und einfach nicht fit fühlen, hängt dies oft mit mangelnden Enzymen zusammen. Dann nämlich wird (z.B. in Muskelzellen) das Powerenzym A (Coenzym A) nicht in ausreichendem Maß produziert. Dieser Stoff kontrolliert die Beta-Oxidation von Fettsäuren und den oxidativen Abbau von Aminosäuren zu Energie. Das Coenzym A liefert außerdem das Getriebe (chemisch: die Acetyl-Gruppe) zum Bau des Nervenreizstoffes Acetylcholin, der uns geistig aktiviert und unseren Intellekt schärft. Was noch wichtiger ist: In unserer Hirnanhangdrüse wirkt das Coenzym A auch bei der Freisetzung euphorisierender Hormone mit. Es ist dafür verantwortlich, daß körperliche Fitneß stets einen feinen rauschähnlichen Zustand auslöst. Aus dieser Kombination physischer und mentaler Kräfte entstehen die Eroberer- und Siegertypen – bei Tieren übrigens ebenso wie beim Menschen. Ausreichend Coenzym A bedeutet aber ebenso: Glücklich sein in der Gewißheit körperlicher und nervlicher Kräfte, ganz egal, ob man jetzt Hausfrau, Schulkind, Manager oder der Opa bei der Gartenarbeit ist.

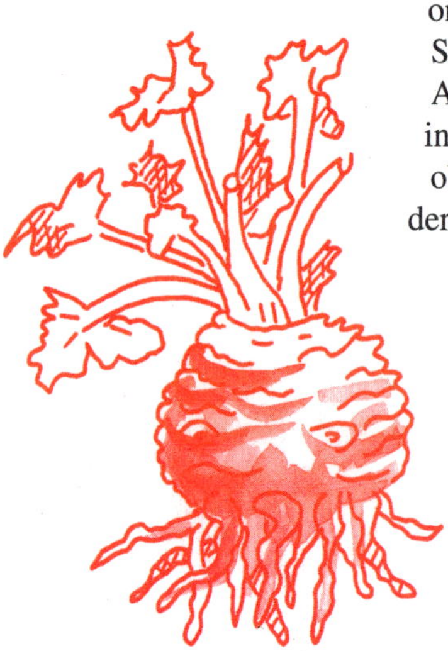

»Wenn wir zusätzlich zum Essen Enzyme einnehmen«, so der US-Enzymexperte Humbart Santillo, »brauchen wir weniger zu essen, unserem Stoffwechsel stehen aber trotzdem mehr Biostoffe zur Verfügung. Außerdem ist der Verdauungsstreß geringer, und für den Abbau von Schlacken und halbverdautem Essensmüll verbrauchen wir weniger Energie. Dies führt zur Speicherung von Energie.« Die Folge: Man arbeitet viel intensiver und benötigt doch wesentlich weniger Erholungszeit.

Das Coenzym A ist also der eigentliche Fitmacher – ein Grund, dieses erstaunliche Molekül (das uns alle viel glücklicher machen kann) genauer unter die Lupe zu nehmen. Da stellt sich überraschend heraus, daß Pantothensäure (Vitamin B5) der Hauptbestandteil des Energiespenders ist. Mit anderen Worten: Ohne Vitamin B5 gibt es auch kein Coenzym A und keine Energie. Enthalten ist dieses Vitamin vorwiegend in Leber, Niere, Bierhefe, Eigelb und in frischem Gemüse sowie in Gelee Royale, dem Weiselfuttersaft der Bienenkönigin. Pantothensäure (Vitamin B5) wird hauptsächlich in Muskelzellen gespeichert, um als Rohstoff für das Energieenzym A zur Verfügung zu stehen. Es ist außerdem für die Herstellung von Streßhormonen wichtig. Ganz klar: Körperliche Aktivität ist Streß und regt die Produktion von Streßhormonen, wie z.B. Cortisol, an.

Das Coenzym A ist der eigentliche Fit- und Glücklichmacher in unserem Stoffwechsel.

Machen Sie mit: Topfit mit Enzymen und Vitamin B5

- **Kaufen Sie sich in der Apotheke ein Multienzympräparat, das amylytische (kohlenhydratspaltende) Enzyme, proteolytische (eiweißspaltende) Enzyme und Lipasen (fettspaltende Enzyme) enthält (Einnahme nach Packungsbeilage).**
- **Um eine ausreichende Versorgung mit Vitamin B5 (Pantothensäure) sicherzustellen, sollte man Bierhefe einnehmen (in der Apotheke oder im Reformhaus erhältlich). Darin sind außerdem alle anderen B-Vitamine enthalten, die im intermediären Stoffwechsel, also bei der Verarbeitung von Nahrung zu Biostoffen, eine Rolle spielen.**
- **Die neuen Wunderwaffen L-Carnitin und Coenzym Q 10 (beide in der Apotheke erhältlich, nach Packungsbeilage einnehmen) verrichten in den Muskelzellen für den »Dirigenten« Coenzym A die Hauptarbeit. L-Carnitin schafft unermüdlich Fettmoleküle herbei, die (ähnlich wie gute Briketts) viel Energie liefern. Und das Coenzym Q 10 spielt den »Heizer«.**

Biostoffe machen glücklich: Kraftfutter für Ihre Nerven

Der Dreiphasenplan für gesunde Nerven

- **Glukose (Blutzucker) versorgt die Nerven mit Sauerstoff und Energie.**
- **Cholin und Calcium beruhigen Gehirn- und Nervenzellen.**
- **Hormone wie Noradrenalin und Beta-Endorphin stimmen heiter und optimistisch.**

Der eine ist ein »Nervenbündel«, der andere hat »Nerven aus Stahl« oder »überhaupt keine Nerven«. Bei der einen »flattern« die Nerven, die andere wiederum »nervt« überhaupt nichts. Eines aber steht fest: Die sogenannten guten oder schlechten Nerven entscheiden über unser Lebensglück. Erfolg nämlich hängt stets von einem stabilen Nervengerüst ab, ganz egal, ob im beruflichen Alltag, im Zusammenleben mit dem Partner oder der Familie.

Gehirn- und Nervenzellen sind wählerisch. Während alle anderen Körperzellen auch Fett zur Energiegewinnung verbrennen, akzeptieren sie ausschließlich Glukose, also die kleinste Einheit aller Kohlenhydrate, die wir zu uns nehmen. Glukose ist nämlich der Brennstoff, der am schnellsten übers Blut zu beziehen und auch am leichtesten zu entzünden ist.

Ohne ausreichende Glukose im Blut schalten Gehirn und Nerven auf Sparflamme, arbeiten nur noch mit halber Kraft. Das Gehirn verliert die Lust am scharfen Nachdenken, und die Nerven weichen vor jedem Streß zurück, damit die lebenswichtigen letzten Glukose-Reserven nicht auch noch nutzlos vergeudet werden. Prompt ist man müde, gereizt, nervös, oder man fühlt sich depressiv.

Dauerstreß, ungesunde Ernährung und meist auch eine kränkliche Bauchspeicheldrüse sind daran schuld, daß der stete Glukose-Zustrom ins Blut beeinträchtigt wird, den Gehirn und Nerven Tag und Nacht beanspruchen und erwarten. Selbst bei optimaler Kost funktioniert das Energiesystem nicht mehr richtig, denn entweder sind die Hormone Insulin und Glukagon (die den Blutzuckerspiegel kontrollieren) längst außer Kontrolle geraten, oder aber Nervenzellen nehmen die Glukose nicht an, weil ein bestimmter Stoff fehlt, der die Milliarden winziger Blutzuckermoleküle durch die Zellmembran ins Zellinnere verfrachtet. Dieser fehlende Stoff ist das Spurenelement Chrom, von dem wir in unserem ganzen Leben nicht mehr als etwa zwei Gramm brauchen. In einem halben Liter Blut sind nicht mehr als zwei Milliardstel Gramm Chrom enthalten – eine verschwindend geringe Menge. Trotzdem spielt dieses seltene Mineral eine unendlich wichtige Rolle für die Glukose-Versorgung und damit für die Gesundheit unserer Zellen. Nervenschwachen Menschen fehlt oft nichts anderes als Chrom.

Nervenschwachen Menschen fehlt oft das wichtige Spurenelement Chrom, das für die Gesundheit unserer Zellen eine große Rolle spielt.

Chrom ist nämlich das Kernstück eines neuentdeckten Moleküls mit der Bezeichnung »GTF« (Glukose-Toleranz-Faktor). GTF bindet das Hormon Insulin an Insulin-Rezeptoren auf der Zellmembran. Erst dann kommt es zu einem Wechsel der Glukose-Moleküle aus dem Blut zur Verbrennung ins Zellinnere, können also die Gehirn- und Nervenzellen so richtig schön atmen.

Bei einem Mangel an dem erstaunlichen Biostoff Chrom aber sterben Insulin-Rezeptoren in der Schutzschicht der Zellen nach und nach ab, weil sie schließlich gar nicht mehr benötigt werden. Ein verhängnisvoller Vorgang: Denn der überschüssige und nicht verwertbare Blutzucker wird jetzt von der Leber in Fett umgewandelt. Hochinteressant ist übrigens, daß Chrom im Blut zusammen mit Eisen transportiert wird. Als Bestandteil des Blutfarbstoffs Hämoglobin liefert Eisen zusätzlich den für die Glukose-Verbrennung notwendigen Sauerstoff in die Zellen. (Lesen Sie am Ende dieses Kapitels auf Seite 31 , was Sie tun müssen, um Ihre Gehirn- und Nervenzellen mit frischer Energie aufzuladen.)

Viel Energie bedeutet allerdings noch lange nicht, daß Nervenzellen rundum gesund sind. Gefahr droht stets von einer kranken und angegriffenen Membran, der sogenannten Myelin-Schicht, einer Schutzschicht, die Krankheitserreger abwehrt und in der Millionen winziger Landeplätze für Nährstoffe, Hormone oder Enzyme sitzen. Hier warten auch die emsigen Transportarbeiter, die Biostoffe über ein weitverzweigtes Kanalsystem ins Innere der Zelle schaffen.

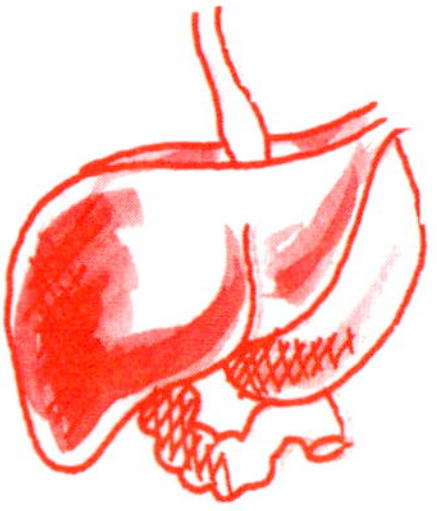

Die Membran besteht zur Hälfte aus Cholesterin – deshalb ist diese Fettsubstanz für unsere Gesundheit so wichtig. Wie jedes andere Fett ist Cholesterin sehr empfindlich. Wenn es von Freien Radikalen angegriffen wird, wird es ganz genauso ranzig wie Butter, die man Licht, Luft und Wärme aussetzt. Ranziges Cholesterin aber verhärtet, es verklebt die Zellmembran, bildet dann mit abgeschilfertem Eiweiß Verkrustungen. Folglich werden Landeplätze für Hormone und Biostoffe regelrecht zugekleistert. Die Gehirn- oder Nervenzelle wird nicht mehr richtig versorgt, Gedanken, Empfindungen oder andere Reize quälen sich nur noch mühsam von Zelle zu Zelle durchs Nervensystem.

Das B-Vitamin Cholin macht Cholesterin dünnflüssig und ist für die Fettverwertung unerläßlich.

Die sogenannte Viskosität, der Flüssigkeitsgrad der Gehirn- oder Nervenzelle, entscheidet also darüber, ob wir nervlich »gut drauf« sind oder nicht. Ist die Membranschicht zäh verklebt, fühlen wir uns dumpf, stumpf, lustlos und irgendwie unruhig. Wir schlafen schlecht, empfinden Angst, sind depressiv verstimmt und neigen zu Aggressionen. Typisch dafür ist die Katerstimmung nach einer durchzechten Nacht. Unter dem zerstörerischen Einfluß Freier Radikale sind dann nämlich die Membranschichten unserer Nervenzellen ganz schön verklebt: Das Cholesterin muß jetzt erst wieder dünnflüssig gemacht werden, erst dann fühlen wir uns besser.

Der Stoff, der Cholesterin dünnflüssig und funktionsfähig macht, ist Cholin, ein B-Vitamin. Es ist Bestandteil von Lecithin und in hoher Konzentration in Leber, Eigelb, Bierhefe und in Keimen sowie Samen enthalten. Unsere Leber stellt Cholin aus den Eiweißbausteinen Methionin und Serin her, die wiederum in Fleisch, Eiern und Käse enthalten sind.

Cholin ist eine der bedeutendsten liptotropen Substanzen, also der Stoffe, die für die Fettverwertung unerläßlich sind. Ohne Cholin sammelt sich Fett in gefährlichen Konzentrationen in der Leber an, eine Fettleber ist die Folge. Ohne Cholin steigt auch die Cholesterin-Konzentration im Blut. Cholin wirkt beruhigend im parasympathischen vegetativen Nervensystem und in den cholinergen Neuronen im Großhirn, wo es der Garant für Konzentrationsfähigkeit ist. Ohne Cholin sterben Gehirnzellen in Massen ab, der Zellmüll aus ranzigem Cholesterin und Eiweiß bildet sogenannte Amyloide (Verkrustungen), es kommt zu Vergeßlichkeit, schließlich zu schweren mentalen Störungen. Cholin bildet im Hirnstoffwechsel das Kernstück des Neurotransmitters Acetylcholin, der uns geistig rege, entspannt und ausgeglichen macht.

Calcium ist ein sehr wirksames, natürliches Beruhigungsmittel, wie auch die Beobachtung von Tieren in freier Wildbahn nach Streßphasen zeigt.

Neben Cholin ist Calcium das zweite phantastisch wirkende natürliche Beruhigungsmittel. Biologen fragen sich schon lange, weshalb Wildtiere nach einer Streßphase (wenn sie z.B. gehetzt wurden) instinktiv nach calciumreichen Kräutern wie Dill, Salbei, Majoran, Thymian oder Rosmarin suchen (die bis zu zweieinhalb Prozent aus reinem Calcium bestehen).
Die beruhigend wirkenden Neurotransmitter (Nervenreizstoffe) fließen nämlich über Calcium-Kanäle durchs Nervensystem, jene mikroskopisch winzigen Kanälchen, die Nerven- und Gehirnzellen miteinander verbinden. Calcium-Ionen (geladene Teilchen) leiten dann Empfindungen und andere Signale störungsfrei über das empfindsame Netzwerk von Milliarden Zellen.

So beruhigen Sie Ihre Nerven

Probieren Sie's aus: Cholin und Calcium, dazu Vitamin C, welches das Calcium im Stoffwechsel enorm aktiviert. Schon nach drei Tagen ist Ihnen so manches schnuppe, worüber Sie sich vorher schrecklich aufgeregt haben.

Nachdem Sie also nun mit Energie üppig versorgt und wundervoll besänftigt wurden, fehlen Ihren Nerven- und Gehirnzellen nur noch die Glücklichmacher. Dies sind nun ganz andere Substanzen als Nähr- oder Biostoffe, Vitamine oder Mineralien. Diese kleinen Moleküle, die uns froh, beschwingt, glücklich und zuversichtlich stimmen, müssen im Gehirn oder in den Nerven jedoch erst zusammengebastelt werden: Hormone, Nerven-Peptide oder Neurotransmitter. Weil sie im Gehirn und im Nervensystem hergestellt werden, kann man sie (leider) auch nicht in Form von Tabletten in der Apotheke kaufen und schlucken.

Neben Beta-Endorphin ist Noradrenalin das wichtigste Glücksmolekül; es wird im Nervenstoffwechsel mit Hilfe der Vitamine C und B6 sowie von Mangan, Magnesium und Methionin prodzuiert.

Die beiden wichtigsten Glücksmoleküle sind Noradrenalin und Beta-Endorphin. Sie entstehen zu 100 Prozent aus Eiweiß, und zwar aus psychoaktiven Aminosäuren wie z.B. Phenylalanin, Tyrosin, Methionin und Lysin, die vorwiegend in Fleisch, Fisch, Geflügel und Käse enthalten sind. Bei jeder Form von psychischem Streß (Konflikte, Sorgen, Kummer, Schlafstörungen, depressive Verstimmungen, Trauer, Leistungsdruck, Angst usw.) werden sie als allererste vom Stoffwechsel beansprucht und »aufgefressen«. Sie fehlen deshalb für die Produktion der Glücklichmacher. Streßgeplagte Menschen reagieren dann mit dem Ausstoß von Adrenalin aus dem Nebennierenmark. Das regt ihren Kreislauf an, macht sie wachsam und konzentriert. Die euphorisierende Wirkung des Noradrenalins fehlt diesem Stoff aber. Moderne Biochemiker unterscheiden deshalb zwischen Menschen, die in Streßsituationen lediglich erregt oder aufgeregt sind, und solchen, denen Streß Spaß macht.

Metabolischer Ausgangsstoff für Noradrenalin ist die Aminosäure Phenylalanin, die in Vesikeln (winzigen Bläschen) an Nerven- und Gehirnzellen eingelagert ist. Mit Hilfe von Vitamin C, Vitamin B6, Mangan, Magnesium und der Aminosäure Methionin macht der Nervenstoffwechsel daraus im Bedarfsfall in Lichtgeschwindigkeit jede Menge Noradrenalin-Moleküle. Das ist deshalb wichtig, weil diese Substanz das körpereigene Opiat-Peptid Beta-Endorphin vor vorzeitigem Abbau schützt. Beta-Endorphin macht uns euphorisch, es ist ein natürliches Rauschgift. Tatsächlich wirken Heroin, Kokain oder Haschisch nur deshalb in der bekannten Weise, weil sie an denselben Nervenzellrezeptoren angreifen wie Beta-Endorphin und dadurch den Opiat-Peptid-Spiegel im Blut anheben. »Wir machen Selbstmordkandidaten mit Hilfe von Beta-Endorphin zu glücklichen Menschen«, sagte mir einmal der US-Physiologe Dr. Dennis Lobstein von der Lamar University in Texas. Auch Sie können vielleicht von seinen Erkenntnissen profitieren.

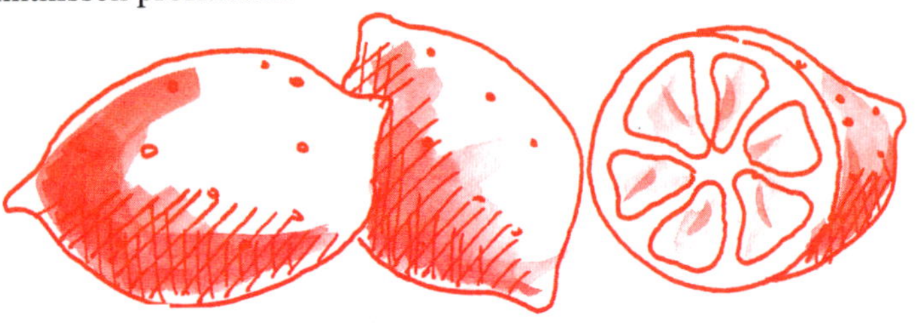

Phantastisch: Das Superprogramm für Ihre Nerven

■ Zur Versorgung mit viel Glukose sollten grundsätzlich nur komplexe Kohlenhydrate auf den Tisch (Gemüse, Salat, Kartoffeln, Vollkornprodukte, Obst). Die werden im Darm langsam abgebaut und dem Blut als steter Blutzuckerstrom zugeführt. Da jubeln Gehirn- und Nervenzellen (und auch Ihr Blutzuckerspiegel).

■ Kaufen Sie sich in der Apotheke Bierhefe, nehmen Sie sie nach Pakkungsbeilage ein. Darin ist reichlich Chrom enthalten, das Ihren Blutzuckerspiegel hoch hält, auch wenn Sie zwischendurch mal Süßigkeiten essen oder ein Glas alkoholischen Getränks zuviel genossen haben. Bierhefe enthält auch viel Cholin.

■ Auch mit Lecithin (in der Apotheke oder im Reformhaus erhältlich) liefern Sie Ihren Gehirn- und Nervenzellen zusätzliche Extraportionen des ausgezeichneten Beruhigungsstoffs Cholin.

■ Entspannen Sie Ihre Nerven zusätzlich mit viel Calcium. Täglich 1 Liter Milch oder 200 Gramm Magerkäse sind ideal.

■ Die neue Superwaffe der Biochemiker ist Phenylalanin. Diese Psychobombe ist vor allem in Fleisch, Fisch und Geflügel enthalten. Abends vor dem Schlafengehen noch einen solchen Eiweißhappen pur ohne Brot essen, dazu frischgepreßten Zitronensaft trinken. Das löst den Glücklichmacher aus der Verkettung mit anderen Aminosäuren. Doch wer schlecht schläft, sollte auf Eiweiß abends verzichten und dafür lieber morgens 100 Gramm kalten Braten, mageren Schinken oder Putenfleisch mit Zitronensaft zu sich nehmen.

■ Machen Sie mit bei Dr. Dennis Lobsteins Euphorieprogramm: Drei Kilometer Joggen täglich kurbelt die körpereigene Produktion von Beta-Endorphin an, ebenso Schwimmen, Radfahren oder zügiges Wandern. Wenn Sie sich aus irgendeinem Grund nicht sportlich betätigen können, dürfen Sie auch »kreativ joggen«: Eine intensive künstlerische Beschäftigung über eine oder zwei Stunden (z.B. Malen, Zeichnen, Töpfern usw.) erfüllt denselben Zweck. Der Beta-Endorphin-Spiegel im Blut steigt und sorgt für psychische Stabilität.

Ich werde Mutter!
Was Frauen jetzt beachten müssen

Die Zeit, in der Frauen für zwei essen müssen, beginnt lange vor der Empfängnis. Wie gut die werdende Mutter genährt ist, entscheidet über die Gesundheit des wachsenden Kindes wie über ihre eigene. In seinen ersten sechs oder acht Lebenswochen, während denen die Mutter ihrer eigenen Schwangerschaft manchmal gar nicht bewußt ist, bezieht der Embryo seine Nährstoffe vorwiegend aus dem Gewebe oder aus Sekreten der Gebärmutter. Erst danach ist der Fetus ständig über die Nabelschnur mit dem Blutkreislauf der Mutter verbunden. Er wird jetzt durch die Kost ernährt, die die Mutter täglich zu sich nimmt. Damit ein befruchtetes Ei zum wohlgenährten Baby ausreift, sind in den neun Monaten zusätzliche 85 000 Kalorien notwendig.

Während der ersten drei Schwangerschaftsmonate ist der Nährstoffbedarf des heranwachsenden Fetus allerdings noch minimal, denn die Gewichtszunahme beträgt kaum mehr als ein Gramm pro Tag. Hingegen wächst die Mutter um so mehr, Gebärmutter und Brüste werden größer, Plazenta (Mutterkuchen) und Fruchtwasser bilden sich, und das Blutvolumen der Mutter nimmt zu.

Öfter kleinere Portionen sind während der Schwangerschaft besser als drei große Hauptmahlzeiten.

In dieser Phase leiden viele werdende Mütter unter Übelkeit. Dies ist nicht auf Magen- und Darmstörungen, sondern darauf zurückzuführen, daß der Stoffwechsel zwischen Mutter und Kind erst abgestimmt werden muß. Da empfiehlt es sich, öfter kleinere Portionen zu essen als nur die drei großen Hauptmahlzeiten am Tag. Im zweiten Drittel der Schwangerschaft speichert die Mutter zum Schutz des Kindes viel Fett. Dies hat die Natur so eingerichtet, um einer eventuellen Hunger- oder Notphase vorzubeugen.

Im sechsten Monat nimmt das Kleine schon rund 10 Gramm pro Tag zu und wächst jetzt immer schneller. Rund die Hälfte seines Geburtsgewichts sammelt es in den beiden letzten Schwangerschaftsmonaten, weshalb die Ernährung in dieser Zeit besonders reich an wertvollen Nährstoffen sein muß. Hinzu kommt, daß die Mutter durch das hohe Gewicht weit mehr Energie verbraucht und deshalb auch benötigt. Durch häufiges Ausruhen Energie einsparen ist nicht die bessere Alternative. Man soll weiterhin (z.B. im Haushalt) aktiv bleiben, um sich körperlich fit zu halten.

Die beste Ernährung in der Schwangerschaft ist eine einfache Vollwertkost aus Milch, Käse, Eiern, Gemüse, Salat, Vollkornprodukten, Fleisch, Fisch, Geflügel und Nüssen. Ideal ist dunkelgrünes Blattgemüse wie Spinat oder Brokkoli. Obst und Gemüse kann man in der Schwangerschaft gar nicht genug essen. Diese Lebensmittel reichern das Blut mit Vitaminen, Mineralien und Spurenelementen an, so daß dem Baby nichts fehlt.

Vor allem Obst und Gemüse reichern das Blut mit Vitaminen, Mineralien und Spurenelementen an, so daß es dem Baby an nichts fehlt.

Allerdings: An ganz bestimmten Biostoffen fehlt es meist trotz ausgewogener Mischkost, nämlich an Eisen, Calcium, Zink und dem B-Vitamin Folsäure. Deshalb müssen ganz bestimmte Lebensmittel auf den Teller, die diese vier Nährstoffe in besonders hoher Konzentration enthalten. Dies führt dann automatisch auch zu besonders eiweißreicher Kost – was für Mutter und Kind nur von Vorteil ist.

Der tägliche Speiseplan einer werdenden Mutter

1 Liter Milch

1/2 Pfund Fleisch, Fisch oder Geflügel

(einmal pro Woche Leber)

Viermal täglich Obst oder Gemüse

(davon einmal grünes Blattgemüse oder -salat)

3 Scheiben Vollkornbrot

1 Vollkornmüsli aus möglichst selbstgemahlenem Getreide

(1/2 Tasse)

Selbstgepreßte Fruchtsäfte

oder

Gemüsesäfte aus dem Supermarkt

Frauen, die sich vegetarisch ernähren, leiden möglicherweise unter einem Mangel an Vitamin B12 und an Eisen. Hinzu kommt, daß andere wichtige Spurenelemente, wie z.B. Zink, aus rein pflanzlicher Kost nur ungenügend aufgenommen werden. Ohne eine an Eisen reiche Kost kommt das Kind mit ungenügenden Eisen-Reserven zur Welt, und die Mutter leidet unter Symptomen von Anämie.

Salz ist für den Fetus und die Mutter lebensnotwendig; dagegen sollte auf Alkoholgenuß verzichtet werden.

Wenn Frauen in der Schwangerschaft sehr stark an Gewicht zunehmen, sollten sie nicht unbedingt ihren Salzkonsum einschränken. Salz ist lebensnotwendig, sowohl fürs Baby als auch für die Mutter selbst. Vorsicht ist geboten beim Genuß von Alkohol, der wie eine Droge wirkt und übers Blut auch das Ungeborene schädigt. Das Äußerste, was Stoffwechselphysiologen zugestehen, ist täglich 1/4 Liter Wein oder 1/2 Liter Bier.

Ist das Kind erst mal auf der Welt, stellt sich die Frage »Brust oder Fläschchen?«. Muttermilch ist mit normaler Kuhmilch überhaupt nicht zu vergleichen. Sie enthält weniger Eiweiß, dafür mehr Laktose (Milchzucker) und Fett, das die Hälfte der Kalorien für die Energieerzeugung des Babys liefert. Kuhmilch enthält dreimal soviel an wichtigen Mineralstoffen wie Muttermilch (und sogar siebenmal mehr Phosphor). Daß Muttermilch ärmer an diesen Stoffen ist, hat seinen Grund: So werden die feinen Nieren des Babys durch den Ausscheidungsprozeß weniger belastet. Nährstoffe werden im Darm des Kindes aus Muttermilch übrigens viel schneller aufgenommen als aus Kuhmilch.

Muttermilch enthält außerdem Substanzen, die in industriell hergestellter Babynahrung selten oder überhaupt nicht vorhanden sind, z.B.

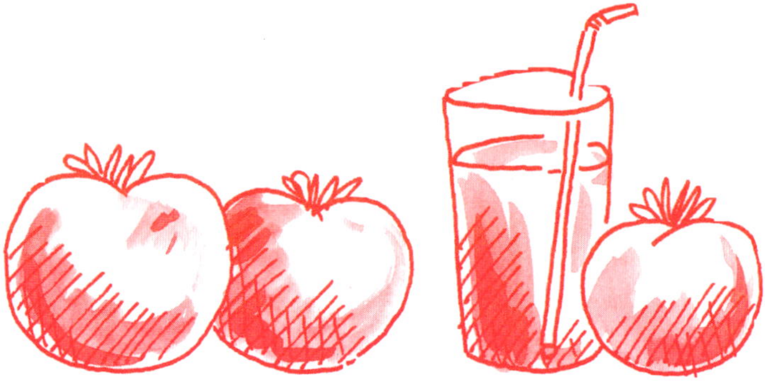

Zellen und Antikörper aus dem Immunsystem der Mutter, die im Magen-Darm-Trakt des Kleinen die gewohnten Abwehraufgaben gegen spezielle Krankheitserreger wahrnehmen. Muttermilch enthält auch andere wichtige Bakterien, die – im Gegensatz zu den Bakterien in Babynahrung oder Kuhmilch – den Säuregehalt des Dünndarms erhöhen und auf diese Weise Krankheitserreger abtöten. Nicht zuletzt deshalb reagieren Babys auf Fertigkost oft mit Übelkeit oder Erbrechen, also vorwiegend allergisch. Noch eine kostbare Substanz enthält die Muttermilch: Lactoferrin, das Eisen bindet und dieses für das Wachstum unendlich wichtige Spurenelemente damit vor gefräßigen Fremdbakterien schützt.

Muttermilch enthält wichtige Substanzen, die in industriell hergestellter Babynahrung kaum vorhanden sind. Sie stärken die Immunität des Kindes.

Freilich stellt sich für viele Mütter die Frage »Fläschchen geben oder selbst stillen?« gar nicht. Grund kann eine Brustentzündung oder mangelnder Milchfluß sein, oder die Mutter muß Medikamente einnehmen, die ein Stillen verbieten oder auch die Laktation hemmen. Es gibt auch Babys, die ganz einfach nicht saugen wollen oder es nicht können. Die Frage »Brust oder Fläschchen?« wird deshalb letztlich der Arzt oder die erfahrene Krankenschwester in der Klinik beantworten.

So kommt Ihr Baby gesund und gutgenährt zur Welt

- **Grundsätzlich nur Lebensmittel mit hoher Nährstoffdichte zu sich nehmen, also vor allem nichts Süßes und keine Weißmehlprodukte.**
- **In der Küche nur jodiertes Speisesalz verwenden.**
- **Täglich einmal grünes Blattgemüse oder Salat essen (enthält viel Magnesium, Kupfer, Eisen, Mangan und Kalium sowie die Vitamine A, C, K und Folsäure).**
- **Täglich mindestens 1 Glas frischgepreßten Obstsaft trinken (am besten sind Zitrusfrüchte). Das darin enthaltene Vitamin C und Bioflavonoide erreichen den Kreislauf des heranwachsenden Babys innerhalb von Minuten und wirken aktiv an allen wichtigen Stoffwechselprozessen mit. Empfehlenswert ist auch Tomatensaft.**

Ganz neue Tips von Stoffwechselexperten: So ernähren Sie Ihre Kinder richtig

Die neuen Analysegeräte der Bioforscher in aller Welt kommen in erster Linie unseren Kindern zugute. Babys und natürlich auch die heranwachsenden Jungen und Mädchen profitieren nämlich am meisten von den Erkenntnissen der modernen Ernährungsphysiologen – vorausgesetzt, ihre Eltern richten sich auch ein wenig danach. Noch etwas anderes überrascht: So manches »Gesetz« idealer Kinderernährung gilt inzwischen als überholt und falsch.

Hätten Sie's gewußt?

- **Daß Hamburger, die bei den Kids so beliebten Hackfleischsnacks, gesund sein können?**
- **Daß Babys schon im Alter von wenigen Tagen und Wochen Intelligenz essen (bzw. trinken) können?**
- **Daß falsche Ernährung Kinder aggressiv macht?**
- **Daß Sie Ihre Kinder mit Lebensglück regelrecht füttern können?**

Liebesentzug löst beim Säugling einen lebenslänglichen Mehrbedarf an bestimmten Nährstoffen aus.

Erstaunlich, was die US-Kinderneurologin Dr. Miriam Leibowitz sagt: »Babys spüren in ihren ersten Lebenstagen und -wochen ganz genau, ob sie von ihrer Mutter allein gelassen werden oder nicht. Die Empfindung von Liebesentzug löst in ihnen eine Folter aus, die wir Erwachsenen gar nicht nachempfinden können. Dieser Streß führt zu einem extremen Ausstoß an Streßhormonen wie Cortisol und programmiert oft einen Extrabedarf an bestimmten Nährstoffen für das ganze Leben ein.«

Wenn diese Kinder größer werden, verlangen sie ständig Aufmerksamkeit und Liebe. Werden sie ihnen verweigert, reagieren die Kinder aggressiv und hysterisch, um in ihrer instinktiven Not zusätzlich Streßhormone zu produzieren. Frau Leibowitz: »Tiermütter in freier Natur geben ihren Babys nie das Gefühl von Verlassenheit und Einsamkeit.«

Wenn unsere Babys zur Welt kommen, verfügt ihr kleines Gehirn bereits über ein perfekt gewobenes Kommunikationsnetz von Milliarden Gehirnzellen und deren Fortsätzen, den Dendriten und Neuriten. Dieses Gehirn ist jetzt enorm aufnahmebereit. Bei der ersten Wahrnehmung der Mutter und dem ersten, noch instinktiven Spiel (beim Streicheln, Riechen, Berühren, Tasten) wird das Gehirn trainiert. Wird das Neugeborene aber allein und »ohne Ansprache« gelassen, sterben Dendriten und Neuriten massenhaft ab. Dasselbe geschieht, wenn das kleine Gehirn aus der Hirnflüssigkeit und dem Blut nicht ausreichend Nährstoffe, insbesondere das B-Vitamin Cholin, bezieht.

Das in der Muttermilch enthaltene Cholin spielt in den ersten Tagen nach der Entbindung eine große Rolle für die Mentalität, Intelligenz und Liebesfähigkeit des Kindes.

Im Kolostrum (der Muttermilch der ersten Tage) entspricht die Cholin-Konzentration der Nährstoffversorgung des noch Ungeborenen im Bauch der Mutter. Sie ist viermal höher als in der Muttermilch, die dem Baby etwa vom vierten oder fünften Tag an zur Verfügung steht. Spätestens im letzten Drittel der Schwangerschaft, aber auch in den Tagen nach der Entbindung, spielt Cholin also eine bedeutende Rolle für die Mentalität und Intelligenz sowie für die Liebesfähigkeit des Kindes. Die allerneueste Entdeckung von Biochemikern überrascht nicht: Die Milchdrüse der Mutter kann nicht nur dem Mutterblut Cholin entziehen und es speichern, sondern sie kann Cholin-Moleküle auch selbst synthetisieren. Neugeborene haben – im Vergleich zu Erwachsenen – extrem hohe Cholin-Konzentrationen im Blut (dies gilt übrigens auch für neugeborene Tiere). Ihre weitere Versorgung mit diesem Wirkstoff ist dadurch sichergestellt, daß die Muttermilch bis zu 60mal mehr Cholin enthält, als im Blut konzentriert ist.

Am besten für Mutter und Kind ist das sogenannte Phosphatidyl-Cholin, das in Lecithin, Leber und im Eigelb, außerdem in Butter, Rindfleisch und in schwächerer Konzentration in Blumenkohl enthalten ist. Diese chemische Variante von Cholin erreicht über Muttermilch und Blut sofort das feine Netz der Gehirnzellen des Babys. Dort wird es Bestandteil der Sphingo-Myeline, der lebendigen, öligfeuchten Schutzschicht, die Zellen sowie ihre Fortsätze schützt. Ein Neugeborenes mit einem derart gut genährten Gehirn nimmt selbst die allerfeinsten Sinneseindrücke äußerst plastisch auf, was natürlich seine ersten Lernschritte begünstigt. Fehlt aber Cholin, dann sterben ganze Kolonien von Neuronen ab, und außerdem prägen sich nur die gröberen Sinneswahrnehmungen ins entstehende Bewußtsein ein.

Gottlob ist die Natur vorsichtig, sie läßt sich auf keinerlei Risiken ein. So verläßt sie sich auch nicht darauf, daß Menschen ausreichend Butter, Eigelb oder Leber, und damit genügend Cholin nämlich zur Intelligenzbildung und zur Gesundheit ihrer Gehirn- und Nervenzellen, über die Nahrung aufnehmen. Der Stoffwechsel kann Cholin nämlich auch selbst herstellen, und zwar aus der Aminosäure Serin, wobei eine andere Aminosäure, nämlich Methionin, fleißig mithilft. Methionin ist in allen tierischen Nahrungsmitteln (Fleisch, Milchprodukte) enthalten, Serin in fast allen Lebensmitteln, besonders reichlich in Käse und in Eiern.

Der Nährstoffgehalt der Muttermilch

Das Kolostrum hat deshalb eine so gelbliche Färbung, weil es mit Vitamin A bzw. mit Karotenen, den wichtigen Immunhelfern für das Neugeborene, regelrecht vollgepumpt ist. Muttermilch enthält auch besonders viel Schutzvitamin C. Deshalb brauchen junge Mütter täglich 150 Milligramm Extrarationen an diesem Biostoff (entspricht 1 Zitrone, 2 Kiwi oder 3 Äpfeln).

Kinder brauchen optimale Ernährung – mit Lebensmitteln aus dem Garten der Natur, reich an Eiweiß, Vitaminen, Mineralien und Fettsäuren.

Diese wenigen Beispiele zeigen schon, wie unerläßlich es ist, daß sich werdende und junge Mütter ganz besonders gesund ernähren. Denn Kinder brauchen immer von allem das Beste: Eiweiß, Vitamine, Mineralien, Fettsäuren. Die besten Lebensmittel aber kommen seit Jahrmillionen in unveränderter Form direkt aus der Großmarkthalle Natur, so z.B. Vollkornprodukte, Milch, Salat, Gemüse, Obst, Eier, Fisch oder Fleisch.

Das Füttern mit natürlichen Kostbarkeiten muß also Vorrang haben, zumal Kinder nach ihrem sechsten Lebensmonat bereits über einen Verdauungsapparat und einen Stoffwechsel verfügen, der ebenso gut mit dem Nahrungsbrei fertig wird wie der der Erwachsenen. Wenn Sie Ihre Kinder – ganz egal, wie alt sie sind – mit natürlichen Nahrungsmitteln großziehen, brauchen Sie sich um ihre Gesundheit nie Sorgen zu machen.

Etwa ab dem zehnten Lebensjahr werden Kinder nicht mehr gefüttert, sondern sie essen selbst. Sie akzeptieren nicht mehr alles, was auf den Tisch kommt, sondern werden wählerischer. Die Normen des friedlichen gemeinsamen Mittag- oder Abendessens werden plötzlich in Frage gestellt, und alles wird ein wenig komplizierter.

Unsere Jungen und Mädchen finden nämlich jetzt so nach und nach zu ihrer eigenen Identität. Essen und Trinken können zum Mittel der Konfrontation mit den Eltern (und der Gesellschaft) werden. Viele Mädchen wollen auf einmal anders essen als die übrigen Familienmitglieder, sie legen jetzt die verrücktesten Eßgewohnheiten an den Tag. Aus Angst, dick zu werden, verzichten sie auf Mahlzeiten ganz, dafür stopfen sie sich zwischen den Mahlzeiten mit Candyriegeln, Schokolade, Mohrenköpfen oder Gummibärchen voll. Im Schulhof diskutieren sie darüber, welche Ernährung am ehesten schlank hält – und dabei futtern sie dickmachende Pommes.

Die Entwicklung eigener Trink- und Eßgewohnheiten bringt Jungen und Mädchen oft in Konflikt mit ihren Eltern.

Latente Ursache dafür ist, daß Mädchen im Wachstum bis zu 20 Prozent Fett ansetzen, Jungen aber nur rund acht Prozent. Mädchen schießen ab zehn, elf Jahren in die Höhe, Jungen mit einer Verzögerung von etwa einem Jahr. Wenn Mädchen immer besorgter ihre runden Hüften mustern, beginnen sie mitunter zu fasten. Weil sie aber enorm viel Energie verbrauchen, fehlen ihnen jetzt natürlich die wichtigen Vitamine und Mineralstoffe. Auch Jungen halten sich vor oder während der Pubertät kaum an einen normalen Essensrhythmus. Hamburger oder Pizza mit Kameraden irgendwo auf einer Parkbank verdrücken, das macht mehr Spaß als das konventionelle Abendessen daheim.

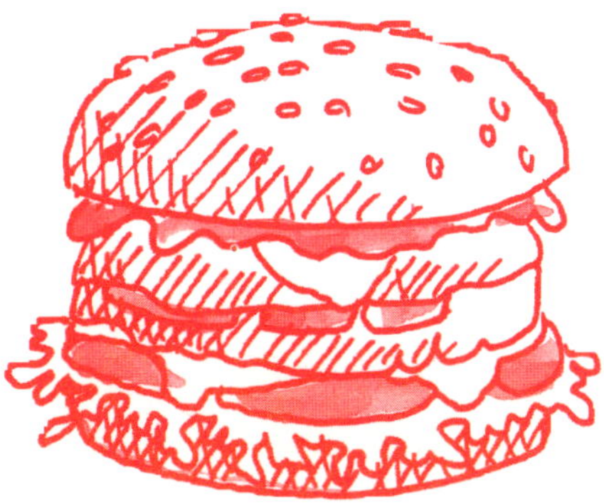

Fast food ist besser als sein Ruf

Wissenschaftler haben jetzt Hamburger und Pizza unter die Lupe genommen. Das Ergebnis überrascht: Beim Hamburger stammen 17 Prozent der Kalorien von Eiweiß (eine gute Quote), 44 Prozent von Kohlenhydraten und 39 Prozent von Fett (etwas zuviel). Abgesehen von den Vitaminen A, C, D und Folsäure sind im Hamburger alle wichtigen Nährstoffe enthalten. Noch günstiger fällt die Bilanz bei einer ganz normalen Pizza aus: 15 Prozent Eiweiß, 27 Prozent Fett, 58 Prozent Kohlenhydrate.

Wenn unsere Teenager einmal pro Woche Fisch oder Leber bekommen, alle zwei Tage Karotten oder dunkelgrünes Blattgemüse und außerdem viel Salat und Obst, sind sie trotz Hamburger, Cheeseburger, BigMac oder Salamipizza gut genährt. Auf jeden Fall sind Hamburger und Pizza eine vernünftigere Mahlzeit als eine Bratwurst mit Pommes frites, deren Kalorienanteil bis zu 70 Prozent aus Fett besteht.

In der Anfangsphase löst ein zu niedriger Blutzuckerspiegel Konzentrations- und Leistungsschwäche sowie passives Verhalten aus.

Moderne Ernährungsexperten raten, zu Hause alle »leeren« und ungesunden Lebensmittel grundsätzlich aus Kühlschrank oder Regalen zu verbannen. Wenn die Jungen und Mädchen dann vor Heißhunger die Vorräte plündern, finden sie eben nur Käse, Butter, Joghurt, Vollkornbrot, hartgekochte Eier, mageren Schinken, Bananen, Äpfel, Orangen, Nüsse, Milch und wertvolle Obstsäfte.

Eltern wundern sich manchmal, daß ihre Kinder aggressiv sind, obwohl sie Liebe und Zuwendung erfahren. Ursache ist nach neuesten Erkenntnissen fast immer ein zu niedriger Blutzuckerspiegel. Hypoglykämie (so lautet die medizinische Bezeichnung) führt bei Jungen und Mädchen außerdem zu Konzentrationsschwäche und Unaufmerksamkeit in der Schule und damit zu schlechten Noten, außerdem zu Passivität und Pessimismus. Zusätzlich neigen hypoglykämische Jugendliche zu Diebstählen und anderen Straftaten.

Auch die Ursache dafür haben US-Biochemiker geklärt: eine Ernährung, die vorwiegend aus Spaghetti, Weißbrot, Kuchen, Süßem und süßen Getränken besteht. Wenn ein 14jähriges Mädchen einen großen Teller Spaghetti verputzt und dazu einen halben Liter süße Limonade trinkt, fällt sein Blutzuckerspiegel 80 Minuten später mit Sicherheit um zehn Milligramm pro Milliliter Blut ab. Die schnellöslichen Kohlenhydrate (die Glukose) in dieser Nahrung schießen nämlich mit solcher Macht aus dem Darm ins Blut, daß der Organismus Alarm schlägt. In einer Gegenreaktion preßt die Bauchspeicheldrüse ihre allerletzten Insulin-Reserven in den Blutkreislauf. Dieses Hormon baut die Glukose (den Blutzucker) dramatisch ab. Die Folge: Der Blutzuckerspiegel sinkt rapide. Jetzt aber schreien Gehirn und Nerven nach Glukose, dem einzigen Brennstoff für ihre Energiezellen. Diese quellen immer mehr auf, um durch mehr Umfang auch mehr Glukose aus dem Blut aufnehmen zu können. Eine gefährliche Situation: Die ersten Symptome sind Nervenschwäche, Konzentrationsmangel und eine oft unerklärliche Müdigkeit.

Als Folgeerscheinung eines zu niedrigen Blutzuckerspiegels kommt es bei Jugendlichen oft zu aggressiven Reaktionen.

Dann aber kommt Aggressivität dazu. Diese besonders intensive Form von Streß entleert nämlich als letzte Rettungstat die Adrenalin-Speicher im Nebennierenmark. Und dieses Hormon öffnet in der Leber die Notspeicher an Glukose, die nun ins Blut schießt, innerhalb Sekunden den Blutzuckerspiegel nach oben jagt und Gehirn- und Nervenzellen wieder gut versorgt.

Jeder Nervenkitzel, jede irgendwie gefährliche Situation löst genau denselben Mechanismus aus – was schließlich sogar zum Kaufhausdiebstahl oder zum Drogeneinstieg führen kann. Die jungen Rauschgifteinsteiger haben fast immer einen zu niedrigen Blutzuckerspiegel. Weil diese Erkenntnisse ziemlich neu (und aufregend) sind, haben Physiologen an US-Jugendstrafanstalten ihre Delinquenten mal genauer auf Hypoglykämie untersucht. Und siehe da: Der Blutzuckerspiegel lag in den meisten Fällen zwischen 50 und 75 Milliliter Glukose pro 100 Milliliter Blut (ideal sind Werte zwischen 80 und 100).

Barbara Reed, die Bewährungschefin im großen Jugendgefängnis Cuyahoga Falls (US-Staat Ohio), brachte ihre Jungen und Mädchen mit viel Überzeugungskraft dazu, auf Mehlspeisen und Süßes zu verzichten. Zwei Jahre später hatte Cuyahoga Falls in ganz Ohio die we-

Der Verzicht auf Mehlspeisen und Süßigkeiten trägt zur Ausgeglichenheit von Jugendlichen bei.

nigsten rückfälligen Jugendlichen. In der Jugendstrafanstalt im San Louis Obispo County (Kalifornien) stellten Ernährungsexperten bestürzt fest, daß ihre straffälligen Teenies bis zu 200 Kilogramm Zucker pro Jahr (in Süßigkeiten, Getränken usw.) vertilgten. Dazu kam noch der schnellösliche Glukose-Zucker aus Weißmehlerzeugnissen und poliertem Reis. Sie überredeten ihre jungen Sünder und deren Eltern dazu, auf Mehl und Zucker zu verzichten. Die Jugendlichen wurden ausgeglichener, heiterer, und die Rückfallquote sank. Dr. Alexander Schauss, der weltberühmte Direktor am Institut für Biosoziale Forschung in Tacoma (US-Staat Washington), strich als einer der ersten Zucker und Nudeln im jugendlichen Strafvollzug, nachdem er festgestellt hatte, daß der Durchschnittsverzehr an reinem Zucker pro Tag 46 Teelöffel betrug.

Der US-Neurologe Dr. Vernon Hammersmith sagt: »Viele Eltern füttern Aggressivität in ihre Kinder hinein, mit Mehl- und Cremespeisen, Kuchen, Torten und süßen Getränken.« Sein namhafter Kollege J.A. Wacker ergänzt: »Wenn Kinder durch Fehlernährung hypoglykämisch werden, ist dies Ursache für späteres soziales Fehlverhalten, außerdem für mangelnde Urteilsfähigkeit bezüglich eigener Handlungen.« Einen ausgezeichneten Rat gibt schließlich der bekannte amerikanische Ernährungsphysiologe Dr. Lendon Smith allen Eltern: »Kein Zucker, kein Weißmehl, keine Desserts, kein süßer Kuchen, nicht mal süße Früchte.« Einen ausgetüftelten Vorschlag fügt Dr. Paavo Airola hinzu, ebenfalls ein renommierter Stoffwechselexperte in den USA: »Sooft es geht, Avocado auf den Tisch. Diese Frucht enthält eine besondere Art von Glukose, nämlich Mannoheptulose. Sie stimuliert die Insulin-Abgabe aus der Bauchspeicheldrüse nicht, sondern unterdrückt sie eher.« Ganz klar: Ohne Insulin wird Glukose nicht aus dem Blut verjagt, so daß diese wertvollen Biobonbons Gehirn und Nerven bestens versorgen können.

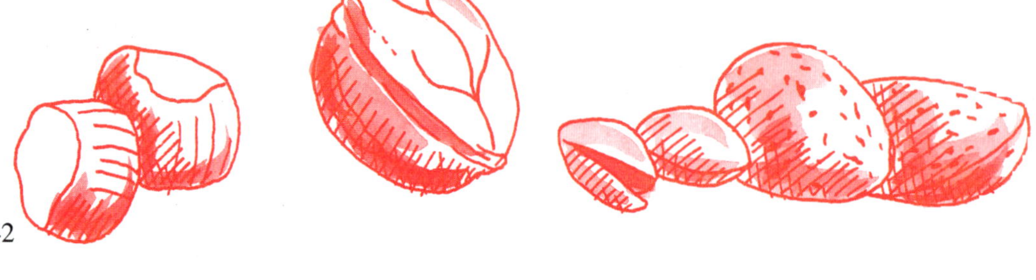

Die wichtigsten neuen Ernährungs-Tips für Kinder

- Möglichst nur komplexe Kohlehydrate sollten auf den Tisch kommen, wie Vollwertnudeln, Naturreis, Kartoffeln, Vollkornbrot. Die darin enthaltene Glukose wird im Darm nur allmählich gelöst und dem Blut (und damit auch den Nerven und dem Gehirn) in angenehm stetigem Strom zugeführt.
- Zucker, Süßigkeiten und süße Getränke sind auf ein Minimum zu reduzieren.
- Ideal für den Blutzuckerspiegel ist täglich ein Vollkornmüsli.
- Die Obstschale sollte den ganzen Tag über reich und verlockend gefüllt sein.
- Hamburger und Pizza sollten nicht unbedingt verboten werden. Sie sind besser als Pommes oder Candyriegel.
- Begeistern Sie Ihre Kinder für selbstgepreßte Obst- oder auch Gemüsesäfte.
- Bierhefetabletten (in der Apotheke oder im Reformhaus erhältlich) helfen mit, den Blutzuckerspiegel zu regulieren. Sie enthalten Chrom und den sogenannten Glukose-Toleranz-Faktor.
- Kinder brauchen schon als Baby viel Cholin (für Nerven, Gehirn, Cholesterin-Stoffwechsel) – und später erst recht. Das fetthaltige B-Vitamin ist in Eigelb, Leber, Bierhefe sowie in Keimen, Nüssen und Samen enthalten.
- Kinder brauchen Fett – aber das richtige, nämlich mehrfach ungesättigte Fettsäuren, die in Pflanzenölen (am besten kaltgepreßt), Weizenkeimen, Samen, Sonnenblumenkernen, aber auch in Kaltwasserfisch (Forelle, Makrele, Hering usw.) enthalten sind.

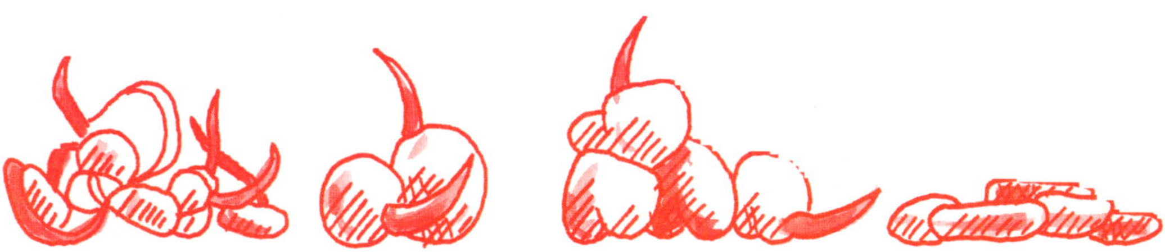

Das neue Dreisterneprogramm aus Kalifornien: Jung und vital im Alter

Knochenbeschwerden, Kreislaufprobleme und Konzentrationsmangel sind die häufigsten Symptome des Alterungsprozesses.

Wenn Menschen älter werden und sich einfach nicht mehr gesund und »auf der Höhe« fühlen, hängt dies meistens mit drei Symptomen zusammen: Knochenbeschwerden, Kreislaufproblemen und Konzentrationsmängeln. Dr. Helma S. Chen vom Los Angeles Medical Center drückt das so aus: »Wer im Alter geistig fit ist, solide Knochen und einen widerstandsfähigen Kreislauf hat, besitzt die besten Voraussetzungen für einen glücklichen Lebensabend.«

Viele Frauen verlieren nach der Menopause jährlich bis zu eineinhalb Prozent ihrer Knochenmasse. Männern bereiten im Alter eher Herz und Kreislauf Sorgen. Beiden Geschlechtern gemeinsam ist das vermehrte Auftreten mentaler Beschwerden: Schlafstörungen, Nervenschwäche, vor allem aber Konzentrationsmangel.

In Kalifornien, einem ohnehin sonnenbedingt optimistischen Land, setzen Biochemiker jetzt auf ein Dreisterneernährungsprogramm, mit dem sie Knochen, Kreislauf und Gehirn innerhalb von drei Wochen verjüngen und ältere oder alte Menschen so regelrecht in Begeisterung versetzen.

Mit supermodernen Analysegeräten läßt sich heute der Alterungsprozeß wie durch ein großes Schaufenster ganz genau beobachten. Die Pumpkraft des Herzens sinkt alle zehn Jahre um rund acht Prozent, Fettablagerungen verstopfen die Arterien, der Blutdruck steigt, die Lungenkapazität nimmt bis zu 30 Prozent ab, die Nieren erreichen nur noch 60 Prozent ihrer Leistungskraft, den Knochen wird immer mehr Calcium entzogen, Muskelgewebe wird abgebaut, und im Gehirn sterben ganze Kolonien von einst quicklebendigen Neuronen ab. Das Erstaunliche dabei: Die Besitzer all dieser einzelnen Körperteile gucken seelenruhig zu, wie das Alter gleichsam in Zeitlupe sich ihrer bemächtigt und sie zerstört. Das muß nämlich gar nicht sein, denn es gibt hochaktive Vitamine, Mineralien und andere Biobomben, die im Prinzip jedem Menschen Gesundheit im Alter garantieren.

Um Frauen nach dem Klimakterium ihre Knochen zu erhalten, verschreiben unsere Ärzte häufig Östrogen, oder sie raten auch zur

Das Calcium-Beschaffungsprogramm des Körpers

Damit unsere Knochen widerstandsfähig bleiben, hat sich die Natur ein faszinierendes Überwachungssystem ausgedacht. Wenn der Knochenstoff Calcium im Blut fehlt, werden unsere Nebenschilddrüsen sofort aktiviert. Sie sorgen für die Umwandlung von Vitamin D in seine bioaktive, hormonelle Form. Dieses Hormon regt daraufhin die Resorption von mehr Calcium aus dem Darm an. Das weibliche Sexualhormon Östrogen wiederum stimuliert die Arbeitskraft der Nebenschilddrüsen und damit das gesamte Calcium-Beschaffungsprogramm.

zusätzlichen Einnahme von Calcium-Tabletten. Nach den rasanten Fortschritten der Stoffwechselforschung verwundert es allerdings nicht, wenn diese Therapien seit Beginn der neunziger Jahre als überholt gelten.

Wenn Frauen nun in die Wechseljahre kommen, beginnt ihre Östrogen-Produktion zu versiegen, die Knochen bekommen nicht mehr ausreichend Calcium und werden deshalb immer poröser und schwächer. Wenn man jungen, gesunden Frauen Nebenschilddrüsenhormon spritzt, reagieren sie innerhalb von 24 Stunden mit der doppelten Produktion des bioaktiven Vitamins D.
Dieselben Hormonspritzen erweisen sich bei Frauen nach der Menopause, die unter Osteoporose leiden, als wirkungslos. Auch Östrogen-Spritzen führen bei Frauen nach den Wechseljahren lediglich zu einem geringfügigen und unbedeutenden Anstieg des calciumspendenden Vitamins.

Vor allem Östrogen-Mangel ist die Ursache für Knochenschwäche bei Frauen in den Wechseljahren.

Ebenso kräftigt das Schlucken von Calcium-Tabletten die Knochen nicht, weil das Mineral seinen Zielort meist gar nicht erreicht. Ursachen sind ein Mangel an Magensäure (der für Menschen im Alter typisch ist) sowie ein Mangel an Vitamin C, ohne das Calcium-Atome nur ungenügend in die Osteoblasten, die knochenbildenden Zellen, eingebaut werden. Vitamin C bildet zusammen mit Calcium sogenannte Chelate, also bioaktive Verbindungen.

Knochen sind lebendig, sie verändern ihre Struktur von Stunde zu Stunde. Der Biogerontologe Dr. Everett Smith von der University of Wisconsin (USA) empfiehlt allen älteren Frauen: »Dreimal 40 Minuten pro Woche kleinere Gewichte heben oder mit kleinen Handhanteln oder umgebundenen Wadengewichten joggen.« Wer vorher den Saft von zwei Zitronen trinkt, preßt kräftiges Calcium in seine Knochen. Auch Dr. Roy Talmage von der University of North Carolina School of Medicine setzt nach einer Studie an 500 Frauen ganz auf Belastung: »Frauen, die zweimal pro Woche trainieren, haben kräftigere Knochen als solche, die nur einmal pro Woche üben. Und die wieder haben stärkere Knochen als Frauen, die überhaupt nicht trainieren.« Besonders nahm Dr. Talmage 100 60jährige und ältere Frauen unter die Lupe: »Diejenigen, die dreimal in der Woche Tennis spielten oder irgendeinen anderen Sport trieben, hatten noch 15 Jahre nach der Menopause keinerlei Knochenschwund.« Stolz ist Dr. Talmage auf eine 74jährige Patientin, die täglich Tennis spielt: »Die hat Knochen wie eine junge Frau.«

Sportliche Betätigung trägt entscheidend zur Kräftigung der Knochen bei und beugt Knochenschwund vor.

Wichtig ist allerdings auch Vitamin D, das in der Haut aus einem bestimmten Cholesterin-Stoff entsteht, und zwar durch Einwirkung von Licht oder Sonnenstrahlen. Für Amerikas Stoffwechselexperten ist deshalb Bedingung: »Mindestens einmal am Tag 20 Minuten lang in die Sonne oder an die frische Luft.«

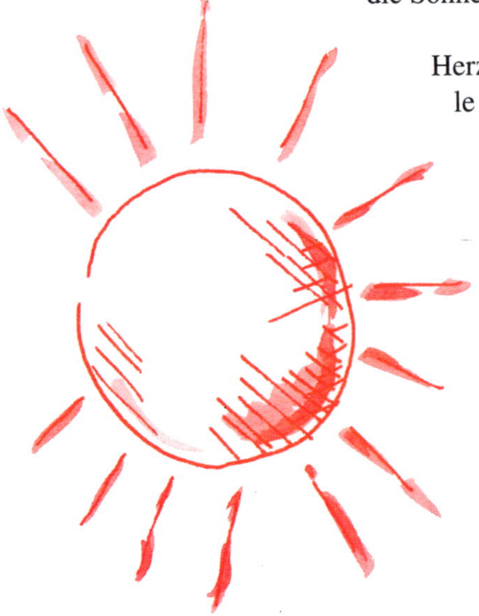

Herz- und Kreislaufprobleme – unter denen viele Männer ab dem 50. Lebensjahr leiden – haben meist zwei Ursachen: Arteriosklerose und mangelhafte Energie- und Sauerstoffversorgung des Herzens. Solange keine ernsthaften Herzschäden vorliegen, werden diese Männer ihr Leiden mit gezielter Ernährung ziemlich schnell los.

So entsteht Arteriosklerose

Arteriosklerose ist eine Gefäßverengung. Sie entsteht dadurch, daß Cholesterin und andere Blutfette mit Calcium und anderen Substanzen Verbindungen eingehen, die sich an der Gefäßwand festsetzen, immer härter werden und schließlich große Kristalle bilden. Das hemmt den Blutfluß und beschwört die Gefahr von Herzrhythmusstörungen, Angina pectoris oder einem Herzinfarkt herauf.

Bei vielen älteren Menschen schleicht sich da natürlich Besorgnis um ihre Gesundheit ein, Arztbesuche und Angst prägen das Leben, weil ja schließlich viele Männer an einer gefäßbedingten Herzkrankheit sterben.

Für die Betroffenen geht es erst mal darum, ihre gefährlichen Gefäßverengungen loszuwerden, und zwar möglichst schnell. Als zweitens müssen die Blutfette radikal runter. Beides geht nach neuen Erkenntnissen im allgemeinen problemlos, auch ohne Arzt. Weil Bluthochdruck das auffallendste Symptom einer Arteriosklerose ist, verschreibt der Mann im weißen Kittel häufig (oder eigentlich fast immer) Hypertonika, die den Blutdruck senken. Moderne Medikamente wie Angiotensin-Conversion-Enzymhemmer oder Calcium-Antagonisten wirken dabei auf relativ natürliche Weise. Andere wieder, wie Reserpin oder Beta-Blocker, drücken den Blutdruck brutal auf Normalwerte, mit kaum erträglichen Nebenwirkungen: Potenzverlust, Muskelkrämpfe, Darmstörungen, Depressionen – die Auflistung aller Gegenanzeigen, Nebenwirkungen und Wechselwirkungen mit anderen Arzneimitteln ist drei Schreibmaschinenseiten lang. Ist man ohnehin schon schwer krank, rauben diese Mittel einem noch den letzten Spaß am Leben. Außerdem bekämpfen sie lediglich das Symptom, nicht aber die Ursache der Hypertonie. Dabei kann man einer Arteriosklerose auch mit Lebensmitteln, Mineralstoffen und Vitaminen abhelfen, und dies, obwohl eine Arteriosklerose oft erst dann erkannt wird, wenn das Gefäß bereits zu 90 Prozent blockiert wird.

Reserpin und Beta-Blocker, die den Blutdruck senken sollen, haben gefährliche Nebenwirkungen: Potenzverlust, Muskelkrämpfe, Darmstörungen und Depressionen.

Bei falscher Ernährung sammeln sich in den zarten Gefäßwänden zunächst massenweise Blutplättchen, die die Innenwand der Ader verletzen und mitsamt ihren Ausscheidungsprodukten in die Gefäßwand hinein auswölben. An diesem Hindernis fangen und sammeln sich dann zusätzlich Blutpfropfe aus Eiweiß, Fett und Calcium. Vorbeugend gegen Arteriosklerose wirken Vitamin C und bestimmte Bioflavonoide (Pflanzenschutzstoffe) wie Rutin (vorwiegend in Buchweizen enthalten); sie sorgen dafür, daß die Gefäßinnenwände glatt wie Glas bleiben, so daß sich keine Risse bilden und Fremdkörper daran binden können. Vitamin B6 (Pyridoxin) verhindert erstens die krankhafte Anhäufung von Blutplättchen und zweitens die Ansammlung des gefährlichen Eiweißstoffes Homocystein, der dann entsteht, wenn bestimmte Eiweißstoffe nicht komplett abgebaut werden. Wenn also die guten und gesunden Nährstoffe unseren Stoffwechsel nicht unter Kontrolle halten, nutzen die »bösen« und giftigen Substanzen sofort ihre Chance. Nicht anders ist es übrigens bei der Entstehung von Krebs.

Bei Arteriosklerose hilft Natrium-Ascorbat, eine Form von Vitamin C, verengende Kristalle an den Gefäßinnenwänden aufzulösen.

Ist die Arteriosklerose erst einmal da, hilft Natrium-Ascorbat (eine Form von Vitamin C), verengende Kristalle an den Gefäßinnenwänden aufzulösen. Dabei entstehen im Laufe von Tagen und Wochen Milliarden und Billionen Moleküle Calcium-Ascorbat und Natrium-Phospholipid, die über den Urin ausgeschieden werden.

Das Geschwür aus abgestorbenen Blutplättchen und deren Ausscheidungsprodukten, das die Arterie nach innen auswölbt, kommt zunächst zum Stillstand und wird dann abgebaut, wenn man seine Kost ganz auf sogenannte Omega-3-Fettsäuren abstellt, die in Fisch und hochwertigen kaltgepreßten Pflanzenölen enthalten sind. Diese Fettsäuren verhindern nämlich den Umbau einer anderen Fettsäure, der Arachidonsäure, zu Thromboxan – dem Stoff, der für den Wulst oder den Knoten in der Arterienwand verantwortlich ist.

Fleisch und Wurst sind die Hauptlieferanten der gefährlichen Arachidonsäure. Aber auch andere, erhitzte oder industriell veränderte Fette (in Pommes frites, allem Frittierten, Margarine usw.) begünstigen Arteriosklerose. 1 Eßlöffel Leinsamenöl täglich baut dagegen zu hohe Blutfettwerte ab und wirkt damit einer Verengung der Gefäßinnenwände entgegen. Vitamin C (in frischem Obst), Vitamin E (in Pflanzenölen, Vollkorn, Nüssen), Zink (in Vollkorn), Bromelain (in Ananas) und Vitamin B6 (in Leber, Soja, Keimen, Nüssen) beschleunigen diesen Prozeß. Magnesium (in grünem Blattgemüse) und das Coenzym Q 10 (ein Arzneilebensmittel, in der Apotheke erhältlich) sowie L-Carnitin (ebenfalls in der Apotheke erhältlich) kräftigen das Herz. Zwiebeln, Knoblauch, Ingwer und Cayennepfeffer kurbeln die Durchblutung an und bringen den Kreislauf wieder in Schwung.

Die Vitamine B6, C und E, Zink und Bromelain wirken einer Verengung der Gefäßinnenwände entgegen.

Was älteren und alten Menschen am meisten zu schaffen macht, ist neben Problemen mit Knochen und Kreislauf das Nachlassen ihrer mentalen Kräfte. Testen Sie sich selbst: Wenn Sie aus dem Gedächtnis 20 Telefonnummern von Freunden oder Verwandten aufsagen können, ist Ihr Gehirn topfit, und Sie brauchen jetzt gar nicht mehr weiterzulesen. Wenn Sie mit Müh und Not 12 Telefonnummern schaffen, schreien Ihre Gehirnneuronen schon nach bestimmtem Biofutter. Wenn Sie aus Ihrem Gedächtnis mit Hängen und Würgen gerade sieben Telefonnummern zusammenbringen, wird es allerhöchste Zeit, Ihre Gehirnnerven aufzupäppeln.

Dies ist im Grunde ganz simpel. Das Gehirn besteht aus rund 15 Milliarden Zellen und ihren verzweigten Fortsätzen, den Dendriten, die wie Antennen in einem phantastischen Netzwerk arbeiten. Wenn wir älter werden, verlieren wir (bei mangelhafter Ernährung) immer mehr solcher Dendriten. Ganz klar, daß dann das Potential unseres Gehirns

Serotonin und Acetylcholin machen geistig frisch

Die lebendigen Signale, die in unserem Gehirn alle Gedanken, Träume, Sehnsüchte, Empfindungen usw. hin und her tragen, nennen Wissenschaftler Neurotransmitter. Die für unsere Konzentrationsfähigkeit wichtigen Neurotransmitter sind Serotonin und Acetylcholin. Bei konzentrierter Arbeit (in der Schule, am Schreibtisch, an der Maschine, auch im Haushalt oder bei künstlerischer Tätigkeit) werden in den Milliarden Gehirnzellen in jeder Sekunde Billionen und Aberbillionen Serotonin- und Acetylcholin-Moleküle synthetisiert.

abnimmt. Das Netzwerk aller unserer Gehirnzellen ist aber auch nur ein »toter« Apparat. Ähnlich einem Computer funktioniert es nur, wenn es mit Signalen gespeist wird.

Katastrophale Ernährung führt bereits früh zum Absterben von Dendriten und damit zum Gehirnschwund.

Rohstoffe dafür sind (für Serotonin) die Aminosäure Tryptophan und (für Acetylcholin) das B-Vitamin Cholin. Beide Stoffe bezieht das Gehirn über die Blut-Hirn-Schranke. Wenn diese mentalen Frischmacher fehlen, werden wir vergeßlich. Dies kann von heute auf morgen oder von einer Stunde auf die andere passieren. Gestern konnten wir noch ein ganzes Gedicht auswendig aufsagen, und heute fällt uns kaum noch eine Zeile ein. Wenn Tryptophan und Cholin tage-, wochen- oder gar monatelang in der Nahrung fehlen, sagt sich das Gehirn: »Aha, dieser Mensch braucht jetzt wohl nicht mehr so viele Gehirnzellen.« Das Gehirn läßt dann jeden Tag ein paar Millionen Dendriten absterben, damit wenigstens die übriggebliebenen ausreichend versorgt werden und beschäftigt bleiben.

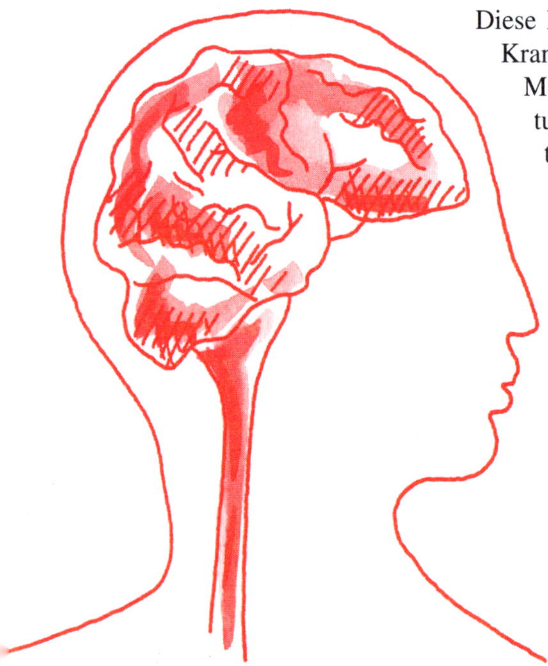

Diese Entwicklung führt schließlich zur Alzheimer-Krankheit, bei der toter Eiweiß- und Cholesterin-Müll sogenannte Amyloide bildet, Verkrustungen als Folge irreparabler Schäden. Ganz interessant ist übrigens, was der US-Neurologe Dr. Charles F. Shank vom New York Medical Center sagt: »An der Alzheimer-Krankheit leiden schon die meisten 30jährigen in der westlichen zivilisierten Welt, wenn auch erst im Anfangsstadium. Die katastrophale Kost führt bereits früh zum Erlöschen breiter Zellbereiche im Gehirn.«

Cholin ist die Stoffwechselvorstufe von Acetylcholin. Ausreichend Cholin bedeutet auch ausreichend Acetylcholin für Gehirnzellen, und die Alzheimer-Krankheit oder ähnliche Formen von Demenz (geistiger Zerfall) haben dann keine Chance.

Interessant ist, daß reichlich Cholin in der Nahrung das Gehirn und vor allem das Gedächtnis überraschend schnell auffrischt. In einer wissenschaftlichen Studie haben US-Neurophysiologen einer Gruppe von Testpersonen Cholin verabreicht. Eine Kontrollgruppe hingegen erhielt lediglich ein Plazebo, ein Scheinmedikament, das sich in nichts von den Cholin-Pillen der anderen Gruppe unterschied. 90 Minuten nach Einnahme machten die Wissenschaftler dann einen Gedächtnistest. Dabei stellt sich heraus, daß diejenigen Probanden, die Cholin erhalten hatten, eine ganze Reihe vorgegebener, zusammenhangloser Wörter wie »Eisenbahn« oder »Hut« viel besser aus dem Gedächtnis wiedergeben konnten. Im Gegensatz zur Plazebo-Gruppe schnitten die Cholin-Probanden noch besser ab, wenn lange Ketten abstrakter Wörter wie »Wahrheit« oder »Recht« aus dem Gedächtnis wiederholt werden sollten. Wer zusätzlich Cholin einnimmt, hilft also seiner Konzentrationsfähigkeit und seinem Gedächtnis enorm auf die Sprünge, und zwar in relativ kurzer Zeit.

Wenn Menschen älter werden, sterben nicht nur Dendriten ab, sondern es schwindet auch die Fähigkeit, Acetylcholin im eigenen Hirnstoffwechsel herzustellen. Noch nachteiliger wirkt sich aus, daß sich das Enzym, das Acetylcholin abbaut, im Gehirn immer mehr anhäuft.

Der geistige Frischmacher Cholin ist in Lecithin, Leber, Bierhefe und Weizenkeimen enthalten.

Hinzu kommt noch, daß sich die Rezeptoren (Landeplätze) für Acetylcholin auf Gehirnzellen im Alter zurückbilden. Das Gute: Hier sind auch schon die Hauptursachen für Gedächtnisschwund und Konzentrationsmangel genannt, so daß mit der Therapie gleich begonnen werden kann. Cholin ist Bestandteil von Lecithin (in der Apotheke erhältlich). Es ist aber auch in Eidotter, Leber, Bierhefe und Weizenkeim enthalten. Weil Lecithin für das Gehirn und das gesamte Nervensystem so unendlich wichtig ist, stellt unser Stoffwechsel es außerdem aus den Aminosäuren Methionin und Serin selbst her. Dazu werden allerdings die Vitamine B12 und Folsäure benötigt. Alle diese Nährstoffe finden sich in Fleisch, Fisch, Geflügel, Milchprodukten und grünem Blattgemüse bzw. -salat.

So bleiben Sie im Alter jugendlich fit und vital

- **Helfen Sie Ihren Knochen mit Vitamin C, Vitamin D und Bewegung: Täglich den Saft von 4 Zitronen trinken, mindestens 20 Minuten lang an die Sonne oder an die frische Luft gehen und möglichst viel Sport treiben. Ideal: Mit kleinen Hanteln (bis zu 5 Kilogramm) das Knochengerüst belasten.**
- **Helfen Sie Ihrem Kreislauf und Ihrem Herzen mit Natrium-Ascorbat, Leinsamenöl (oder Lebertran), L-Carnitin und Coenzym Q 10 (in der Apotheke oder im Reformhaus erhältlich). Außerdem viel Vollkornprodukte, grünes Blattgemüse, Nüsse, Samen, Knoblauch, Zwiebel und Pfeffer essen.**
- **Helfen Sie Ihren Gehirnzellen mit Lecithin (in der Apotheke oder im Reformhaus erhältlich). Eine gesunde Mischkost mit einer kohlenhydratreichen Mahlzeit abends (Brot, Nudeln, Reis, Kartoffeln, kein Fleisch, Fisch oder Geflügel) läßt Sie besser einschlafen. Sie wachen morgens entspannter auf.**

Serotonin beruhigt unsere Nerven und schickt die Gehirnzellen in den Urlaub.

Ein gutes Gedächtnis können Sie sich also schnell anessen. Damit sich das Gehirn jetzt auch noch entspannt, ist ein weiterer Neurotransmitter nötig, nämlich Serotonin. Wenn wir aufgeregt sind, flößt uns diese Substanz auf wundersame Weise Ruhe und Frieden ein – da gehen die Gehirnzellen gewissermaßen in Urlaub.

Serotonin entsteht im Gehirn unmittelbar aus der Aminosäure Tryptophan. Nach einer eiweißreichen Mahlzeit drängen sich aber kräftigere, aktivere Eiweißbausteine ins Gehirn vor, so daß das Tryptophan, wie schwächliche Kinder im Tumult an der Bustür, zurückbleibt. Der gütige Freund von Tryptophan sind Kohlenhydrate. Ein kleines Schälchen Nudeln, eine Scheibe Brot oder sogar der sonst zu Recht so verpönte Zucker (ca. 1 gehäufter Eßlöffel oder 2 Eßlöffel Honig) bremsen die anderen Aminosäuren und helfen Tryptophan beim Einstieg ins Gehirn. Aus Tryptophan wird dann sehr schnell Serotonin, das beruhigend und besänftigend wirkt. Am Abend sickern Serotonin-

Moleküle dann in großer Zahl in die Zirbeldrüse, die sich an die Gehirnbasis anschmiegt. In dieser Drüse entsteht aus Serotonin das Schlafhormon Melatonin. In ihrer molekularen Struktur ähneln sich Tryptophan, Serotonin und Melatonin wie Drillinge.

Allergien und Immunsystem: So machen Sie Ihre Gesundheit unangreifbar

Unglaublich, wie viele Räuber und Diebe sich in unserem Organismus tummeln! Wir atmen sie mit der Luft ein, nehmen sie über die Haut, übers Sonnenlicht und mit der Nahrung auf, sie entstehen sogar in unserem eigenen verkorksten Stoffwechsel: Viren, Bakterien, Pilze, Gift- und Schadstoffe, Freie Radikale, toxische (giftige) Schlacken und Abfallprodukte, Nikotin, Alkohol, Kaffee, Medikamente, Farb- und Konservierungsstoffe und vieles mehr. Sie bestehen bzw. aus ihnen entstehen wiederum Billionen, Billiarden und Trillionen feindlicher Moleküle, die überall an unserer Gesundheit zehren: in der Haut, im Gehirn, im Magen-Darm-Trakt, in den Organen, im Blut, und dies Tag und Nacht, rund um die Uhr. Die Diebe und Räuber in unserem Körper kennen keine festen Arbeitszeiten und schon gar keinen Feierabend.

Schadstoffe nehmen wir über Atmung, Haut und Nahrung auf, oder sie werden im Körper selbst produziert.

Unser geplagter Körper bäumt sich praktisch ständig dagegen auf. Wir bekommen Kopfweh, Durchfall, Herzjagen, werden müde und vergeßlich, verlieren Libido, Vitalität und Konzentrationsfähigkeit, unsere Haut wird welk, das Haar dünn und grau, der Blick stumpf und glanzlos. Dies alles ist nicht normal. Es sind fast immer allergische Reaktionen auf die vielen Bösewichter, die sich ausgerechnet unseren Organismus zur Heimat auserkoren haben.

Ausbreiten konnten sie sich nur, weil wir uns katastrophal ernährten. Wenn wir in unserem Speiseplan weiterhin auf Currywurst mit Pommes frites, Cremespeisen, Dosen- und Fertiggerichte, Kuchen, Torten, Knabbergebäck und süße Getränke setzen, können die Räuber ihre Offensive fröhlich und ungehindert fortsetzen. Daran hindern kann sie einzig und allein unser Immunsystem. Aber eben auch nur dann, wenn es selbst gut »in Form« ist.

Welche Rolle das Immunsystem spielt

Das Immunsystem kann man sich als eine Armee von unzähligen Polizisten vorstellen, die alle Sorten von Nährstoffräubern oder Krankheitserregern in und an den Körperzellen oder im Blut sofort verhaften und unschädlich machen. Für diese vordringliche Aufgabe hat die Natur dem Immunsystem die Milz, die Thymusdrüse, die weißen Blutkörperchen und etliche andere Hilfsorgane und -substanzen zur Verfügung gestellt.

Ein höchst bewundernswertes Organ ist unsere Milz, die etwa 200 Gramm wiegt und im unteren Brustkorb eingebettet liegt. Die Milz produziert Lymphozyten (weiße Blutkörperchen), die mit Vorliebe auf die Jagd nach Bakterien gehen oder auch toten Zellmüll vernichten. Nebenbei ist die Milz auch ein Blutreservoir unseres Körpers. Sie entleert ihre Speicher, wenn wir z.B. bei einer Verletzung Blut verlieren.

Milz und Thymusdrüse porduzieren Lymphozyten, die Krankheitserreger abwehren.

Auch die Thymusdrüse ist ein erstaunliches Organ. Sie liegt in Form zweier rötlichgrauer Gebilde wie eine Schürze zwischen Schilddrüse und Herz. Im Immunsystem hat sie eine ganze Reihe von Aufgaben:

Sie produziert weiße Blutkörperchen (z.B. die T-Lymphozyten) und spezielle Hormone, die die Abwehr gegen Bakterien, Viren und andere Krankheitserreger steuern. Außerdem ist die Thymusdrüse so etwas wie das Hauptquartier des gesamten Lymphsystems und damit das Zentrum unseres Immunsystems überhaupt.

Unser Lymphsystem verdient ebenfalls uneingeschränkte Bewunderung. Rund ein Sechstel unseres gesamten Körpers besteht aus den Zwischenräumen zwischen den rund 70 Billionen Körperzellen. Die Wissenschaftler sprechen vom Interstitium, die Flüssigkeit in diesen Zwischenzellräumen wird als interstitiale Flüssigkeit bezeichnet. Sie fließt in die Gefäße des Lymphsystems ein und wird so zur Lymphe.

Die Lymphgefäße verlaufen praktisch als Parallelsystem zu den anderen Adern im Körper (den Venen und Arterien). Sie transportieren Abfallprodukte der Zellen und führen die Lymphflüssigkeit an Lymphknoten durch Filter, in denen große Abwehrzellen (z.B. die Makrophagen) angeschwemmte Mikroorganismen vernichten. Die Lymphknoten enthalten auch B-Lymphozyten (weiße Blutkörperchen), die die massenhafte Produktion von Antikörpern anregen – für den Fall, daß der Organismus von Viren, Bakterien, Pilzen und anderen Krankheitserregern bedroht wird.

Die Lymphknoten enthalten weiße Blutkörperchen, welche die massenhafte Produktion von Antikörpern anregen, wenn der Körper von Krankheitserregern bedroht wird.

Das Lymphsystem ist also für unsere Gesundheit enorm wichtig. Durch viel Bewegung und eine spezielle Zwerchfellatmung können wir den Lymphkreislauf ebenso in Schwung bringen wie unseren Blutkreislauf. Bei vielen (vor allem älteren) Menschen ist das Lymphsystem leider nur noch ein träges Rinnsal mit dürftiger Immunleistung. Solche Menschen neigen zu Infektionen und auch zu ernsthafteren Erkrankungen.

Damit unsere weißen Blutkörperchen, die tapferen Polizisten in unserem Immunsystem, ihre Abwehrtätigkeit verrichten können, sind praktisch alle Mineralien und Vitamine in ausreichender Konzentration erforderlich. Besonders wichtig aber sind die Vitamine A, B6 und C sowie das Spurenelement Zink. Diese wertvollen Biostoffe sind auch für die Funktionsfähigkeit der Thymusdrüse und ihrer Hormone unerläßlich.

Mit Hilfe der hervorragenden neuen Analysegeräte erforschen Wissenschaftler jetzt noch eine weitere aufregende Welt in unserem Immunsystem: sogenannte Mediatoren, Prostaglandine (körpereigene Reizstoffe und Gewebshormone) und Immunsubstanzen, wie z.B. Immunglobuline oder Cytokine (zu diesen gehören Interferon oder Interleukin).

Bei einer schweren Infektion (z.B. einer Grippe) werden pro Stunde bis zu vier Billionen Interferon-Glycoproteine hergestellt (da blasen Grippeviren schnell zum Rückzug). Allerdings: Die Massen der Interferone belasten auch ganz schön die Nervenleitbahnen und führen so zu typischen Beschwerden wie Gliederschmerzen, Benommenheit, Gereiztheit usw.

Super-Tips für ein kerngesundes Immunsystem

■ Verzichten Sie auf Süßigkeiten und süße Getränke. Zucker schwächt das Immunsystem enorm: Zwei Stunden nach der Einnahme von 100 Gramm Zucker sinkt die Leistungsfähigkeit der Neutrophile um die Hälfte. Neutrophile machen etwa 60 bis 70 Prozent aller weißen Blutkörperchen in unserem Organismus aus.

■ Senken Sie Ihre Cholesterin- und Blutfettwerte durch sogenannte lipotrope Substanzen wie Cholin (in Lecithin, Bierhefe) oder hochwertige mehrfach ungesättigte Fettsäuren (z.B. in Fisch, Lebertran, Weizenkeimen, Samen oder kaltgepreßten Pflanzenölen). Die im Blut zirkulierenden freien Fettsäuren, Triglyzeride, Gallensäuren oder Cholesterin-Moleküle hindern Lymphozyten (weiße Blutkörperchen) daran, sich zu vermehren und Antikörper gegen Krankheitserreger zu produzieren; außerdem versperren sie den Neutrophilen den Weg zu Entzündungs- und Infektionsherden.

■ Versorgen Sie Ihre Körperzellen mit mehr Vitamin A bzw. Karotenen (Vorstufen von Vitamin A). Die in unserem Organismus am weitesten verbreiteten Karotene (Lycopin, Beta-Karoten) erhöhen die Abwehrkraft von Immunpolizisten wie Interferonen, Killerzellen oder Phagozyten (Freßzellen). Karotene sind die Schutzvitamine für alle unsere Schleimhäute, sie beugen demnach schleimhautbezogenen Allergien (z.B. Heuschnupfen) ebenso vor wie Krebs, der in Schleimhäuten entsteht (z.B. Magen-Darm-Krebs, Blasenkrebs, Gebärmutterkrebs). Karotene schützen ganz besonders die Thymusdrüse, die (vor allem mit zunehmendem Alter) mehr und mehr von Freien Radikalen angegriffen und teilweise zerstört wird. Enthalten sind Karotene (bzw. das fertige Vitamin A) vor allem in Leber sowie in gelbem und dunkelgrünem Gemüse.

■ Essen Sie mindestens dreimal am Tag frisches Obst (sehr gut: Südfrüchte, Kiwi). Sie liefern die nötigen Vitamin-C-Moleküle, mit denen sich unsere weißen Blutkörperchen für den Kampf gegen Bakterien, Viren und andere »böse« Mikroorganismen wappnen. Außerdem erhöhen sie die

Anzahl dieser Immunpolizisten bis zum Zwölffachen. Das Fruchtfleisch sollte man (auch bei Zitronen oder sauren Orangen) immer mitessen. Die darin enthaltenen Bioflavonoide (Pflanzenschutzstoffe) schützen Vitamin C vor vorzeitiger Oxidation und machen es viel wirkungsvoller.

■ Sorgen Sie dafür, daß Ihre Familie ausreichend mit dem wertvollen Spurenelement Zink versorgt wird. Täglich ein Vollkornmüsli (1/2 Tasse) aus möglichst selbstgemahlenem Getreide (Weizen, Roggen, Hafer, Gerste, Dinkel) deckt den Bedarf (das Spurenelement sitzt in der Schale und den Keimlingen des Korns). Zink ist vor allem für Kinder und für ältere Menschen wichtig. Es kräftigt die Thymusdrüse und steigert die Anzahl der Abwehrzellen beträchtlich. Außerdem bremst Zink das Wachstum vieler Virenarten und hindert diese Krankheitserreger somit an ihrer Verbreitung.

Die genannten Organe und molekularen Substanzen bilden in unserem Körper eine unendlich fein und weitreichend vernetzte Einheit, die über unsere Gesundheit wacht. Solange dieses System gut genährt und behütet wird, brauchen wir uns selbst vor schweren Krankheiten nicht zu fürchten.

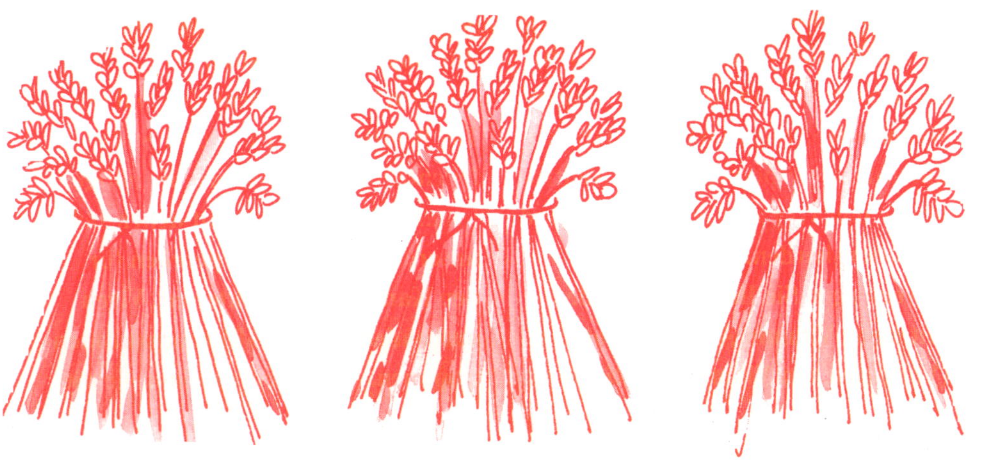

WAS SIE ÜBER IHREN KÖRPER WISSEN SOLLTEN

DAS RÄDERWERK IN UNSEREM INNEREN

Jede unserer 70 Billionen Körperzellen will gut genährt sein – und dies nicht nur einmal am Tag.

Es ist eigentlich verrückt, aber viele Menschen haben über ihren eigenen Körper nur eine höchst vage Vorstellung: Organe wie Herz, Leber, Nieren, Lunge, dazu Muskeln und Sehnen, Blut – dies alles wird irgendwie von Nerven durchzogen und vom Gehirn kontrolliert. Und was wissen sie sonst noch? An einem Krankenhaus im US-Bundesstaat Oregon haben Biochemiker Patienten folgende Frage gestellt: »Schätzen Sie mal, über wie viele Körperzellen Sie verfügen.« Die Antworten lauteten fast alle: »Ein paar hunderttausend oder ein paar Millionen.« Ein Patient antwortete gar: »Mindestens dreitausend.«

In Wirklichkeit haben wir Menschen rund 70 Billionen Körperzellen. In Zahlen ausgedrückt liest sich das so: 70 000 000 000 000. Eine ganze Menge also. Und jede einzelne will gut genährt sein – und dies nicht nur einmal am Tag. Körperzellen haben unentwegt, rund um die Uhr, 24 Stunden am Tag, Appetit oder gar Heißhunger auf rund 100 Nährstoffe, die sie dem Blut entnehmen.
In den folgenden Kapiteln erfahren Sie viele interessante Neuigkeiten über Ihren Körper. Und über die vielseitigen Biostoffe, die ihn ernähren.

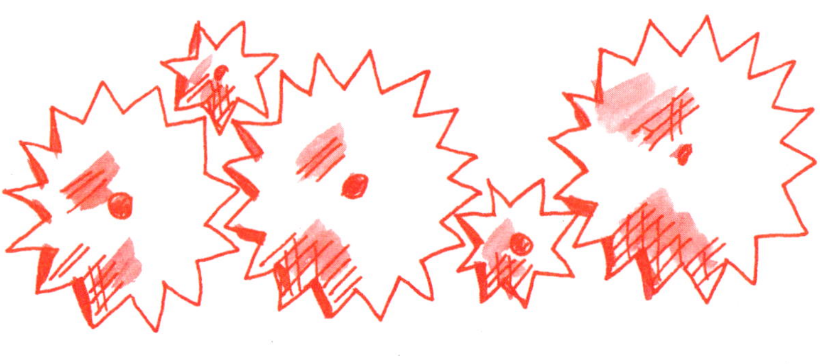

Die Muskeln

Ein 70 Kilogramm schwerer, normal durchtrainierter Mann in mittleren Jahren verfügt über rund 29 Kilogramm Muskeln. Zu 20 bis 30 Prozent besteht diese Muskelmasse aus Eiweiß, speziell aus den Gewebsproteinen Actin und Myosin. Zähe Bindegewebsproteine liefern eine Art Zelleim dazu, der Muskeln dauerhaft belastbar macht. Damit Muskelfasern und -pakete überhaupt entstehen können, werden eine ganze Reihe von Nährstoffen benötigt, insbesondere Vitamin C für den Aufbau von Bindegewebe und Vitamin B6 (Pyridoxin) für den Eiweißstoffwechsel. Diese Vitamin ist nämlich zur Veränderung von Proteinen (Eiweißsubstanzen) unerläßlich.

Damit Muskelfasern und -pakete überhaupt entstehen können, müssen wir unserem Körper vor allem die Vitamine C und B6 über die Nahrung zuführen.

Ihre Energie beziehen unsere Muskeln nicht aus Eiweiß, sondern vorwiegend aus Kohlenhydraten oder aus Fett. Dabei unterscheiden Wissenschaftler zwischen weißen und roten Muskeln. Die weißen Muskeln enthalten weniger Blutgefäße und demnach weniger Myoglobin (roter Muskelfarbstoff), außerdem speichern sie weniger Fett oder Glykogen (Kohlenhydratreserven). Statt dessen können weiße Muskeln viel schneller Energie erzeugen als rote Muskeln. Sie werden immer dann besonders beansprucht, wenn rasch und dynamisch Kraft aufgebracht wird (z.B. beim Sprinten oder Gewichtheben).

Rotes Muskelgewebe hingegen enthält viel Myoglobin, das Sauerstoff binden kann. Es speichert und verwertet außerdem Fett und Glykogen. Diese Muskeln sind also für Dauerbelastungen wichtig.
Truthahnfleisch ist bekanntlich hell. Seine Muskeln ermöglichen dem Tier eine rasche, kraftvolle Flucht (wenn es z.B. von einem Fuchs gejagt wird). Aber diese Muskeln sind schnell erschöpft. Das Brustfleisch einer Flugente hingegen ist dunkel, besteht aus roten Muskeln. Sie ermöglichen dem Tier einen Flug über längere Distanzen, weil die Muskelzellen energiereiches Fett sowie viele Kohlenhydrate für die Energiegewinnung liefern und weil das Myoglobin seinen gespeicherten Sauerstoff freigibt, ohne den die Energie nicht freigesetzt werden kann (nicht anders als in einem Ofen, in dem ohne oder mit zuwenig Sauerstoff nur Qualm, aber kein Feuer entsteht). Dementsprechend haben Langstreckenschwimmer oder Marathonläufer zu 80 oder gar 90 Prozent »rote« Muskeln, Hundertmetersprinter hingegen zu 70 Prozent »weiße« Muskeln. Durch entsprechendes Training kann man die Struktur seiner Muskeln also verändern.

Die Bestandteile unseres Körpers

■ Wenn ein kleines Menschenbaby zur Welt kommt, besteht es bis zu 82 Prozent aus Wasser. So nach und nach bauen sich Muskeln auf, die verhältnismäßig wenig Wasser enthalten. Trotzdem: Ein erwachsener Mann besteht immer noch zu rund 60 Prozent aus Wasser und eine Frau zu 50 Prozent (der weibliche Körper enthält mehr Fctt als der männliche).

■ Rund 40 Prozent unseres Körpergewichts machen die Muskeln aus. Jeder Mensch hat rund 500 verschiedene Skelettmuskeln – und die bereits in unendlich zarter Form, wenn er das Licht der Welt erblickt. Es gibt übrigens zwei verschiedene Arten von Muskeln. Die quergestreiften oder willkürlichen Muskeln können wir mit unserem Willen beeinflussen – wenn wir beispielsweise die Fenster putzen oder Fußball spielen. Die glatten oder unwillkürlichen Muskeln hingegen entziehen sich unserem Willen. Sie befinden sich vorwiegend in unseren Organen und werden übers vegetative Nervensystem gesteuert. Ein besonders eindrucksvolles Beispiel dafür ist der Herzmuskel.

■ Unser Skelett besteht aus 245 einzelnen Knochen, die beim Erwachsenen (in ausgetrocknetem Zustand) ein Gewicht von rund fünf Kilogramm ausmachen. Unser Skelett hält uns aufrecht und schützt unser Gehirn und unsere Organe. Es besteht zu einem Fünftel aus dem Mineral Calcium.

■ Unser Blut macht etwa acht Prozent unserer Körpersubstanz aus, bei einem Erwachsenen mit 70 Kilogramm Körpergewicht sind dies etwa fünfeinhalb Liter. Das Blut besteht aus Plasma (einer gelblichen Flüssigkeit aus Wasser und Eiweiß) sowie aus roten und weißen Blutkörperchen und den farblosen Blutplättchen.

■ Die Haut macht beim Erwachsenen eine Fläche von etwa zwei Quadratmetern aus und wiegt rund drei Kilogramm. Ihr Gewirr von Blutgefäßen, Nerven, Haarwurzeln, Schweißdrüsenknäueln, Haaren, Haarmuskeln und Talgdrüsen entpuppt sich bei näherer Betrachtung als ein Gebilde von vollkommener Ordnung.

■ Die wichtigsten inneren Organe sind Herz, Leber, Lunge und Nieren. Sie sind in ihrer Arbeit sehr fein aufeinander abgestimmt, obwohl sie völlig unterschiedliche Funktionen erfüllen.

■ Das Erstaunlichste an unserem Körper sind Gehirn und Nervensystem. Biochemiker behaupten: Selbst wenn sich sämtliche Wissenschaftler der Welt 1000 Jahre lang gemeinsam der Aufgabe widmen würden, ein menschliches Gehirn nachzubauen, würden sie daran scheitern. Die Natur bleibt also für alle Zeiten unerreichbar.

■ Das beweisen sogar unsere Körperzellen. Obwohl jede einzelne winzig klein ist (wir besitzen immerhin rund 70 Billionen davon), besteht sie doch aus mindestens einer halben Million Einzelteilen. Jede Zelle ist so etwas wie eine betriebsame Stadt, die natürlich entsprechend versorgt sein will.

Damit unsere Muskeln immer leistungsfähig sind, brauchen sie viel Energiebrennstoff und auch viel Sauerstoff. Leider ist es um viele von uns in dieser Hinsicht sehr schlecht bestellt. Der Hauptgrund: eine katastrophale Ernährung. Mit dem Fett aus Pommes frites z.B. können unsere Muskeln nämlich überhaupt nichts anfangen. Die wünschen sich einen steten Zustrom von Glukose über Blut, damit sie aus diesen Kohlenhydratmolekülen Energie oder Glykogen-Reserven machen können.

Wenn Muskeln sehr viel leisten müssen (z.B. der Herzmuskel oder überhaupt bei körperlich schwerer Arbeit), brauchen sie entsprechend viel Brennstoff. Den höchsten Heizwert liefern ihnen sogenannte langkettige Fettsäuren, wie sie beispielsweise in Fleisch oder in Butter enthalten sind.

Langkettige Fettsäuren, die z.B. in Fleisch oder Butter enthalten sind, liefern unseren Muskeln den ergiebigsten Brennstoff für ihre Arbeit.

Solche Nahrungsmittel sind allerdings nur dann sinnvoll, wenn sie gewissermaßen im »Konzert« mit anderen, sehr nährstoffreichen Lebensmitteln gegessen werden, z.B. mit Obst, Salat, Rohkost oder Gemüse. Diese liefern nämlich erst die Biostoffe und Enzyme, die für die Verwertung und den Transport von Fettsäuren ebenso notwendig sind wie für die nötige Aufbereitung von Muskeleiweiß, also den Proteinen Actin und Myosin.

Schließlich hilft es unseren Muskelzellen wenig, wenn zwar Glukose, Eiweiß und Fettsäuren im Blut zirkulieren, aber nicht in die Zelle hineingelangen. Genauer gesagt, in die sogenannten Mitochondrien, die Verbrennungs- und Energiegewinnungsöfen der Muskelzelle. Da ist Glukose (die kleinste Einheit der Kohlenhydrate) dringend auf das Spurenelement Chrom angewiesen, das im Verbund mit Insulin (Hormon der Bauchspeicheldrüse) für den nötigen Transport ins Zellinnere sorgt.

Die Fettsäuren wiederum brauchen das Quasi-Vitamin Carnitin, das so eine Art Stoffwechsel-»Taxi« ist. Es wartet auf der Zellmembran, der Schutzschicht, bis so ein leckeres Fettmolekül angetrieben kommt, fischt es sich aus dem Blut und schleust es zwecks Verbrennung in die Mitochondrien. Danach kehrt es wieder zu seinem »Angelplatz« auf der Membran zurück.

Notwendig für unsere Muskeln: Carnitin

Das Carnitin-Molekül ist klein, besteht aus nur 16 Atomen und ist vorwiegend in Muskelfleisch enthalten. Wir können es aber in unserem Stoffwechsel auch selbst herstellen, und zwar aus der Aminosäure Lysin, die allerdings ebenfalls wieder hauptsächlich in tierischer Kost enthalten ist. Damit Carnitin nicht träge wird und nicht auf der Zellmembran einschläft, wird Vitamin C gebraucht, das das Quasi-Vitamin sozusagen auf Trab hält.

Das Schilddrüsenhormon Thyroxin, das die Energieverbrennung in Gang bringt, benötigt den Schutz des Vitamins C vor Freien Radikalen.

Nun fehlt eigentlich nur noch eines, damit sich unsere Muskeln schön bewegen können: irgendein »Zündholz«, das in der Muskelzelle den Energieofen entfacht. Dieser Anzünder ist das Schilddrüsenhormon Thyroxin. Es besteht zu zwei Dritteln aus dem Spurenelement Jod und zu einem Drittel aus der Aminosäure Tyrosin (vorwiegend enthalten in Fleisch, Fisch, Geflügel, Magerkäse). Thyroxin ist sehr verletzlich gegenüber den Freien Radikalen, aggressiven Molekülen, die aus Giftstoffen, bei zu starker Sonnenbestrahlung oder infolge eines verkorksten Stoffwechsels, entstehen. Damit das Thyroxin den Weg von der Schilddrüse übers Blut zu den Körperzellen übersteht, benötigt es den Schutz des Immunvitamins C. Frisches Obst ist also in mehrfacher Hinsicht ein ausgesprochenes Muskellebensmittel.

Das Wichtigste über unsere Muskeln

Sie bestehen zu einem hohen Grad aus Eiweiß, dienen sogar als Eiweißspeicher für den gesamten Organismus. Für ihren Aufbau brauchen sie ausreichend Eiweiß, für ihre Energieentfaltung komplexe Kohlenhydrate (aus Vollkorn, Gemüse, Kartoffeln, Naturreis). Besonders fleißigen Muskeln (z.B. Herzmuskeln) reichen die schnell verbrannten Kohlenhydrate nicht aus. Sie brauchen Fettmoleküle, die »dicken Briketts« in der Energieentfachung. Damit viel Energie entstehen kann, sind reichlich Vitamin C, Chrom, Carnitin und Jod nötig.

Das Skelett

»Dein Gerippe, das unbekannte Wesen« so könnte man angesichts der Unkenntnis der meisten Menschen über ihr Knochengerüst sagen. Dabei ist das Skelett in seinem feinen Aufbau und in seiner ständigen Versorgung durch Nährstoffe faszinierend und hätte mehr Neugierde verdient.

Die Festigkeit unserer Knochen kann sich in kürzester Zeit verändern – eine Chance, um sie mit geeigneten Biostoffen wieder zu kräftigen.

Was ganz besonders wichtig ist: Unsere Knochen verändern sich in ihrer Festigkeit unablässig, je nachdem, was wir ihnen an Biostoffen zur Verfügung stellen und wie sehr wir sie belasten. Wir können also beispielsweise vormittags um elf Uhr, nachdem wir unsere schweren Einkaufstüten nach Hause geschleppt haben, viel kräftigere Knochen haben als noch eine Stunde vorher. Darin liegt natürlich für jeden Menschen eine Riesenchance. Selbst wenn sein Gerippe aus Mangel an Nährstoffen wie Calcium und Phosphor schon porös und löchrig ist wie ein Schweizer Käse (so bei vielen Frauen nach der Menopause), besteht die berechtigte Hoffnung, daß sich die Knochenmatrix bald wieder zu einer festen, elastischen Masse zusammenfügt.

Unsere Knochen bestehen aus einer dicken, stabilen Außenschicht und einer schwammartigen inneren Masse. Die Außenschicht ist in Längsrichtung der Knochen aus zahllosen winzig kleinen zylindrischen Lamellen aufgebaut, die sich um zarte Gefäßkanälchen schließen. In dieser Schicht sitzen die wichtigen Osteozyten, die Knochenzellen. Jede dieser lebendigen Zellen »residiert« vornehm in einer eigenen luxuriösen Kammer, die über feinste Äderchen mit dem Blutgefäßsystem verbunden ist. Über diese Äderchen bezieht die Zelle 24 Stunden lang am Tag ihr Biofutter. Ihren Abfall, verbrauchte Stoffwechselprodukte und Gase, gibt die Knochenzelle wieder ans Blut ab. Untereinander stehen die Osteozyten über dieses Kanalsystem in Verbindung. Knochenzellen sind enorm fleißig. Wenn sie ausreichend gefüttert werden, bemühen sie sich unermüdlich um die Erneuerung oder auch die Reparatur irgendwelcher morscher Skelettstellen. Wenn ihnen aber übers Blut zu wenige Nährstoffe zugeführt werden, können sie sehr »enttäuscht« darüber sein, daß sie trotz ihres Fleißes so schlecht behandelt werden. Dementsprechend verlieren sie die Lust an ihrem knochenbildenden Fulltime-Job, und unser Knochengerüst wird dann schnell so schwach, daß wir uns bereits bei einem einfachen Umknicken des Fußes den Knöchel brechen können.

Werden unsere Knochenzellen ausreichend mit Nährstoffen versorgt, bemühen sie sich unermüdlich um die Erneuerung oder Reperatur morscher Skelettstellen.

Wenn wir uns dem aufregenden Leben in unseren Knochen mit wissenschaftlicher Neugierde zuwenden, erfahren wir erstaunliche Einzelheiten. Da stellt sich nämlich heraus, daß die Gesundheit unseres Gerippes von zwei Zelltypen gewährleistet wird: den Osteoblasten und den Osteoklasten. Diese unternehmungslustigen Zwillingspärchen in unseren Armen, Beinen oder im Rückgrat werden durch Hormone gesteuert, und sie bewerkstelligen die entscheidende Mineralisierung der Knochen hauptsächlich mit den Mineralstoffen Calcium und Phosphor.

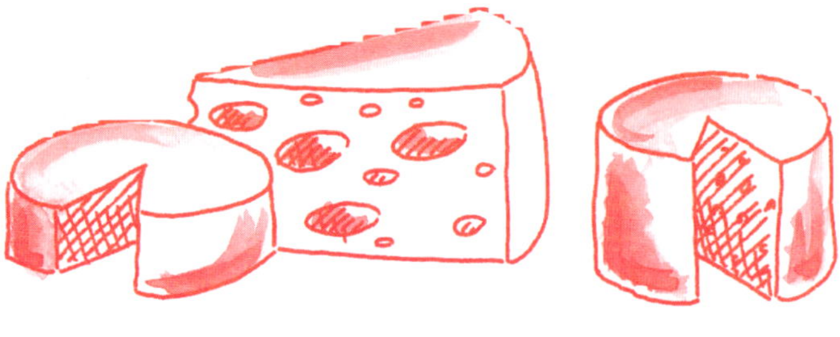

Notwendig für unsere Knochen: Calcium

Ein Prozent von unserem gesamten Körper-Calcium zirkuliert im Blut, weil Calcium nämlich ständig für lebenswichtige Stoffwechselvorgänge benötigt wird, so z.B. für die Weiterleitung von Nervensignalen. Dafür, daß nun auch immer ausreichend Calcium im Blut vorhanden ist, sorgen kleine Hormonmännchen in unseren Nebenschilddrüsen. Wenn die Calcium-Konzentration sinkt, greifen diese Hormonmännchen zum Stoffwechsel-»Telefon« und rufen bei der Niere an: »Bitte mehr Calciferol zur Verfügung stellen.« Calciferol ist die aktive Form des Vitamin D, das in unserer Haut durch Sonnen- oder Lichteinstrahlung erzeugt wird und das für den Calcium-Haushalt unerläßlich ist. Die Nieren wandeln also dann Vitamin D in Calciferol um, und dieses Hormon kurbelt den Calcium-Import aus dem Nahrungsbrei im Darm an.

Das alles funktioniert natürlich nur, wenn sich auch Calcium im Darm befindet. Bei unserer »westlichen« Ernährung ist dies nämlich gar nicht so sicher. Wer sich am liebsten von Fertiggerichten, Bratwürsten, Sahnetorten und Knabbergebäck ernährt, braucht schon eine große Lupe, um in seinem Darm noch ein paar kümmerliche Calcium-Brösel aufzuspüren.

Um den Calcium-Pegel im Blut konstant zu halten, entzieht unser Körper bei Unterversorgung dieses wichtige Mineral den Knochen, so daß sie dünner und poröser werden.

Und da wird es dann dramatisch: Daß der Calcium-Pegel im Blut konstant gehalten wird, ist ein unumstößliches, lebenserhaltendes Gesetz. Folglich fängt der Organismus an, den Knochen Calcium zu entziehen. So sehr die Osteozyten, Osteoblasten und Osteoklasten auch »klagen« und »protestieren« mögen – Tag und Nacht, in jeder Minute und Sekunde wird den Knochen Calcium entzogen und ins Blut geleitet. Dabei werden die Knochen immer dünner und poröser.

Wer jetzt anfängt, Calcium-Tabletten aus der Apotheke zu schlucken, macht alles nur noch schlimmer. Calcium und Phosphor müssen nämlich in einem bestimmten natürlichen Verhältnis aus der Nahrung aufgenommen werden, damit aus den beiden Mineralstoffen der Kno-

Warum Knochenmasse abgebaut wird

- Frauen in und nach der Menopause produzieren in Ovarien (Eierstöcken) und Plazenta (Mutterkuchen) immer weniger Östrogen. Dieses Hormon hemmt den über die Nebenschilddrüsen stimulierten Abbau von Knochenmasse und kurbelt die Calcium-Aufnahme an. Östrogen erhöht auch die Produktion des Schilddrüsenhormons Calcitonin, das aufmerksam darüber wacht, daß den Knochen nicht zuviel Calcium entzogen wird.
- Diese Frauen scheiden morgens oft enorm viel Calcium mit dem Urin aus. Diesen Calcium-Verlust gleichen sie den ganzen Tag über nicht aus.
- Das Blut dieser Frauen »fesselt« auch zuviel Calcium, es kommt damit zur Hypercalcämie: Das Nahrungs-Calcium verbleibt im Blut, anstatt an die knochenbildenden Zellen abgegeben zu werden.
- Noch eine weitere für den Knochenbau wichtige Substanz sammelt sich im Blut von Frauen im und nach dem Klimakterium: Interleukin-1, ein körpereigenes Hormon, das nach neuen Erkenntnissen im sensiblen Prozeß des Knochenbaus eine entscheidende Funktion erfüllt.
- Ältere Frauen produzieren in ihrer Haut nicht mehr ausreichend Vitamin D. Sie können Vitamin D auch nicht mehr so wie in ihrer Jugend in seine aktive Form Calciferol umwandeln.
- Außerdem scheiden sie zuviel Prolin aus, jene Aminosäure, die der Rohstoff für den Bau von Kollagen und Knochenmatrix ist.
- Verhängnisvoll wirkt sich der zunehmende Mangel an Bewegung aus. Jede Art körperlicher oder sportlicher Betätigung preßt nämlich schon nach 90 Minuten neuen Calcium-Zement in Osteoblasten (knochenbildende Zellen).
- Hinzu kommt meist noch eine Fehlernährung. Sie führt zu Eiweißmangel, außerdem zur Unterfunktion der Nebennieren, die nach den Wechseljahren als Ersatzdrüse für die Herstellung von Östrogen dienen. Weil Östrogen vornehmlich aus Cholesterin gebildet wird, empfehlen Biochemiker die Einnahme des B-Vitamins Cholin (in Vollkorn, Samen, Lecithin, Bierhefe), das Cholesterin im Stoffwechsel erst verwertbar macht. (Cholin ist das beste natürliche Mittel gegen überhöhte Cholesterin-Werte.)

chenzement Hydroxylapatit gemischt werden kann. 85 Prozent des gesamten Phosphors in unserem Körper bilden zusammen mit Calcium diese Knochensubstanz. Deshalb sollten wir Calcium stets aus natürlichen Lebensmitteln wie Milch oder Käse zu uns nehmen. Brandneu ist auch die Entdeckung, daß Calcium ohne Vitamin C immer nur die Hälfte wert ist. (Vitamin C aktiviert den Einbau von Calcium in Knochen und Zähnen.) Auch Vitamin K (enthalten in Kohl, grünem Blattgemüse und -salat) wirkt an dieser Partnerschaft zwischen Calcium und Vitamin C mit. Das seltene Spurenelement Boron schließlich (enthalten in Früchten, Gemüse, Nüssen) entpuppt sich neuerdings ebenfalls als Knochenbauer. Es verhindert nämlich die Calcium-Ausscheidung über den Urin, stabilisiert also die Calcium-Konzentration im Blut.

Junge Menschen haben freilich mit ihren Knochen keine Probleme. Dazu bewegen sie sich einfach zuviel, die ständige Belastung des Skeletts forciert das Zelleben in den Knochen ganz enorm. Betroffen sind hingegen vor allem Frauen in und nach den Wechseljahren.

Dies sind eine ganze Menge Ursachen, die bei älteren Frauen zu Osteoporose oder anderen Knochenkrankheiten führen können. Die Betroffenen verlieren jährlich bis zu eineinhalb Prozent ihrer Knochenmasse und leben nicht selten in ständiger Sorge vor einer Fraktur. Ärzte verschreiben oft Membranpflaster oder Tabletten mit Östrogen, wodurch die von der Natur eingerichtete Ersatzproduktion von Östrogen in den Nebennieren sehr gestört wird. Auch führen solche Gaben oft nicht zu einem nennenswerten Anstieg von Vitamin D und nur zu geringfügiger Aktivierung des Calcium-Stoffwechsels.

Wer etwas für seine Knochen tun will, sollte auf eine Kost mit möglichst hoher Nährstoffdichte achten (Käse, Vollkornprodukte, Obst, Salat, Gemüse, Kartoffeln, Nüsse, Samen usw.). Täglich mindestens 30 Minuten lang an die Sonne oder mittags ans Tageslicht gehen ist absolute Pflicht. Da kann die Haut viel Vitamin D produzieren, wodurch der Knochenstoff Calcium viel leichter aus dem Darm aufgenommen und verwertet wird. Schließlich ist tägliches Belasten wichtig: durch Heben von kleinen Gewichten, Joggen mit kleinen Fuß- oder Handhanteln oder durch Gymnastik, Radfahren, Schwimmen, Tanzen. Frauen, die auf physiologisch richtige Ernährung, auf ausrei-

Lebensmittel mit hoher Nährstoffdichte, wie Käse, Vollkornprodukte, Obst, Salat, Gemüse, Kartoffeln und Nüsse, stellen die für gesunde Knochen notwendigen Substanzen bereit.

chend Sonne und auf tägliche Belastung des Knochengerüsts achten, können mit 75 Jahren noch nahezu dieselben festen Knochen haben wie mit 35 Jahren.

Das Wichtigste über unsere Knochen

Sie bestehen vorwiegend aus Calcium und Phosphor, brauchen neben diesen Biostoffen viel Vitamin C (in frischem Obst), Vitamin K (in Kohl, grünem Blattgemüse und -salat), Boron (in Früchten, Gemüse, Nüssen), Zink (in Vollkornprodukten) sowie Eiweiß (in gesunder Mischkost). Cholin (in Vollkorn, Samen, Lecithin, Bierhefe) hilft bei der Produktion und Verwertung von Östrogen, einem Hormon, das den Knochenbau unterstützt. Die UV-Strahlen des Sonnen- bzw. Tageslichts und die Belastung des Skeletts durch Gymnastik oder Sport können zusätzlich dazu beitragen, daß Knochen innerhalb von vier Wochen um bis zu fünf Jahre »jünger« werden. Denn unser Knochengerüst hat einen stetigen Calcium-Umsatz, es beansprucht das Mineral für neue Knochenzellen und gibt verbrauchtes Calcium ins Blut ab. Je nach Calcium-Angebot ändert sich die Festigkeit unserer Knochen von Stunde zu Stunde, und zwar im distalen Bereich (Unterschenkel, Füße, Unterarme) ebenso wie in der Wirbelsäule.

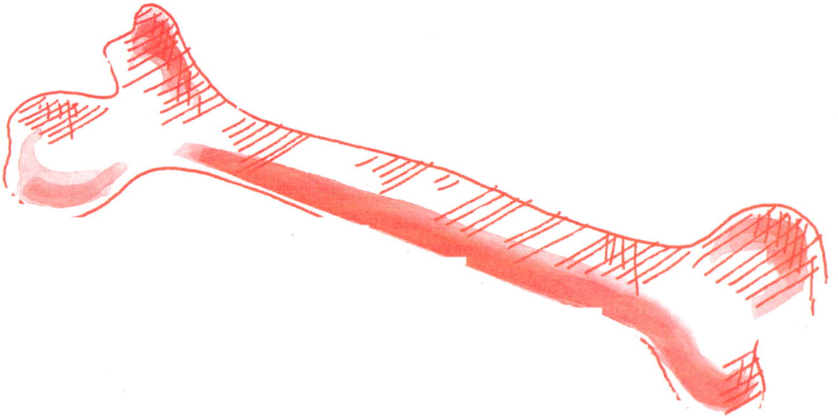

Das Blut

Der feste Teil unseres Bluts (Blutkörperchen und Blutplättchen) macht etwa 40 bis 50 Prozent dieser roten lebenspendenden Flüssigkeit aus. Der Rest ist eine gelbliche Flüssigkeit, die als Plasma bezeichnet wird. Dieses Plasma ist Wasser, in dem immer noch viele aufgelöste Substanzen herumschwimmen: Sauerstoff, Kohlendioxid oder Stickstoffgase. Das Plasma befördert in unserem Blutkreislauf auch alle Nährstoffmoleküle und -ionen zu den rund 70 Billionen Körperzellen. Das Erstaunliche und Verblüffende dabei: Jede einzelne dieser mikroskopisch winzigen Zellen ist vorschriftsmäßig an dieses Versorgungssystem angeschlossen. Nur eine unendlich feine Kapillarschicht trennt das fließende, nährstoffbefördernde Plasma (also das Blut) von der Membran (der Schutzschicht) der Körperzelle. Es ist also z.B. für ein Vitamin-B-Molekül oder ein Eisen-Ion (Teil eines Eisen-Atoms) überhaupt kein Problem, durch diese poröse Gefäßwand zu der Zelle hinüberzuschlüpfen, um sie zu versorgen.

Das Blutplasma befördert in unserem Kreislauf alle Nährstoffmoleküle und -ionen zu den rund 70 Billionen Körperzellen.

Aber es zirkuliert noch viel mehr in unserem Blutplasma: kleine organische Moleküle wie Glukose (die kleinste Einheit der Kohlenhydrate), Aminosäuren (die kleinen Eiweißbausteine), Nukleinsäuren (sie werden in den Zellkern eingebaut und enthalten unsere Erbinformationen), bestimmte Fettstoffe, Cholesterin und Vitamine. Das Plasma trägt alle diese wertvollen Biostoffe zu den Körperzellen hin, und es nimmt den ganzen Abfall aus den Stoffwechselvorgängen mit: z.B. Milchsäure, Harnsäure oder Ammoniak. Dieser Stoffwechselmüll wird dann mit dem Urin ausgeschieden.

Die häufigsten Blutkörperchen sind die sogenannten Erythrozyten, die roten Blutkörperchen. In einem Milligramm bzw. Milliliter Blut schwimmen etwa fünf Millionen solcher Blutzellen herum, in unserem gesamten Kreislauf sind es rund 25 Milliarden. Diese roten Blutkörperchen sind ein Wunder der Natur. Sie sind so dick und plump, daß sie eigentlich nur durch große oder mittelgroße Gefäße rutschen können. Bei Bedarf aber – wenn die abenteuerliche Kreislaufreise durch unendlich feine Haargefäße führt – können sie sich ganz lang, dünn oder auch flach machen. Hergestellt werden die kleinen roten Zellen im Knochenmark. Sie enthalten das Hämoglobin, den roten Blutfarbstoff, der Sauerstoff bindet und zu den Körperzellen transportiert. Obwohl ein rotes Blutkörperchen selbst so winzig ist, schleppt es doch 300 Millionen Hämoglobin-Moleküle mit sich. Das ist wirklich eine großartige Leistung!

Nicht weniger wichtig sind die sogenannten weißen Blutkörperchen, die Leukozyten. (Es gibt davon eine ganze Reihe unterschiedlicher Arten.) Die häufigsten Leukozyten in unserem Körper sind die sogenannten Neutrophile, die so etwas wie die Armee der Immunpolizisten zwischen Kopf und Fuß darstellen. Bis zu drei Viertel aller zirkulierenden weißen Blutkörperchen sind solche Neutrophile. Sie leben oft nur wenige Tage, müssen demnach immer wieder ersetzt werden.

25 Milliarden Neutrophile kreisen als Immunpolizisten ständig in unserem Blut, um im Bedarfsfall in die Körperzellen einzudringen und Krankheitserreger zu vernichten.

Ein erwachsener Mensch produziert pro Tag etwa 120 Milliarden Neutrophile. Rund 25 Milliarden kreisen als »ständige Einsatztruppe« im Blut, weitere 25 Milliarden warten in den Gefäßwänden der allerfeinsten Kapillaren auf einen eventuellen Einsatz gegen Krankheitserreger. In einem solchen Fall dringen sie aus dem Blut rasch in Körperzellen ein, um feindliche Mikroorganismen zu vernichten. Wenn der Angriff von Viren, Bakterien oder anderen Krankheitserregern lokal erfolgt (also an irgendeinem speziellen Punkt des Körpers), strömen Neutrophile nicht nur aus der Nachbarschaft, sondern aus den entlegensten Bereichen des Körpers herbei, um bei der »Immunschlacht« mitzuwirken.

Nun kommen allerdings Viren oder andere Übeltäter nie einzeln oder nur im Dutzend daher. Außerdem können sich solche Mikroorganismen in allerkürzester Zeit explosiv vermehren. Deshalb hat sich die Natur ein Gegenmittel ausgedacht: Für jedes weiße Blutkörperchen (das vielleicht gerade im großen Zeh unterwegs ist) stehen 100 weitere im Knochenmark in Reserve. Bei einem plötzlichen Virenbefall, einer Infektion, können innerhalb einer Stunde 500 Milliarden Neutrophile als Abwehrarmee mobilisiert werden. In jeder Sekunde sterben übrigens rund zwei Millionen rote oder weiße Blutkörperchen – und ebenso viele entstehen im fettigen Knochenmarkgewebe neu.

Die dritte wichtige Gruppe von Blutkörperchen sind die Blutplättchen (auch Thrombozyten genannt). In jedem Kubikmillimeter Blut schwimmen etwa 300 000 dieser farblosen Gerinnselzellchen herum. Sie leben nur eine gute Woche lang und müssen dementsprechend ebenfalls immer wieder erneuert werden. Wenn Menschen zu wenige

Blutplättchen im Blut haben – vielleicht nur in einer Konzentration von 60 000 bis 100 000 pro Kubikmillimeter –, hören selbst kleine Wunden lange nicht auf zu bluten, weil das Blut nicht gerinnt.

Wenn wir uns mit einem Messer oder einem anderen scharfen Gegenstand in den Finger ritzen, strömen sofort unzählige Blutplättchen in das Gewebe der kleinen Wundränder. Kaum haben die Blutplättchen Berührung mit dem zerstörten Bindegewebe, entlassen sie wie auf ein Zauberwort hin Millionen Botenstoffe: Serotonin befiehlt den mikroskopisch winzigen Minimuskeln, in die selbst kleinste Blutkapillaren eingepackt sind, sich zusammenzupressen und den Blutstrom abzuschnüren. Das Enzym Thromboplastin setzt gleichzeitig eine Fülle kleiner Stoffwechselreaktionen in Gang. Mit Hilfe von Vitamin K, dem Spurenelement Mangan und Calcium-Ionen werden in höchster Eile Milliarden von Proteinen über mehrere Stoffwechselstufen in den Gerinnungsstoff Fibrin umgebaut. Diese Substanz legt sich wie ein dichtes Netz über die Wunde und preßt dabei unzählige Blutplättchen zu Klumpen zusammen, welche sich immer mehr verdicken, bis schließlich kein Blut mehr aus der Wunde austreten kann.

Bei Verletzungen wird über mehrere Stoffwechselstufen der Gerinnungsstoff Fibrin gebildet, der die Wunde wieder verschließen hilft.

Das Blut fließt vom Herzen durch die Arterien zu allen Körperzellen und kehrt über die Venen zurück, und zwar mit unterschiedlicher Geschwindigkeit. In den großen Hauptadern, nahe dem Herzen etwa, ist die Blutgeschwindigkeit am größten. So fließt das Blut durch die Halsschlagader (unsere größte Ader) mit einer Geschwindigkeit von rund 330 Millimetern pro Sekunde, hingegen durch die feinsten Haargefäße nur mit rund einem Millimeter pro Sekunde, ähnlich einem in viele Rinnsale verzweigten Bach. Dies ist sehr wichtig, denn so haben die Körperzellen ausreichend Zeit, sich ihre Nährstoffe aus dem nur langsam dahintreibenden Blut zu holen und ihren Abfall abzuladen.

Unsere winzig kleinen Blutgefäße – die Kapillaren – sind zusammen 100 000 Kilometer lang, sie können das 1,4fache des gesamten Blutvolumens von rund fünf Litern aufnehmen. Damit wir nun auf diese Weise nicht nach innen verbluten, sind immer nur zwischen 30 und 50 Prozent aller Kapillaren gleichzeitig für den Blutfluß geöffnet. Unablässig öffnen und schließen sich also in unserem Gefäßsystem Minischleusen oder -ventile. Gesteuert wird dieses fein abgestimmte Schleusensystem über Hormone.

Unsere Arterien sind viel kräftiger und mit viel mehr Muskeln ausgestattet als unsere Venen. Venen können bis zu 70 Prozent der gesamten Blutmenge aufnehmen, sie dienen als Blutspendereservoir für Notfälle. Bei einer Verletzung mit Blutverlust geben sie gespeichertes Blut an den Blutkreislauf ab. Wenn Frauen schwanger werden, müssen ihre Venen auch Blut für das heranwachsende Baby speichern. Aus all diesen Gründen sind Venenwände dehnbar und entsprechend verletzlich.

Unsere Venen können bis zu 70 Prozent der gesamten Blutmenge aufnehmen und dienen als Blutspenderreservoir für Notfälle.

Der zum Herzen durch die Venen zurückfließende Blutstrom wird durch Ventile kontrolliert. Bei vielen Menschen mit Mangelernährung oder einem Mangel an Bewegung (oder auch bei Menschen, die im Stehen arbeiten) funktionieren diese Schleusen nicht mehr. Blut staut sich dann und sammelt sich in Taschen oder Knötchen – so bilden sich Krampfadern. Weil die Venenwände dadurch stark gedehnt werden, werden sie poröser, und Wasser oder auch Blut tritt ins angrenzende Gewebe aus – so entstehen Ödeme. Der Organismus schlägt dann Alarm, weil er größere, lebensgefährliche Blutaustritte befürchtet. Er schickt nun Unmengen von Blutplättchen und Fibrin in und an die Venenwände, damit Risse in eventuell aufplatzenden Adern rasch geschlossen werden können. Das Fibrin bildet – gewissermaßen als unangenehme Begleiterscheinung – zusammen mit ranzig-alten Fettablagerungen die häßlichen klumpenartigen Verhärtungen unter der Haut.

Notwendig für unser Blut: Vitamin C, Zink, Bioflavonoide

Damit unser Blut ungehindert fließen und seine Aufgaben erfüllen kann, müssen wir also auch an die Gesundheit unserer Gefäße bzw. Gefäßwände denken. Sie bestehen aus drei Schichten: der inneren Endothel-Schicht, weichen Muskeln und Bindegewebe. Die kleinen Kapillaren (manche sind nur einen Millimeter lang und drei Tausendstel Millimeter dick) bestehen meist nur aus der Endothel-Schicht. Damit das Bindegewebe der Venen gekräftigt wird, brauchen wir sehr viel Vitamin C und viel von dem seltenen Spurenelement Zink. Weil bestimmte Bioflavonoide (Pflanzenschutzstoffe), wie z.B. Rutin, die Vitamin-C-Moleküle selbst im Gefäßbereich vor Oxidation und Zerstörung schützen, sollten wir lieber das ganze frische Obst essen als nur den Saft trinken. Besonders reich an Bioflavonoiden sind alle blauen und roten Beeren (aber auch Buchweizen).

Pflanzen haben übrigens auch Venen – genau wie wir –, und auch in Pflanzen sorgen diese Flavonoide für gesunde, kräftige Gefäße. Weil Pflanzen sich stets nur die Nährstoffe aus dem Angebot heraussuchen, die sie auch brauchen, bekommen sie natürlich ebensowenig Krampfadern wie Tiere in freier Natur.

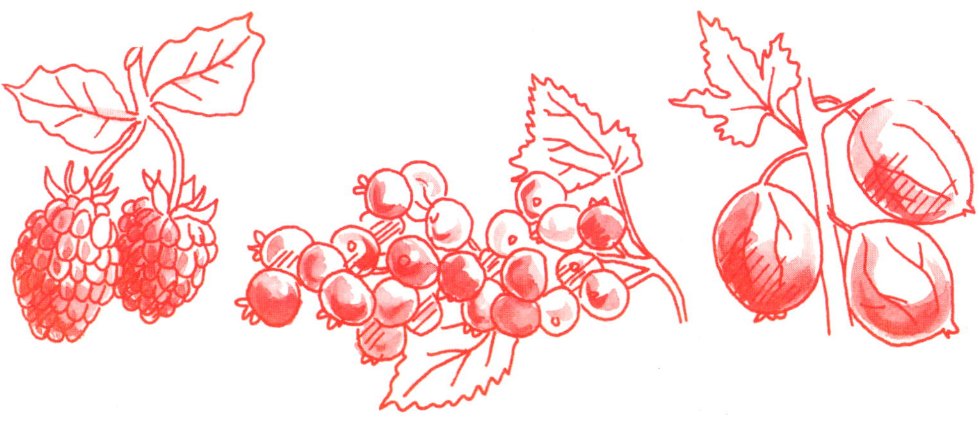

Das Wichtigste über unser Blut

Es fließt durch die Arterien vom Herzen weg und durch die Venen zum Herzen zurück. In der Lunge wird es mit frischem Sauerstoff aufgeladen, deshalb ist arterielles Blut hellrot, venöses, sauerstoffarmes Blut hingegen dunkel. Blut besteht aus Plasma (hauptsächlich Wasser) und den festen Bestandteilen, den roten und weißen Blutkörperchen sowie den Blutplättchen. Die roten Blutkörperchen transportieren den Sauerstoff, die weißen dienen dem Immunsystem, und die Blutplättchen sind für die Blutgerinnung da. Hauptaufgabe des Blutes ist es, unsere rund 70 Billionen Körperzellen mit etwa 100 lebensnotwendigen Nährstoffen zu versorgen (mit Vitaminen, Mineralien, Eiweiß, Glukose, Fettsäuren, Sauerstoff usw.).

Die Haut

Wir könnten alle viel reizvoller aussehen, wenn wir unsere Haut, unser größtes Organ, nicht so vernachlässigen würden. Es gibt doch eigentlich zu denken, daß Tiere wie z.B. Rehe, Füchse, aber auch Fische und Vögel, ihr Leben lang immer gleich hübsch aussehen. Krähenfüße, Runzeln und Falten sind im Tierreich weitgehend unbekannt.

Die Haut verdankt ihre Gesundheit und Schönheit nicht der äußerlichen Anwendung von Kosmetika, sondern einem gut funktionierenden Stoffwechsel.

Viele Frauen sind – vor allem wenn sie älter werden – mit ihrer Haut überhaupt nicht mehr zufrieden. Sie bearbeiten sie mit Feuchtigkeitscremes, Reinigungswässerchen, dicken Schönheitsmasken, Make-up und vielen anderen Kosmetika. Wenn sie dann trotzdem immer welker wird, vertrauen sie sie wie etwas Fremdes, Ungeliebtes einem Kosmetiksalon an. Dabei rühren Schönheit und eine gesunde Haut immer vom Stoffwechsel her, kommen also von innen heraus. Und obendrein ist es sehr einfach, seine verbrauchte und mit Kosmetika ruinierte Haut wieder zu verjüngen.

Die Schönheit unserer Haut beginnt im Darm. Wenn der nämlich mangels gesunder Kost nur noch eine marode Armee aus ein paar

kümmerlichen Darmbakterien aufbieten kann und über keinerlei Verdauungsenzyme mehr verfügt, bleiben nach jedem Essen bis zu 600 Billionen Nährstoffbausteine, also Fett, Eiweiß und Kohlenhydrate, unverdaut.
Die »freuen« sich natürlich darüber, denn jetzt bilden sie zusammen einen fröhlich faulenden und gärenden Haufen, eine wahre Brutstätte für Freie Radikale, vor allem aber auch für sogenannte Polyamine (große, unverdaute Eiweißmoleküle), die jetzt in Massen durch die Darmschleimhaut ins Blut drängen und in die Haut gelangen, wo sie Unreinheiten, Hautveränderungen, Ekzeme, Akne, Geschwüre oder andere Hautkrankheiten hervorrufen. In Wirklichkeit geschieht da nichts anderes, als daß der Organismus versucht, Giftstoffe über die Haut auszuscheiden, damit sie die innere Gesundheit nicht gefährden. Es ist deshalb oft sinnlos, Hautprobleme mit Salben oder Cremes zu behandeln, wo eine einzige Mahlzeit viel eher Linderung bringen könnte.

Ein Stück Gesichtshaut von der Größe einer Briefmarke enthält etwa drei Millionen Zellen, vier Meter Blutgefäße, vier Meter Nerven, 100 Schweißdrüsen, 18 Öldrüsen, 25 Nervenenden und viele weitere Bestandteile. All dies wirkt in vollkommener Ordnung und Abstimmung zusammen – aber natürlich nur dann, wenn die Versorgung stimmt.
Dabei hat es unsere Haut besonders schwer. Während dem Gehirn über die große Aorta (Halsschlagader) täglich rund 1000 Liter Blut zufließen, erhält die Haut nur sehr wenig Blut. Die Epidermis (die äußere Schicht) enthält überhaupt keine Blutgefäße. Weil die Haut aber genauso nach Vitaminen, Spurenelementen und anderen Biostoffen verlangt wie andere Organe auch, muß sie ihren Bedarf aus dem kärglichen Blutangebot decken, das ihr zur Verfügung steht. Für unsere Haut ist es deshalb besonders wichtig, daß das Blut stets üppig mit allen Nährstoffen angefüllt ist.

Da unsere Haut nur spärlich mit Blut versorgt wird, muß dieses stets üppig mit allen Nährstoffen angefüllt sein.

Das Kollagen besteht vorwiegend aus den Aminosäuren Prolin und Cystein, die mit Hilfe von Zink sowie den Vitaminen B6 und C zu einem enorm festen und dabei elastischen Gewebe verschweißt werden. Die Protein-Moleküle, die dabei verknüpft werden, bestehen aus mehr als 16 000 Atomen. Zusätzlich verstärkt wird dieses robuste Gewebe durch Elastin-Fasern. Aus vier Molekülen der Aminosäure

Die notwendigsten Nährstoffe für unsere Haut

Ballaststoffe (in Obst, Salat, Rohkost, Gemüse) sorgen für eine kerngesunde Darmflora, sie wirken damit reinigend auf die Haut. Wenn wir den ärgsten Sonnenstrahlen eine Weile fernbleiben, sammelt sich wieder Wasser in der Haut an. Ungesättigte Fettsäuren, z.B. in kaltgepreßten Pflanzenölen oder in Fisch, tragen ebenso zu einer geschmeidig-weichen Haut bei wie die schwefelhaltige Aminosäure Cystein, die vor allem in Eiern, Vollkornprodukten, Milch und Käse enthalten ist. Eiweißspaltende Enzyme, z.B. Bromelain in Ananas, bauen das verkrustete Falten-und-Runzeln-Eiweiß unter der Haut nach und nach ab, Vitamin C (in frischem Obst) hilft beim Neuaufbau von Haut-Kollagen. Dazu wird allerdings auch viel Zink benötigt, ein wertvolles und seltenes Spurenelement, das reichlich in Vollkornprodukten, aber auch in Bierhefe, Melasse und Weizenkleie enthalten ist.

Lysin entsteht unter Mitwirkung des Spurenelements Kupfer eine mikroskopisch feine Elastin-Faser, die vergleichsweise härter als Stahl ist.

Nikotingenuß entzieht unserem Immunsystem Vitamin C, welches dann beim Neuaufbau von Hautbindegewebe fehlt, so daß sich Fältchen bilden.

Wenn wir die Schönheit unserer Haut einem gesunden Stoffwechsel überlassen, werden wir uns ein Leben lang über unser eigenes Spiegelbild freuen – sofern wir nicht »sündigen«. Denn jede Zigarette beispielsweise stiehlt unserem Immunsystem 25 Milligramm Vitamin C. Dieses Vitamin fehlt dann beim Neuaufbau von Hautbindegewebe. Deshalb bilden sich bei starken Rauchern oft kleine Fältchen über der Oberlippe, weil das Kollagen zusammenbricht. Das Cholesterin in unseren Hautzellen wird ranzig, bildet zusammen mit Eiweißmüll harte, längliche Verkrustungen unter der Haut – die ersten Runzeln sind da. Nach und nach bilden sich immer mehr Falten, Krähenfüße.

Um wenigstens ein wenig Jugend zurückzuerlangen, legen wir uns in die Sonne oder auf die Sonnenbank. Brutal und gnadenlos dringen die UV-Strahlen in unsere Haut ein, zerstören den Wasserschutzfilm, oxidieren die feinen Fettsäure-Moleküle in der Schutzschicht der Hautzellen. Da werden ganze Kolonien von Hautzellen für immer vernichtet. Die Sonne schenkt der Natur, allen Pflanzen, Tieren und Menschen ja nicht nur das Leben, sondern sie nimmt es ihnen auch wieder. Durch ihre Freien Radikale herrscht sie über Leben und Tod, reguliert seit Jahrmilliarden Leben und Sterben. Immer dort nämlich, wo sich die Natur schwach und krank zeigt – so z.B. auch in unseren halbzerstörten Hautzellen –, wirken Sonnenstrahlen besonders vernichtend. Wangenrouge und Tag-und-Nacht-Cremes helfen dann nicht mehr gegen die Dauerangriffe von Bakterien, Viren, Pilzen und anderen krankheitserregenden Mikroorganismen.

Starke Sonnenbestrahlung schädigt unsere Haut: Die UV-Strahlen zerstören den Wasserschutzfilm und vernichten unwiderruflich ganze Kolonien von Hautzellen.

Diese kleinen Bösewichter tun sich schließlich leicht, durch die zerstörte Schutzschicht der Epidermis in tiefer liegende Hautbezirke vorzudringen. Es kommt zu Entzündungen, Rötungen, Schwellungen, Geschwüren. Die Haut wird trocken, welk, grau. Vor dem Spiegel haben wir den Eindruck, als hätte uns ein grausamer Zeitraffer Jahre unseres Lebens gestohlen...

Das Wichtigste über unsere Haut

Sie besteht aus drei Schichten, der Epidermis (diese Oberhaut besteht ihrerseits aus mehreren Schichten), dem Korium (Lederhaut), in der das Bindegewebe entsteht und das reich an Blutgefäßen, Nervenenden sowie Haar- und Talgdrüsen ist, und dem Unterhautgewebe mit seinen zahlreichen Fettzellen. Die Haut schützt uns vor Krankheitserregern (Bakterien, Viren, Mikroorganismen) und sorgt für eine möglichst gleichbleibende Körpertemperatur. Bei Hitze pumpen unzählige kleine Drüsen Schweiß auf die Hautoberfläche. Der Schweiß verdampft, und wir haben das Gefühl von Kühlung. Versorgt wird die Haut niemals von außen, sondern stets von innen, vom Stoffwechsel übers Blut. Weil sie (speziell in der Epidermis) nur ungenügend mit Blut versorgt wird, ist sie ganz besonders auf gesunde Kost angewiesen. Sie leidet vor allem unter zu starker UV-Strahlung (Sonne, Sonnenbank).

Die Organe

Sie sind weitgehend selbständig arbeitende Teile des Körpers, die aber doch untereinander bzw. mit dem gesamten Organismus fest vernetzt sind. Das Faszinierende an ihnen und ihrer Arbeit ist, daß sie ganz unterschiedliche Aufgaben haben, demnach völlig verschieden funktionieren – dies aber jeweils mit bewundernswerter Perfektion.

Unsere Organe erfüllen zwar je ganz unterschiedliche Aufgaben, sind aber untereinander in vielfältiger Weise verbunden.

Das Herz

Unser Herz hat sich in den Jahrmillionen menschlicher Evolution aus simplen Pumpgefäßen (beispielsweise bei Würmern) zu einem kraftvollen Vierkammersystem entwickelt, das zwei Kreislaufsysteme betreibt: Die linke Herzhälfte saugt Blut aus den Lungen und pumpt es in die Arterien; die rechte Herzhälfte sammelt das rückfließende Blut aus den Venen und pumpt es wieder zu den Lungen, wo es mit dem dringend von den Zellen benötigten Sauerstoff gesättigt wird. Herzventile sorgen dafür, daß unser Blut nicht etwa dem falschen Kreislaufsystem zugeführt wird.

Das Herz besteht aus äußerst kräftigem Muskelgewebe, es ist der aktivste Muskel im Körper überhaupt und deshalb auf ungehinderten Blutfluß und auf eine optimale Nährstoffzufuhr angewiesen. Kurz gesagt: Unser Herz braucht von allen Biostoffen grundsätzlich das Beste – und dies in ausreichender Menge.

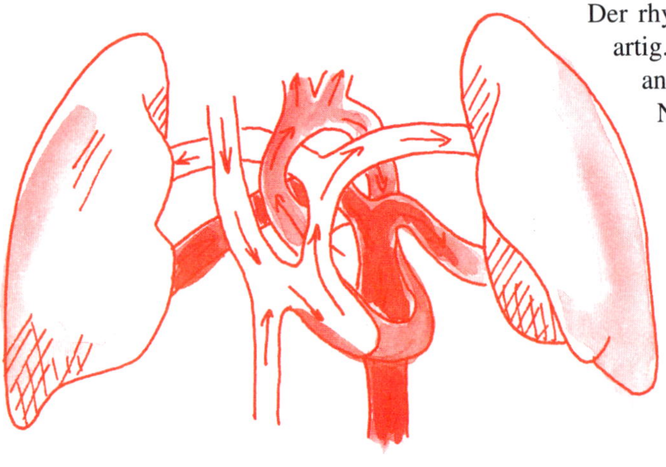

Der rhythmische Herzschlag ist einzigartig. Er wird nämlich nicht (wie z.B. andere Muskelkontraktionen) durch Nervenimpulse stimuliert, sondern von seinem eigenen Muskelgewebe – was auch nicht weiter verwundert, schließlich ist das Herz der Sitz unseres Lebens. Interessant: Selbst wenn alle Nerven oder Nervenstränge, die mit unserem Herzen verbunden sind, durchtrennt würden – es würde trotzdem nicht aufhören zu schlagen. Wenn ein Embryo im Mutterleib heranreift, beginnt sein schwaches Herzchen schon zu schlagen, ehe es auch nur eine Nervenzelle entwickelt hat. Diese Selbsttätigkeit und völlige Selbständigkeit des Herzens gelten als eines der größten Wunder der Natur.

Die Ursache dafür liegt in der Einzigartigkeit der Herzmuskelzellen, die nämlich jede für sich schlagen können. Jede hat praktisch ihren eigenen Herzschlag. Allerdings schlägt eine bestimmte Kolonie solcher Zellen unmerklich schneller und gibt so – über elektrische Reize – den Schlagrhythmus für alle anderen Herzmuskelzellen vor. Der typische Lap-Dap-Lap-Dap-Klang des Herzens entsteht, wenn sich die Herzventile schließen oder öffnen. Wenn diese Ventile nicht mehr richtig funktionieren, gibt es eigenartige Murmelgeräusche, die man mit dem Stethoskop oder sogar mit dem Ohr an der Brust des Patienten hören kann. Andere Herzstörungen zeigen sich in ihren Fehlstrukturen am EKG (Elektrokardiogramm).

Jede Herzmuskelzelle hat ihren eigenen Herzschlag – deshalb käme unser Herz auch dann nicht zum Stillstand, wenn man alle mit ihm verbundenen Nervenstränge durchtrennen würde.

Normalerweise schlägt unser Herz pro Minute 65- bis 70mal. Mit jedem Schlag pumpt es aus der linken Herzkammer rund 70 Milliliter (oder pro Minute rund fünf Liter) Blut durch den Kreislauf. Diese Herztätigkeit wird von übergeordneten Systemen, nämlich über Hormone oder Nervenreizstoffe, gesteuert.
Dabei sorgt das sympathische vegetative Nervensystem, z.B. unter dem Einfluß des Neurotransmitters Noradrenalin, für rascheren Herzschlag. Oder aber (wenn wir uns abends schlafen legen) das parasympathische Nervensystem besänftigt das Herz und leitet so einen langsameren Herzschlag ein.

Die Lungen

Unsere Lungen versorgen uns in jeder Sekunde mit Sauerstoff. Die Luft, die in unseren Körper eintritt, wird im Hals-, Nasen- und Rachenraum gefiltert, befeuchtet und erwärmt. Gleichzeitig werden in den Schleimhäuten Krankheitserreger abgetötet, die beim Einatmen angesaugt wurden. Beim Einatmen wird durch Muskeleinwirkung der Lungenraum vergrößert und der Luftdruck im Lungenraum gesenkt. Dadurch können große Mengen Luft durch die Nase und den Rachen in die Lunge eingesaugt werden.
Das Ausatmen hingegen ist ein passiver Vorgang, bei dem die Lungenmuskeln erschlaffen und die Lunge sich zusammenzieht, wobei

Durch sportliche Betätigung können wir unsere Aufnahmekapazität auf vier Liter Luft pro Atemzug steigern.

automatisch Atemluft entweicht. Normalerweise werden bei jedem Atemvorgang etwa zehn Prozent des gesamten Lungen-Rachen-Volumens (ca. fünf Liter) mit frischer Luft gefüllt: Wir atmen also etwa einen halben Liter Luft ein. Wenn wir uns allerdings körperlich betätigen und Sport treiben, können wir bis zu etwa vier Liter Luft pro Atemzug einatmen.

Das Hämoglobin, der Blutfarbstoff in den roten Blutkörperchen, nimmt Sauerstoff in den mikroskopisch winzigen Bläschen der beiden Lungenflügel auf und gibt ihn überall dort im Körper ab, wo er benötigt wird.

Notwendig für unsere Lungen: Vitamin A und Karotene

Ein Mangel an Nährstoffen führt sehr schnell zur Ermüdung von Zwerchfell- und anderen Atmungsmuskeln, auch zum Muskelabbau. Dies kann sich verhängnisvoll auswirken, weil der Gasaustausch (Kohlendioxid gegen Sauerstoff) nicht mehr optimal funktioniert.
Betroffen sind häufig Menschen, die eine kalorienarme Diät mit nicht mehr als 1200 Kalorien pro Tag machen. Es fehlen sowohl Eiweiß für den Aufbau neuer Muskelzellen als auch Glukose (Kohlenhydrate) für Muskelenergie. Damit geht gleichzeitig eine Immunschwäche der Lungen einher, vor allem ein Mangel an T-Lymphozyten bzw. Makrophagen. Diese weißen Blutkörperchen vernichten Bakterien und andere Krankheitserreger im feuchtwarmen Milieu der Lungenläppchen.
Vitamin A bzw. seine Stoffwechselvorstufen, die Karotene, schützen die Lungenschleimhaut und bauen sie neu auf. Enthalten sind Karotene vor allem in dunkelgrünem und gelbem oder rotem Gemüse und Obst.

Die Lungenbläschen (Alveolen) werden von einem unendlich fein verzweigten Haargefäßnetz mit Blut versorgt. Hier kommt es auch zum Gasaustausch: Die Lungenbläschen nehmen aus dem dunklen venösen Blut Kohlendioxid auf und liefern dafür neuen Sauerstoff. Durch diesen Vorgang wird das Blut hellrot.

Männer haben etwa 400 Lungenbläschen, Frauen rund 320. Diese Bläschen bilden mit einem System feinster Kanälchen Lungenläppchen, aus denen sich der gesamte Lungenflügel zusammensetzt. (Jeder Lungenflügel ist ein für sich bestehendes, selbständig arbeitendes Organ, deshalb kann ein Mensch auch mit nur einem Lungenflügel leben.) Wir atmen etwa 16mal in der Minute ein. Die Lungenfläche, die dabei jeweils am Gasaustausch beteiligt ist, ist etwa so groß wie die Hälfte eines Tennisplatzes, rund 120 Quadratmeter. Gesteuert wird unsere Atmung vom Gehirn aus, das automatische Atmen vom Hirnstamm, das bewußte Atmen vom Cortex, der Hirnrinde.

Die Nieren

Unsere Nieren sind ein Wunderwerk der Natur. Sie scheiden Flüssigkeit aus und sorgen für die nötige Wasser- und Salzbalance im Körper. Jede unserer beiden Nieren ist rund zehn Zentimeter lang, sieben Zentimeter breit und bohnenförmig gebogen. Sie besteht aus etwa einer Million Nephronen, den Filterapparaten für die Harnaufbereitung. Die Leistung unserer Nieren ist gigantisch: Innerhalb von 24 Stunden wird unser Blut rund 550mal durch die beiden Nieren und ihre zwei Millionen Nephronen gepreßt, bis zu einer Tonne Blut gefiltert. In Form von Urin ausgeschieden werden dabei lediglich etwa 1,5 Liter.

Unsere Nieren, die aus rund einer Million Nephronen bestehen, sorgen für die nötige Wasser- und Salzbalance in unserem Körper.

Jedes Nephron ist ein wurmförmig gewundenes, dünnes Filtergebilde, ausgezogen wäre es etwa 35 Millimeter lang. Die Masse dieser reichlich von feinsten Blutgefäßen gespeisten Nephronen schließt sich eng um das Nierenbecken, in dem sich Urin sammelt, um an die Blase abgegeben zu werden. Sämtliche Moleküle und Ionen (also Atomteile) im Blutplasma müssen diesen hochentwickelten Filterapparat passieren, dabei werden Stickstoff-Abfälle, Harnsäure und Giftstoffe ausgeschieden. Für den Stoffwechsel wichtige Substanzen – wie z.B. Natrium, Kalium, Vitamine oder Aminosäuren – werden zu 75 Prozent, Glukose zu 100 Prozent an die Flüssigkeit zwischen den Millionen Nephron-Filtern abgegeben und danach wieder ins Blut eingeleitet.

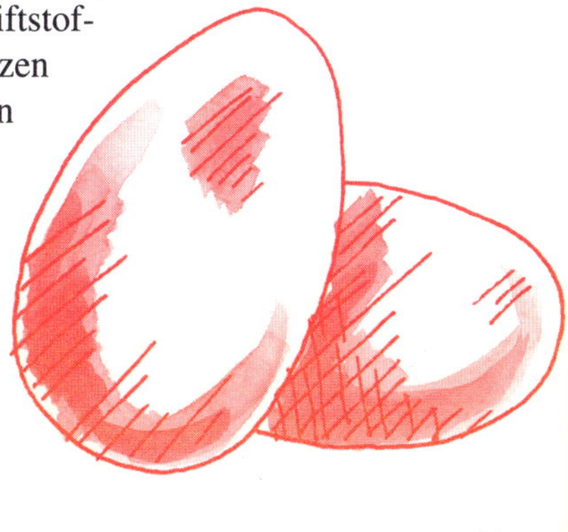

Dabei gehen unsere Nieren unglaublich »intelligent« vor. Sie registrieren mit äußerster Wachsamkeit die Konzentration aller Biostoffe im Blut. Wenn z.B. zuviel Kalium, Chlor oder Natrium im Blut vorhanden

ist, halten die Nieren einfach solche gefilterten Substanzen zurück und geben sie an den Urin anstatt ins Blut ab.
Wenn sich nun zu wenige Biostoffe im Blut befinden, scheiden die Nieren davon weniger aus und geben mehr ins Blut ab. Auf diese Weise sorgen sie rund um die Uhr für die sogenannte physiologische Balance aller Blutstoffe. Eine besondere Rolle spielt dieser Vorgang für den pH-Wert des Bluts, also für die Feinabstimmung zwischen Säuren und Laugen, die für uns lebenswichtig ist. Darüber hinaus produzieren unsere Nieren auch noch eine ganze Reihe von Hormonen für den Calcium-Stoffwechsel oder die Herstellung roter Blutkörperchen im Rückenmark.

Unsere Nieren produzieren u. a. mehrere Hormone für den Calcium-Stoffwechsel oder die Herstellung roter Blutkörperchen im Rückenmark.

Wegen dieser gigantischen Arbeitsleistung gehören die Nieren zu den Organen, die selbst am meisten Nährstoffe benötigen und verbrauchen. Z.B. sinkt die Filterrate der Nieren dramatisch bei übergewichtigen Menschen, die Schlankheitskuren machen, bei denen zwar viel

Notwendig für unsere Nieren: Pflanzliches Eiweiß und Phosphate

Pflanzliches Eiweiß (z.B. Sojaproteine, Tofu) wird von den Nieren besser verarbeitet als tierisches Eiweiß (wie z.B. Kasein in Milch, Käse). Eine unvernünftige eiweißreiche Kost (zuviel Fleisch, Fisch, Geflügel) kann den Nieren sogar sehr schaden.
Menschen, die zuwenig phosphorhaltige Kost zu sich nehmen – das Mineral ist vor allem in eiweißreicher Kost wie Fisch, Fleisch, Geflügel, Eiern, Vollkornprodukten, Nüssen und Samen enthalten –, machen ihren Nieren das Leben schwer. Diese scheiden natürlich die kostbaren gefilterten Phosphat-Salze nicht mehr über den Urin aus, sondern leiten sie wieder ins Blut zurück. Phosphat-Salze sind aber, neben Ammoniak, die wichtigsten Säureträger im Urin. Wenn keine Phosphate zur Verfügung stehen, können die Nieren Säuren nur noch bedingt ausscheiden, was sich verhängnisvoll auf das Säuren-Basen-Gleichgewicht im ganzen Körper auswirken kann.

Wasser, Vitamine und Mineralstoffe, aber zuwenig Eiweiß und Kohlenhydrate eingenommen werden. Es kommt dann zum Abbau von Zwischenzellflüssigkeit, zu geringerem Blutvolumen und zu gedrosseltem Blutfluß durch die Nieren. Die Betroffenen haben oft auch Schwierigkeiten, ihren Urin zu halten, müssen vor allem nachts häufig die Toilette aufsuchen. Ein weiteres verhängnisvolles Begleitsymptom: Die Nieren können den Urin nicht mehr hinlänglich mit Säure anreichern. Saurer Urin tötet aber Blasenbakterien – deshalb neigen dicke Menschen, die unsinnige Schlankheitskuren machen, zu Blasenbeschwerden.

Die Leber

Unsere Leber ist ein nicht minder erstaunliches Organ. Sie ist unser größtes Organ, so etwas Ähnliches wie Lager und Zubereitungsfabrik zwischen dem Verdauungstrakt und dem übrigen Stoffwechsel. Die Leber ist eine massige Drüse und hat ein Gewicht von etwa 1500 Gramm. Sie besteht aus Millionen von Leberzellen, den sogenannten Hepatozyten, die die Nährstoffe aufnehmen, die über den großen Pfortaderblutstrom in die Leber gelangen. Die Leber regelt die Nährstoffkonzentration im Blut, stellt Bluteiweißkörper und viele Enzyme her.

Die Leber ist unser größtes Organ. Sie regelt die Nährstoffkonzentrationen im Blut, stellt Bluteiweißkörper und viele Enzyme her.

Die Leber ist außerdem ein mächtiger Reinigungsapparat. Sie macht aus gefährlich hohen Eiweißmengen Harnsäure, aus toten roten Blutkörperchen Gallenfarbstoff. Diese Farbstoffe, das rote Bilirubin und das grüne Biliverdin, geben unserer Gallenflüssigkeit und unserem Stuhl ihre Farben. Leberenzyme zerstören viele Giftstoffe, z.B. in Alkohol oder Medikamenten.

Darüber hinaus speichert die Leber die fettlöslichen Vitamine A, D, E und K, und sie stellt, ähnlich wie die Nieren, auch Hormone her, z.B. für das Knochenwachstum.

Eine gesunde Leber leistet pro Tag etwa 320 Billiarden chemische Reaktionen. Ihr reiches Blutgefäßsystem strotzt von sogenannten Kupfer-Zellen, die zum Immunsystem gehören, Blut filtern und Krankheitserreger abtöten. Eine gesunde Kupfer-Zelle kann eine einzelne Bakterie innerhalb einer hundertstel Sekunde einfangen und unschädlich machen.

Die notwendigsten Nährstoffe für unsere Leber

Die Leber produziert pro Tag auch ungefähr einen Liter Galle für die Fettverwertung. Für ihre Arbeit und auch zu ihrem Selbstschutz ist sie stark auf sogenannte lipotrope Substanzen angewiesen – das sind Stoffe für die Aufbereitung und Verwertung von Fetten, die gleichzeitig das Organ selbst vor Verfettung schützen. Zu diesen Stoffen gehören vor allem die B-Vitamine Cholin und Inositol (beide in Lecithin, Bierhefe, Vollkornprodukten enthalten), Carnitin (in Skelettmuskelfleisch, speziell Hammel und Lamm) und die Aminosäuren Methionin, Lysin und Glycin (hauptsächlich in Leber, Fleisch, Fisch, Geflügel, Eiern, Sojaprodukten, Magerkäse, Samen und Hülsenfrüchten).

Mariendistel, Löwenzahn, Gelbwurzel und Artischocke gewährleisten die Funktionstüchtigkeit der Leber.

Mariendistel-, Löwenzahn-, Gelbwurzelprodukte sowie Artischocken können zu wertvollen Verbündeten der Leber werden. Mariendistel enthält Silymarin, eine pflanzliche Substanz, die sich aus drei sogenannten Flavanoligninen aufbaut.
Dieser Stoff hemmt die für Leberschäden verantwortlichen Freien Radikale und Leukotriene und stimuliert die Neusynthese von Lebereiweiß. Im Abwehrkampf gegen leberschädigende Freie Radikale ist Silymarin viel stärker als etwa Vitamin E. Eine besonders wichtige Eigenschaft: Silymarin erhöht die Leberkonzentrationen an Glutathion, einem wichtigen Schutzstoff, der in Leberzellen durch Alkohol und andere Giftstoffe zerstört wird.

Die für die Leber gefährlichen Leukotriene entstehen beim Transfer von Sauerstoff zu ungesättigten Fettsäuren in Leberzellen. Mariendistel zerstört das Enzym, das diese chemische Reaktion einleitet. Löwenzahn verbessert den Galleflüß und hemmt Entzündungen in Leber und Gallenblase. Gelbwurzel senkt die Cholesterin-Werte und entlastet somit die Leber. Die in Artischockenblättern enthaltenen Caffeylquinin-Säuren senken die Blutfettwerte und erhöhen die Transportgeschwindigkeit von Galle zur Gallenblase, ein für die Gesundheit der Leber sehr wichtiger Vorgang.

Das Wichtigste über unsere Organe

Sie erfüllen unterschiedliche Aufgaben, sind aber miteinander vernetzt. Allen gemeinsam ist eine fast unvorstellbare Arbeitsleistung rund um die Uhr. Zu ihrer Bewältigung sind unsere Organe auf saubere Roh- und Biostoffe angewiesen. Schad- und Giftstoffe sowie zu hohe oder zu niedrige Nährstoffwerte können ihnen sehr schaden. Gleichzeitig müssen unsere Organe durch das Immunsystem vor Krankheitserregern und Giftstoffen aller Art geschützt werden. Schließlich bedürfen sie ständig einer ausgewogenen Versorgung mit Vitaminen, Mineralien, Spurenelementen, Eiweiß, Glukose und hochwertigen Fettsäuren.

Das Gehirn und das Nervensystem

Unser Gehirn besteht aus mindestens 100 Milliarden Neuronen und rund einer Billion sogenannter Gliafasern oder -zellen, die in seiner Stützsubstanz eingebettet und für seine Versorgung wichtig sind. Im Gegensatz zu anderen Körperzellen, beispielsweise des Herzens oder der Muskeln, ähneln oder gleichen sich diese Zellen nicht, sondern sie haben je nach Hirnregion ein ganz anderes Aussehen, eine unterschiedliche chemische Zusammensetzung und natürlich verschiedene Aufgaben. Die Fähigkeit, zu lernen und Sinneswahrnehmungen im Gedächtnis zu speichern, macht unser Gehirn zum Großartigsten, was das Leben auf der Erde hervorgebracht hat.

Unser Gehirn, das aus rund 100 Milliarden Neuronen und etwa einer Billion Gliafasern und -zellen besteht, beansprucht 25 Prozent unseres gesamten Nährstoffbedarfs.

Es ist zwischen 1 254 Gramm (bei Frauen) und 1 375 Gramm (bei Männern) schwer, besteht zu einem großen Teil aus Fettgewebe und beansprucht Tag und Nacht rund 25 Prozent unseres gesamten Nährstoffbedarfs. Versorgt wird es vorwiegend aus der Hirnflüssigkeit, die seine Gewebsspalten ausfüllt. Diese Flüssigkeit transportiert nicht nur Biostoffe und Sauerstoff, sondern sie nimmt auch Kohlendioxid und Abfallprodukte mit, um sie zwecks Ausscheidung ans Blut abzugeben.

Die Blut-Hirn-Schranke markiert den Übergang des somatischen Bereichs in den mentalen. Nährstoffe aus dem Verdauungstrakt und dem Blut werden beim Übertritt ins Gehirn zu Trägern geistiger Vorgänge und Veränderungen.

Dieser Übergang von Blut zu Gehirn, die sogenannte Blut-Hirn-Schranke, ist in seinem feinen Aufbau gänzlich unvergleichbar. Schließlich grenzt hier der somatische (körperliche) Teil des Menschen an den mentalen Bereich. Nährstoffe aus dem Verdauungstrakt und dem Blut – wie z.B. einzelne Aminosäuren – werden, kaum daß sie aus dem Blut ins Gehirn gelangt sind, zu Trägern mentaler Vorgänge und Veränderungen. Deshalb ist es sehr wichtig, nicht nur das Gehirn mit Biofutter hochzupäppeln, sondern auch im Hinblick auf das Denken, auf Merkfähigkeit, Empfindungen und Stimmungslage gesund zu essen.

Das Gehirn schirmt sich dementsprechend gegen den übrigen Organismus ab wie gegenüber einer fremden Welt. Die Zellen der Gefäßwände in den winzigen Hirnkapillaren sind deshalb undurchlässig miteinander verschweißt, mit nur äußerst feinen Übergängen. Schwankungen in der Konzentration von Eiweiß, Mineralien und anderen Nährstoffen wie im Blut sind deshalb im Gehirn gar nicht möglich. Weil das Gehirn sehr viele Fettsubstanzen braucht, haben fettlösliche Stoffe, wie z.B. auch Alkohol oder Nikotin, ein Dauervisum für die Blut-Hirn-Schranke. Daraus erklärt sich auch die rasche Wirkung dieser Genußgifte auf unser Gehirn.

Hirn, Rückenmark, Nervensystem (und auch die Augen) bilden eine Einheit. Was uns Menschen von den Tieren unterscheidet, ist die Einzigartigkeit unseres Zwischenhirns bzw. des sogenannten limbischen Systems, des Herzstücks unserer Intelligenz, Kreativität und Empfindungen. Es ist das Hauptquartier unserer Hormone, Nerven-Peptide und Neurotransmitter (Nervenreizstoffe). Hier – vor allem rund um den Hypothalamus, eine nur etwa kirschkerngroße Hormondrüse – werden aus Gedanken Gefühle. Wenn wir uns verlieben, uns beim Anblick eines kleinen Kindes freuen oder wenn uns irgendeine Wahrnehmung Schrecken einjagt, vollzieht sich dieser Einfluß von körperlosen Gedanken auf unseren Organismus rund um den Hypothalamus. (Lesen Sie dazu den Abschnitt »Hormone und Peptide: Ein Weltall bunter Sternchen«, Seite 135 ff.)

Wenn ein Baby auf die Welt kommt, ist sein Gehirn reich und fein vernetzt mit Axonen, Dendriten und Neuriten, also sensiblen Fortsätzen, die alle Gehirnzellen miteinander verbinden – ein optimaler Aufbau, der jedem Menschen mitgegeben wird, der das Licht der Welt erblickt. Von der Physiologie seines Gehirns und seines Nervensystems her hat jeder Mensch von seiner Geburt an die gleichen Chancen.

Das Gehirn eines Säuglings benötigt visuelle, akustische, taktile und olfaktorische Reize, damit Dendriten und Neuriten nicht unwiederbringlich absterben.

Vom Augenblick seiner Geburt an »stirbt« das Gehirn eines Babys rasch, wenn es nicht genutzt wird – durch das kreative Spiel mit der Mutter. Ein erst eine Stunde alter Säugling ist bereits höchst neugierig, er öffnet sich dem Leben in gespannter Erwartung. Jede Berührung, der feinste Duft oder Geruch, jede Stimme, jeder Klang, jeder Geschmack reizt – und trainiert – sein Gehirn in hohem Maße. Deshalb ist es sehr wichtig, daß sich die Mutter bereits in den ersten Stunden und Tagen nach der Niederkunft viel mit ihrem Kind beschäftigt. Wissenschaftlich ausgedrückt: Das gewaltige Potential des kleinen Gehirns muß gefordert werden, damit die unendlich zahlreichen Nervenfortsätze nicht absterben.

Wenn ein Neugeborenes aber allein gelassen wird, sterben in jedem Augenblick Dendriten und Neuriten massenweise ab. Dieser Verlust ist später kaum mehr gutzumachen, selbst durch forciert-konzentrierte Geistesarbeit nicht. Dabei geht es nicht nur um den Aufbau des Intellekts, sondern vielmehr um Empfindungen, Stimmungslage, Urteils- und Liebesfähigkeit. Selbst ein nur eine Woche altes Baby registriert genau, ob es von der Mutter allein gelassen wird. Es empfindet Liebesentzug als ungeheure Folter. Deshalb schreien viele Babys unter Liebesentzug, der für sie zur ersten schrecklichen Streßsituation wird. Übrigens: Tiere in freier Natur geben ihren »Babys« nie das Gefühl, allein gelassen zu sein.

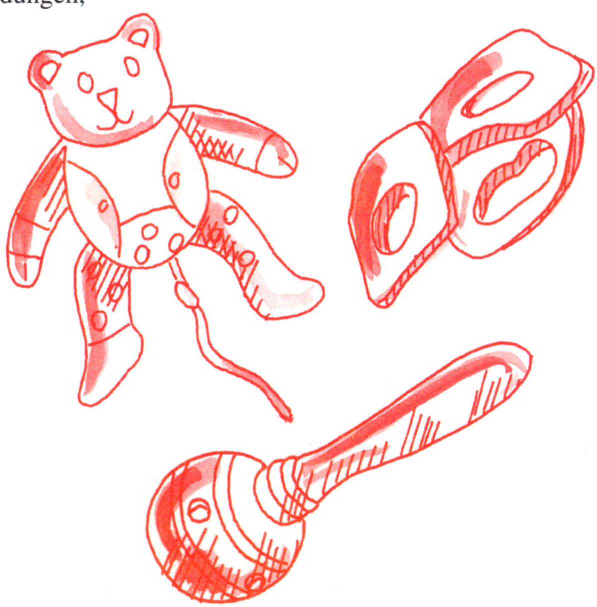

In der Schutzschicht unserer Gehirnzellen, der Myelin-Schicht, landen alle Nährstoffe. Hier werden auch die Gedanken weitergeleitet.

Gehirnzellen (und auch Nervenzellen) sind sehr empfindlich und haben deshalb eine Schutzschicht, auch Membran oder Myelin-Schicht genannt. Diese Schicht besteht zur Hälfte aus Cholesterin bzw. aus sogenannten Sphingo-Myelinen und anderen Phosphor- und Fettsubstanzen. In dieser Schicht landen alle Nährstoffe (und auch Hormone), und hier werden auch alle Gedanken weitergeleitet.

Entscheidend für die Gesundheit unserer Gehirn- und Nervenzellen ist in erster Linie ihre sogenannte Viskosität, das heißt der Flüssigkeitsgrad der Myelin-Schicht. Wenn das Cholesterin in dieser Membran nicht dünnflüssig gehalten wird, wird es ranzig, verdickt und bildet zusammen mit abgeschilfertem Eiweiß Verklebungen und Verkrustungen. Die Folge: Bestimmte Nährstoffe wie Vitamine oder auch Enzyme finden ihre Landeplätze (die Rezeptoren) nicht mehr; an den Synapsen, den Schaltstellen der Zellen untereinander, findet keine Übertragung mehr statt. Da quälen sich dann die Gedanken nur noch mühsam von Gehirnzelle zu Gehirnzelle.

Was noch viel schlimmer ist: In bestimmten Hirnregionen, z.B. in den cholinergen Fasern, bilden Eiweiß- und Cholesterin-Müll große verkrustete Kolonien, die sogenannten Amyloide. Dies ist dann der Beginn einer krankhaften Demenz, eines Gehirnabbaus, wie z.B. der Alzheimer-Krankheit.

Die notwendigsten Nährstoffe für unser Gehirn

Vor allem müssen wir Nahrungsmittel zu uns nehmen, die das Cholesterin transportfähig und dünnflüssig halten. Dazu zählen die B-Vitamine Cholin und Inositol (in Lecithin, Bierhefe, Getreide), Omega-3-Fettsäuren (z.B. in Fisch oder Lebertran) und generell alle wertvollen ungesättigten Fettsäuren (z.B. in kaltgepreßten Pflanzenölen, Nüssen, Samen, Kernen).

Wenn wir unser Gehirn und unser Nervensystem optimal ernähren wollen, gilt es dreierlei zu beachten: Die Zellen müssen gesund erhalten und beruhigt werden. Sie müssen durch Glukose, ihr »Superbenzin«, mit Energie versorgt werden. Sie brauchen Rohstoffe für die Produktion von Glückshormonen und Glücklichmachern wie Noradrenalin und Beta-Endorphin.

Daß man Glück »essen« kann, ist seit Beginn der neunziger Jahre gewissermaßen wissenschaftlich gesichert. »Kaum zu glauben, wie eine einzige Mahlzeit die mentale Stimmung eines Menschen beeinflussen kann«, sagt z.B. Dr. Bonnie Spring vom weltberühmten Massachusetts Institute of Technology (USA). Sie muß es wissen, denn der unmittelbare Einfluß einer Mahlzeit läßt sich nicht nur in den Gehirnwellen, sondern vor allem auch in anderen Reaktionen der Gehirn- und Nervenzellen nachweisen.

Wir können Glück »essen«: Eine einzige Mahlzeit kann die Stimmung eines Menschen verändern, wie Messungen der Gehirnwellen und Reaktionen der Nervenzellen bewiesen haben.

Um ruhig und entspannt zu sein, muß nicht nur die Myelin-Schicht der Gehirn- und Nervenzellen schön ölig-feucht bleiben; auch die Leitfähigkeit der Neuronen spielt eine Rolle, weil sich die nervöselektrische Reizstauung beim Entspannen auf möglichst viele Nerven verteilen muß. Diese Reizübertragung vollzieht sich in den sogenannten Synapsen zwischen den Gehirn- und Nervenzellen über wassergefüllte Kanälchen. Positiv bzw. negativ geladene Calcium-Ionen sorgen hier für den Signalsprung von Zelle zu Zelle. Calcium-Mangel im Blut führt deshalb zwangsläufig auch zu Unruhe und Nervosität.

»Calcium ist das beste natürliche Beruhigungsmittel, das es gibt«, erklären moderne Biochemiker. Und sie verweisen auf Beobachtungen von Biologen aus der Tierwelt: Wenn z.B. Rehe, Hasen oder andere Tiere eine massive Streßphase hinter sich haben (weil sie z.B. gehetzt wurden), suchen sie instinktiv nach Kräutern wie Dill, Majoran, Salbei oder Thymian, die bis zu zweieinhalb Prozent aus Calcium bestehen. Mit 100 Gramm calciumreichem Magerkäse pro Tag können auch wir Menschen unsere Nerven enorm beruhigen.

Gehirn- und Nervenzellen brauchen – weil sie ja ständig aktiv sind – außerdem viel Energie. Im Gegensatz zu anderen Körperzellen, die wir auch mit Fett oder Eiweiß »heizen« können, akzeptieren die Denkzellen nur Glukose mit ihrer rasch entfachbaren hohen Heiz-

kraft. Deshalb muß der Glukose-Spiegel – man nennt ihn auch den Blutzuckerspiegel – stets auf einem hohen und gleichbleibenden Niveau von rund 100 Milligramm Glukose pro Deziliter Blut gehalten werden.
Wenn dieser Wert auf 60 bis 70 absinkt, werden wir nervös und gereizt. Wenn er auf 40 bis 50 stürzt, schreien unsere Gehirn- und Nervenzellen regelrecht nach Energienahrung. Sie quellen auf, um durch mehr Oberfläche mehr Glukose aus dem Blut zu gewinnen. Bei Werten unter 40 kommt es zu schweren nervösen Störungen. Es sind die hinlänglich bekannten Symptome, bei denen man »am liebsten an die Decke springen« oder »alles in Stücke reißen möchte«.

Damit unser Brennstoffpegel möglichst gleich bleibt und so unsere Gemütslage stabilisiert wird, benötigen wir ausreichend Glykogen in Leber, Blut und Muskeln.

Wissenschaftler nennen den Zustand eines zu niedrigen Blutzuckerspiegels Hypoglykämie. Wenn Menschen nervös, verzagt, ständig irgendwie gereizt sind, oft zu Süßem (oder auch zu Alkohol) greifen, ist fast immer ihr Glukose-Spiegel zu niedrig. Erkannt wird dies fast nie, weil der Blutzuckerspiegel nur selten in der Klinik über längere Zeit beobachtet wird. Hypoglykämie ist übrigens eine typische Modekrankheit.

Die Anhebung des Glukose-Spiegels um zehn Punkte geht bei vielen Menschen (oft Kindern) mit einer spürbar frischeren mentalen Verfassung einher. Angehoben wird der Pegel durch Kohlenhydrate. Wenn wir aber zuviel schnellösliche Kohlenhydrate zu uns nehmen (wie Zucker, Süßigkeiten, Nudeln, polierten Reis, Weißbrot), steigt der Glukose-Spiegel zwar an, in einer Gegenreaktion schüttet die Bauchspeicheldrüse aber ihr Hormon Insulin aus, das die überschüssige Glukose in die Körperzellen verfrachtet. Die Folge: Der Blutzuckerspiegel stürzt innerhalb einer halben Stunde ab – meist auf einen tieferen Wert als vorher.

Damit der Brennstoffpegel nun möglichst gleich bleibt, haben wir Menschen Glukose-Speicher in Leber, Blut und Muskeln, das sogenannte Glykogen: Männer rund 400 Gramm, Frauen rund 300 Gramm, jeweils etwa einen halben Tagesbedarf. Weil unser Frühstück aber häufig so dürftig ausfällt, ist diese Reserve meist schon am späten Vormittag verbraucht – eine unruhige nervöse Stimmung befällt uns dann. Frauen werden schneller nervös und gereizt als Männer, weil sie über weniger Glykogen verfügen.

Die notwendigsten Nährstoffe für unsere Nerven

Zellbiochemisch passiert dabei folgendes: Aus dem Eiweißstoff Phenylalanin bilden Milliarden Gehirn- und Nervenzellen innerhalb von Zehntelsekunden das Glückshormon Noradrenalin, und zwar (unter Mithilfe von Vitamin C, Vitamin B6, Mangan und Magnesium) in vier metabolischen Schritten (Stoffwechselstufen): Erst entsteht der Nervenrohstoff Tyrosin, dann L-Dopa, danach der Neurotransmitter Dopamin, der uns in eine angenehm-wohlige Stimmungslage versetzt. Daraus wird schließlich Noradrenalin synthetisiert, das wie ein süßer Glücks-und-Wonne-Honig unseren ganzen Körper durchflutet. Damit unsere Nerven also nicht nur entspannt und gut mit Energie versorgt werden, sondern auch so richtig »glücklich« sind, brauchen wir vor allem eine gesunde, eiweißreiche Kost mit viel Obst (Vitamin C), Naturreis und Getreide (Vitamin B6, Mangan) sowie grünem Blattgemüse bzw. -salat (Magnesium).

Um den Blutzuckerspiegel auf eine vernünftige Höhe zu bringen, müssen wir viel komplexe Kohlenhydrate zu uns nehmen, wie Vollkornprodukte, Obst, Salat, Gemüse oder Kartoffeln. Die darin enthaltene Glukose muß von unseren Verdauungsenzymen erst einmal in mühsamer Kleinarbeit freigesetzt werden. Dies hat aber den Riesenvorteil, daß nicht alle Glukose-Moleküle auf einmal durch die Darmwand ins Blut gelangen, sondern daß es genau zu dem steten Zustrom von Glukose ins Blut kommt, den unsere Gehirn- und Nervenzellen so schätzen. Die werden dann stundenlang bestens mit Energie versorgt – und wir können uns scharf konzentrieren und fühlen uns »gut drauf«.

Um den Blutzuckerspiegel auf eine vernünftige Höhe zu bringen und dort zu halten, brauchen wir komplexe Kohlenhydrate, die einen stetigen Zustrom von Glukose ins Blut gewährleisten.

Glück, Euphorie, Optimismus allerdings sind eine andere Sache. Diese angenehmen Stimmungen werden zwar ebenfalls im Gehirn und im Nervensystem erzeugt, aber auf eine gänzlich andere Weise. In mikroskopisch winzigen Vesikeln (Bläschen) an den Gehirn- und Nervenzellen sind bestimmte Rohstoffe eingelagert, wie z.B. die Aminosäure Phenylalanin. Wenn wir jetzt am Samstagabend vier oder gar fünf Richtige auf unserem Lottozettel ankreuzen, kommt Freude auf.

Das Wichtigste über unser Gehirn und unsere Nerven

Sie bilden eine Einheit von mehr als hundert Milliarden Zellen und sind die zentrale Steuereinheit unseres Körpers, sowohl bei allen bewußt vorgenommenen Handlungen als auch bei allen unbewußten, automatischen bzw. vegetativen Vorgängen. Das Gehirn verbraucht allein bis zu 25 Prozent aller Nährstoffe, es wird über das feine System der Blut-Hirn-Schranke versorgt. Im Zwischenhirn oder limbischen System entsteht die individuelle Welt unserer Gefühle und unseres Denkens. Ein wichtiger Biostoff für Gehirn- und Nervenzellen ist das Cholesterin, genauer, das B-Vitamin Cholin, das den Fettstoff Cholesterin nicht nur verwertbar macht, sondern aus dem auch in den sogenannten cholinergen Fasern der Neurotransmitter (Acetylcholin) hergestellt wird, der für die nötige Konzentration sorgt. Glukose (die kleinste Einheit der Kohlenhydrate) ist die einzige Energienahrung, die von Gehirn- und Nervenzellen angenommen wird. Das Glückshormon Noradrenalin entsteht in diesen Zellen. Es verlängert im Organismus die Lebensdauer des Euphorie-Peptids Beta-Endorphin. Wer sich schnell und lange über irgend etwas freuen kann, ist also auf die körpereigene Produktion dieser beiden Substanzen angewiesen. Calcium wirkt neben Cholin (und einem weiteren B-Vitamin, dem Inositol) in natürlicher Weise beruhigend auf unser Gehirn und unsere Nerven.

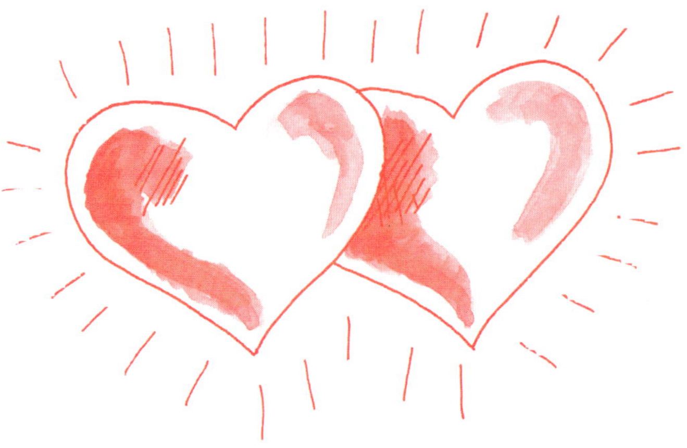

Die Körperzellen

Wir haben rund 70 Billionen Körperzellen, jede einzelne besteht aus rund einer halben Million Einzelteilen. Manche glauben, je größer ein Mensch oder ein Tier ist, desto größere Zellen habe er bzw. es auch. Dabei sind die Zellen eines Elefanten, eines Maulwurfs, eines Menschen oder auch eines Baumes alle ziemlich gleich groß. Entscheidend für die Größe des Individuums ist hauptsächlich die Anzahl der Zellen. Eine Maus z. B. besteht aus »nur« rund 100 Milliarden Zellen.

Es gibt allerdings auch extrem große und extrem kleine Zellen im Tierreich. Das Eigelb im Straußenei hat einen Durchmesser von drei Zentimetern und ist die größte lebende Eizelle, die es gibt. Auch das Hühnereigelb ist eine große Einzelzelle bzw. genaugenommen eigentlich ein riesiges Vorratslager an Vitaminen, Mineralien, Eiweiß und anderen Biostoffen. Die Zellen von Bakterien sind hingegen winzig klein: Wenn man zwei Millionen davon aufeinandertürmt, erreichen sie gerade eine Höhe von einem Millimeter.

Wir Menschen bestehen aus rund 100 verschiedenen Zelltypen. 1000 aneinandergereihte Durchschnittszellen überspannen gerade einen Fingernagel. Zellen sind deshalb so klein, weil sie (vor allem in ihrer Summe) eine vergleichsweise große Oberfläche haben bzw. brauchen. Diese ist für den Austausch von Nährstoffen und Zellabfall oder Gasen wichtig.

Die äußerste Schicht der Körperzellen ist ölig-flüssig. Hier befinden sich auch die Rezeptoren, die Landeplätze, an die sich Hormone, Enzyme und Nährstoffe anbinden.

Die Zellmembran oder äußerste Schicht ist (im Gegensatz zur Außenschicht von Pflanzenzellen) nicht fest, sondern ölig-flüssig. Auf ihr »schwimmen« zahllose Eiweiß- und andere Moleküle. Außerdem sitzen hier die sogenannten Rezeptoren, die Landeplätze, an die sich Hormone, Enzyme und Nährstoffe anbinden, um danach über ein unendlich feines und weitverzweigtes Kanalsystem ins Zellinnere zu schlüpfen oder dorthin weitertransportiert zu werden. Die Zellmembran schmiegt sich eng an die Blutkapillare an, über die die Zelle versorgt wird. In dieser Schicht finden auch ständig Kämpfe oder gar Schlachten zwischen aggressiven Mikroorganismen (Bakterien, Viren, Pilze, Freie Radikale usw.) und Schutzmolekülen des Immunsystems statt. Vergleichen kann man die Membran mit einem betriebsamen Hauptbahnhof, in dem es von Menschen (lebendigen Molekülen und Ionen) nur so wimmelt, die alle irgendwie ankommen oder abreisen. Darunter sind (wie auch auf unseren Hauptbahnhöfen) »böse« und »gute« Individuen.

Unter der Membranschicht (bei Pflanzen ist es eine Schale) liegt das sogenannte Zytoplasma, das bei Mensch, Tier und Pflanzen ziemlich ähnlich aussieht. Kein Wunder: Wir stammen schließlich, evolutionsgeschichtlich gesehen, alle von Pflanzen ab. Das Zytoplasma ist ganz wäßrig und macht den größten Teil der Zelle aus. In ihm sitzen (oder »schwimmen«) verteilt die festen Zellbestandteile der Organellen. Sie haben die Form winziger Kügelchen, Säckchen oder Röhrchen und bestehen aus massiven Großmolekülen.

Im wäßrigen Zytoplasma unter der Membranschicht sitzen die festen Bestandteile der Ribosomen, die beim Eiweißstoffwechsel äußerst aktiv sind.

Die am häufigsten vorkommenden Organellen sind die sogenannten Ribosomen, die beim Eiweißstoffwechsel der Zelle äußerst aktiv sind, vor allem beim Bau und Neubau des Zellkerns sowie auch bei der zellinternen Herstellung von Hormonen oder Enzymen. In einer einzelnen Zelle sind Zehntausende solcher Ribosomen enthalten. Damit alle diese Eiweißteile nicht irgendwie heillos am wäßrigen Zytoplasma durcheinanderpurzeln, werden sie durch ein netzartiges Gespinst gehalten, das aber auch bestimmte Transportaufgaben übernimmt: das sogenannte endoplasmische Retikulum.

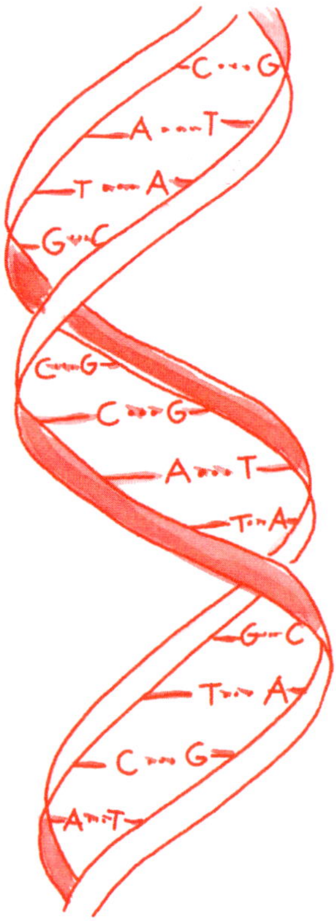

Schon ziemlich tief im Inneren der Zelle, nahe am Kern, liegt der Golgi-Komplex, der alle »reisenden« Moleküle empfängt, registriert, neu verpackt und weiterverschickt. Der Zellkern selbst ist das Hauptquartier der Zelle. Er enthält die Chromosomen, die alle unsere Erbinformationen bzw. Gene tragen.

Nur gutgenährte Körperzellen sind gesund. Interessanterweise kennt die Natur eigentlich gar keine Krankheiten, sondern immer nur »alte« und »junge« Körperzellen – je nach dem Zustand ihrer Ernährung und ihres Immunschutzes. Über die Zufuhr gesunder Kost bzw. über die Aufnahme vieler Nährstoffe haben wir alle die Chance, unsere Zellen und damit uns selbst zu verjüngen. Entscheidend dabei ist die Reparatur zerstörter Zellkerne, z. B. durch den Einbau neuer Nukleinsäuren (spezielle Eiweißstoffe). Diese Fähigkeit unterscheidet uns von den meisten Tieren, die, wie z. B. Hunde oder Katzen, ihre Zellkerne nur bedingt reparieren können. Aus diesem Grund leben wir Menschen länger als fast alle Tiere. Allerdings: Tiere in der freien Natur ernähren sich stets physiologisch richtig, fressen nur das, was sie brauchen, oder würgen das, was sie nicht brauchen, wieder heraus. Ihre Nahrung ist immer in hohem Grad natürlich. Tiere haben deshalb ihr Leben lang kerngesunde Körperzellen (und deshalb stets das gleiche Gewicht, die gleiche Herzschlagart, den gleichen Energieumsatz und das gleiche hübsche Fell, Feder- oder Schuppenkleid).

Durch die Zufuhr vieler Nährstoffe haben wir die Möglichkeit, den in der einzelnen Körperzelle beginnenden Verjüngungsprozeß zu steuern. Eine Sonderrolle spielen dabei die enzymreichen Lysosomen.

Auch wir könnten viel länger jung bleiben und jugendlich aussehen oder uns sogar beträchtlich verjüngen. Dieser Verjüngungsprozeß muß aber in der einzelnen Körperzelle beginnen – er steht jedem von uns offen. Eine Sonderrolle spielen dabei die Lysosomen in der Zelle. Sie sind mit Enzymen angefüllt, die die Nährstoffe verwerten und die Körperzelle füttern. Außerdem bauen die Lysosomen Abfallprodukte der Zelle ab.

Schon mal was von Altersflecken gehört? Diese braunen Flecken – Biochemiker nennen sie Lipofuscine – treten meist zuerst auf den Handrücken auf. Sie sind Ablagerungen unverdaubarer Fett- und Eiweißstoffe. Viel entscheidender für unsere Jugendlichkeit als die Lipofuscine an den Händen sind jene in den Körperzellen und auch in den Gehirnzellen. Sie entstehen durch nährstoffarme Kost. Die Lysosomen in unseren Zellen enthalten dann zu wenige Enzyme und können demnach Fettstoffe und Proteine nicht mehr im gewünschten Maß zur Zellnahrung verwerten und auch nicht mehr abbauen. Auf diese Weise häufen sich immer mehr altmachende Lipofuscine in den Zellen an.
Beim natürlichen Altern ist dies ein ganz normaler Vorgang – die Herzmuskelzellen eines 80jährigen bestehen bis zu zehn Prozent aus solchen Lipofuscinen. Was aber wenig erfreulich ist: Auch viele we-

Die notwendigsten Nährstoffe für unsere Körperzellen

Entscheidend für diesen Abwehrschutz sind vor allem hohe Gewebskonzentrationen von Karotenen und Lycopin (Vorstufen von Vitamin A). Menschen, die abends viel älter aussehen als morgens, haben oft 20mal niedrigere Karoten-Werte in den Zellmembranen als jugendlich aussehende Menschen. Das beste Mittel, um aus seinen Zellen ein Bollwerk zu machen, ist mit etwas Pflanzenöl abgekochter Tomatensaft. Da platzen die Karoten- und Lycopin-Moleküle scharenweise aus den Markzellen und werden für Immunaufgaben frei.

Vitamin E (in kaltgepreßten Pflanzenölen, Samen, Keimen, Eigelb) schützt die ungesättigten Fettsäuren, die die Zellmembran schön ölig-feucht halten, vor Oxidation durch Freie Radikale. Vitamin C (in frischem Obst) zerstört Freie Radikale und baut im Abwehrkampf vernichtete Vitamin-E-Moleküle wieder auf. Ideal: Eine Zitrone essen oder den Saft trinken und danach eine drei Minuten lange gymnastische Übung machen, die einen ins Schwitzen bringt. Das pumpt die Körperzelle richtig mit Vitamin-C-Molekülen voll. Wichtig ist auch noch das Spurenelement Selen. Als zentraler Bestandteil eines Immunmoleküls (Glutathion-Peroxixdase) ist es der ärgste Feind aller Freien Radikale. Selen ist vorwiegend in Vollkornprodukten, aber auch in Bierhefe und Knoblauch enthalten.

Weil der Zellkern hauptsächlich aus Nukleinsäuren besteht, müssen wir für eine Verjüngungskur (oder auch ganz generell) Lebensmittel mit einem hohen Anteil solcher Nukleinsäuren essen. Diese Moleküle werden mit Hilfe von Magnesium (in dunkelgrünem Blattgemüse und -salat) aus dem Darm gewonnen und ins Blut überführt. Enthalten sind Nukleinsäuren (bzw. ihre kleinen Bausteine, die Nucleotide) in allen jungen Pflanzen wie Hülsenfrüchten, Keimlingen, jungem Salat und Gemüse, im vollen Getreidekorn, in Naturreis, Samen, Nüssen, Kernen.

sentlich jüngere Menschen haben krankhaft hohe Konzentrationen von Lipofuscinen in den Zellen. Die Folge sind eine Mangelversorgung des Zellkerns und schließlich der Zusammenbruch der ganzen Körperzelle.

Was sich in den Mitochondrien, den energieerzeugenden Brennkammern der Zellen, abspielt, ist gewaltig und unvorstellbar. Hier entsteht in jeder hunderttausendstel Sekunde Leben neu. Mitochondrien sind winzige kugel- oder wurstförmige Gebilde. Sie haben eine eigene Membran, durch die hindurch ihnen Sauerstoff und energieerzeugende Moleküle zugeführt werden, sogenannte Adenosintriphosphorsäuren (kurz ATP genannt).

Die Mitochondrien, die energierzeugenden Brennkammern der Zellen, dienen dem Stoffwechsel. Den Treibstoff liefern ihnen Sauerstoff und die ATP-Moleküle.

Das kurze Leben dieser ATP-Moleküle ist so aufregend, daß wir genauer darauf eingehen wollen. Die Zwischensilbe »tri« bedeutet, daß es sich um ein Molekül mit drei Phosphor-Atomen handelt. Einzigartig ist dieses Molekül deshalb, weil sich diese drei Phosphor-Atome auf eine ganz spezielle Weise ans Molekül binden. Man kann sich dazu der Einfachheit halber drei mit Helium gefüllte Luftballons vorstellen, die durch feine Gummibänder verbunden sind und mit Macht auseinanderstreben. Sie scheinen nahezu vor Ehrgeiz zu platzen, sich von den anderen zu trennen. Die Gummibänder, an denen sie hängen, dehnen sie dabei immer mehr. Wenn wir diese jetzt durchtrennen, schnellen die Ballons kraftvoll voneinander weg. Das Geheimnis ihrer Energie liegt also hauptsächlich in dieser Gummiverbindung. Sie ist nichts anderes als gespeicherte Energie.

Wenn wir z. B. unseren kleinen Finger krümmen, driften in den Zellen des Fingers Milliarden und Billionen solcher ATP-Moleküle auseinander und liefern Energie. Die frei gewordenen Phosphor-Atome werden aber sofort wieder eingefangen und an neue »Gummiseilchen« gebunden, das heißt, die Mitochondrien der Körperzellen werden wieder mit neuer Energie aufgeladen. Den Treibstoff für diesen Vorgang liefern Sauerstoff und Glukose bzw. Fettsubstanzen, die vorher im Zytoplasma der Zelle zerkleinert werden. Bei entsprechender Belastung bzw. Anforderung kann eine Muskelzelle von einer zehntausendstel Sekunde auf die andere ihre Energieproduktion um das 300fache steigern.

Die Millionen frei werdenden Atome und Elektroden sausen in dem labyrinthischen Faltensystem der Mitochondrien mit Lichtgeschwindigkeit durcheinander, erzeugen ein scheinbar unkontrollierbares Gewitter wie aus Milliarden Blitzen. Trotzdem herrscht in diesem scheinbaren Durcheinander vollkommene Ordnung. Allerdings nur, solange die Körperzelle gegen aggressive Eindringlinge geschützt bleibt. Vor allem die Freien Radikale sind ganz versessen darauf, sich an den Immunpolizisten auf der Zellmembran vorbeizuschmuggeln und in die Mitochondrien einzudringen. Freie Radikale haben ein ungleiches Paar Elektronen. Das macht sie ständig »wütend« und »gereizt«, denn ruhig und ausgeglichen verhalten sich in der Natur stets nur Moleküle mit Elektronenpaaren, die um den Atomkern kreisen.

Jede unserer 70 Billionen Körperzellen wird täglich 10.000 mal von Freien Radikalen angegriffen – dies unterstreicht ihre besondere Schutzbedürftigkeit.

Also reißen Freie Radikale einfach »heimtückisch« einem anderen Molekül oder Atom ein Elektron weg, um sich selbst zu sättigen. Das beschädigte Teilchen »klaut« nun seinem Nachbarn ein Elektron – und so setzt sich diese diebische Gemeinheit in tausend- und millionenfacher Kettenreaktion quer durch die Mitochondrien und schließlich durch die ganze Zelle fort. Vor allem in den Mitochondrien sorgen Freie Radikale für ein fürchterliches Chaos. Wenn man bedenkt, daß jede unserer 70 Billionen Körperzellen pro Tag rund 10.000mal von Freien Radikalen angegriffen wird, kann man sich das Ausmaß des Gesamtschadens vorstellen, wenn wir unsere Zellen nicht schützen.

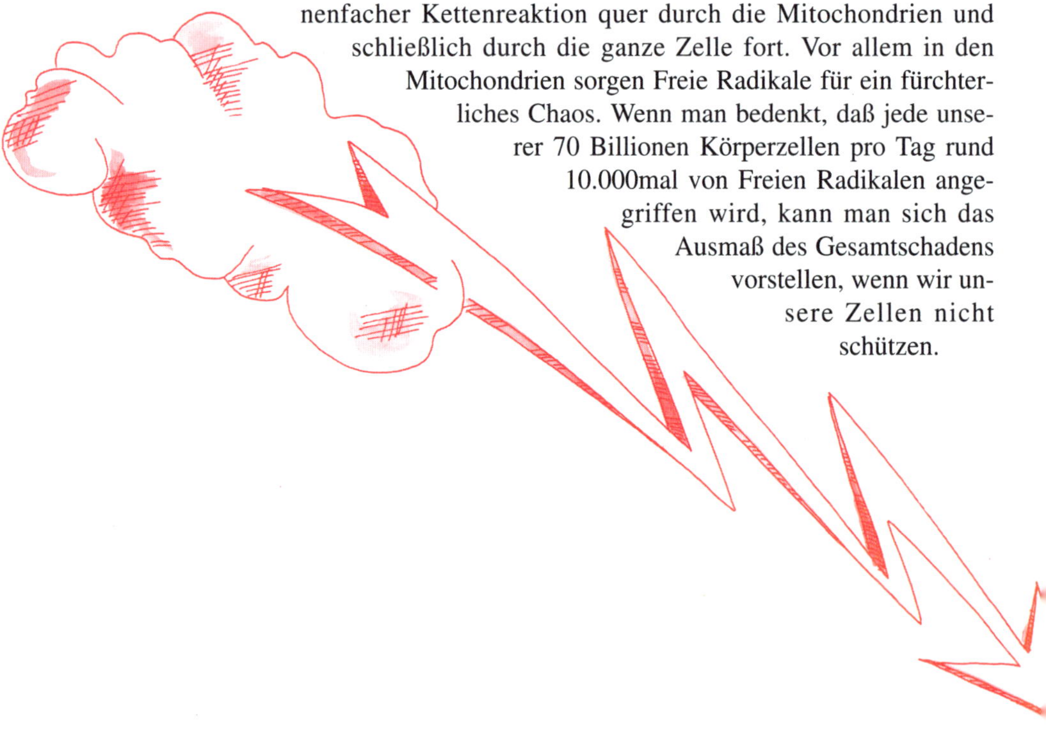

Das Wichtigste über unsere Körperzellen

Wir haben rund 70 Billionen von ihnen, jede einzelne besteht aus mindestens einer halben Million Einzelteilen. Körperzellen sind winzig: Etwa 1000 von ihnen überspannen aneinandergereiht gerade einen Daumennagel. Versorgt werden sie durch einen hauchdünnen Übergang aus feinsten Blutkapillaren. Wie eine große, betriebsame Stadt besteht jede Zelle aus unterschiedlichsten Elementen: Schutzmembran, Enzymfabriken, Nährstoffverwertung, Energieöfen, Zellkern und vielem mehr. In der Membran sitzen unzählig viele Rezeptoren (Landeplätze für Hormone und Biostoffe), Enzyme, Träger-Proteine, Immunkörper. Das Zellinnere ist flüssig; außen sind alle Zellen überdies von der extrazellulären Flüssigkeit umgeben, die Glukose, Eiweißteilchen, Hormone und salzige Ionen (Atomteilchen) enthält. Je nach Nährstoffbedarf wandern Biostoffe (z. B. auch Sauerstoff) zwischen innerer und äußerer Zellflüssigkeit hin und her. Unsere Körperzellen werden täglich rund 10.000mal von Freien Radikalen angegriffen und müssen deshalb durch Immunstoffe geschützt werden. Wenn wir unsere Nahrung zusätzlich mit Nucleotiden (bestimmte Eiweißstoffe) anreichern, können wir unsere eigenen Zellkerne reparieren und dadurch unseren Körper sowie unsere Psyche auffrischen und verjüngen.

UNSER STOFFWECHSEL

Nährstoffe, Enzyme, Hormone, Peptide

Unser Stoffwechsel ist so etwas wie eine gigantische Fabrik, in der täglich Billiarden und Aberbilliarden chemischer Reaktionen ablaufen, und zwar nach den jeweils ganz präzisen Vorgaben. Auch wenn jeder Mensch ein unverwechselbares Individuum ist, mit speziellem Aussehen, eigener Stimme und einmaligen Fingerabdrücken – die Art und Weise, in der sein Stoffwechsel Proteine herstellt oder Sauerstoff im Blutfarbstoff transportiert, ist bei allen Menschen zwischen China und Afrika, dem Nord- und Südpol gleich.

Seit Beginn der neunziger Jahre stehen den Physiologen und Biochemikern hervorragende Analysegeräte zur Verfügung, die aufregende Einblicke in unseren Stoffwechsel ermöglichen. Als besonders faszinierend entpuppen sich neuerdings die Enzyme und Hormone.

Nährstoffe: Das Biofutter für unsere Körperzellen

Die Vitamine

Die Vitamine sind es, die unseren Stoffwechsel erst zum Leben erwecken. Ohne Vitamine wäre alles in uns tot. Da leuchtet schon ein, daß wir in dem Maße frischer und vitaler werden, in dem wir unserem Organismus Vitamine zuführen.

Erst die Vitamine erwecken unseren Stoffwechsel zum Leben, machen uns frisch und vital.

Wenn wir mit unserer Nahrung Metalle wie Zink, Kupfer oder Eisen zu uns nehmen, schwimmen deren Atome erst einmal tot in unserem Bauch oder Blut herum. Kaum knüpft sich aber ein Metall-Ion an ein Vitamin, wird es plötzlich quicklebendig und wirkt fleißig im großen Räderwerk des Stoffwechsels mit. Man kann es auch so ausdrücken: Erst einmal müssen Vitamine in und an den Körperzellen sein, damit sich überhaupt etwas tut. Deshalb werden Vitamine viel schneller aus dem Verdauungstrakt ins Blut befördert als etwa Eiweiß, Fettsäuren oder Mineralien.

Die Vitamine unterteilen sich in zwei Hauptgruppen: wasserlösliche und fettlösliche. Die wasserlöslichen sind die B-Vitamine und das Vitamin C. Sie werden (abgesehen vom Vitamin B12) immer wieder über das Blut und den Urin aus dem Körper ausgeschwemmt, können deshalb nicht gespeichert und müssen täglich ersetzt werden. Die fettlöslichen Vitamine sind die Vitamine A, D, E und K. Sie können sich in Zellen anreichern und deshalb – wenn man zu viele davon in Tablettenform zu sich nimmt – irgendwann toxisch, also giftig, werden. Fettlösliche Vitamine aus natürlicher Kost aber reichern sich nicht zu giftig hohen Konzentrationen an. Dafür sorgt die Natur schon. Wenn man beispielsweise jeden Tag ein Kilogramm Vitamin-A- bzw. karotenreiche Karotten ißt, kann man höchstens gelbe Handflächen davon bekommen, sich aber niemals vergiften.

Die Vitamine werden – außer B12 – über das Blut und den Urin aus dem Körper ausgeschwemmt und müssen deshalb täglich ersetzt werden.

Vitamine sind organische Moleküle, die in unserem Stoffwechsel unterschiedliche Aufgaben erfüllen. Die wasserlöslichen Vitamine wirken als Coenzyme bei der Energieerzeugung und beim Eiweißstoffwechsel und helfen bei Enzymreaktionen fleißig mit. Es gibt aber auch Vitamine, die zu festen Zellbestandteilen werden und am »Standort« Aufgaben erfüllen, wie z. B. die B-Vitamine Cholin und Inositol in den Phospholipiden (Phosphorfettstoffen) der Zellmembranen.

Abgesehen vom Vitamin E haben die fettlöslichen Vitamine individuellere Aufgaben. Vitamin A und Vitamin D haben hormonähnliche Eigenschaften, die Hauptaufgabe von Vitamin E ist der Schutz aller Fettsäuren im Körper vor Freien Radikalen. Deshalb ist dieses Vitamin auch am meisten in unseren Körperzellen verbreitet.

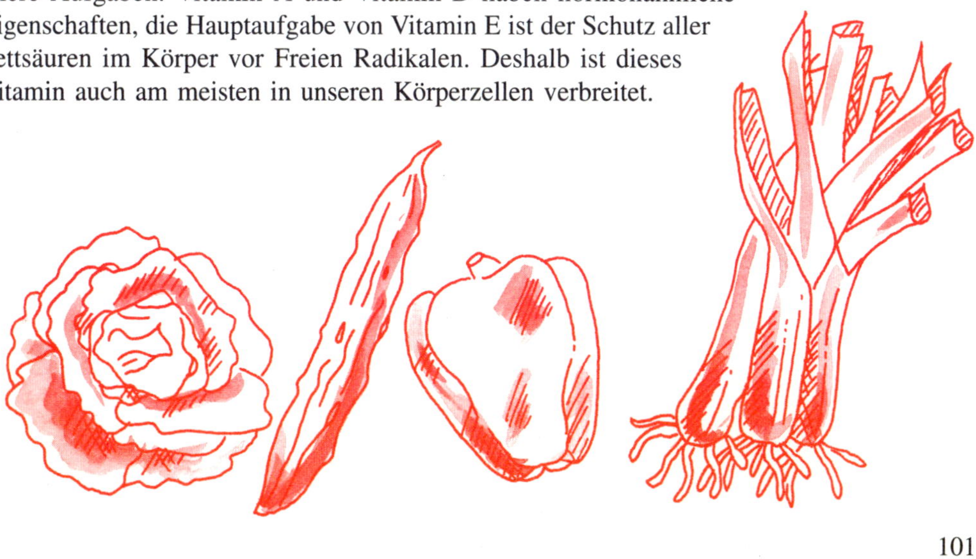

Fast alle Vitamine werden von Pflanzen hergestellt und müssen deshalb über die Nahrung zugeführt werden. Nur ganz wenige erzeugt der menschliche Organismus selbst.

Außer dem Vitamin B12 und dem Vitamin D werden alle Vitamine direkt oder indirekt von Pflanzen hergestellt. Wenn Geflügel, Fleisch oder Fisch Vitamine enthält, dann nur deshalb, weil diese Tiere Pflanzen gefressen haben. Vitamin D wird unter Einwirkung von ultravioletten Lichtstrahlen in bestimmten cholesterinhaltigen Zellen unserer Haut hergestellt, Vitamin B12 von Mikroorganismen wie Pilzen oder Bakterien bzw. in Tieren. Ganz wenige Vitamine produzieren wir Menschen in geringen Mengen: in unserem Darm Vitamin B5 (Pantothensäure), Vitamin B6 (Pyridoxin) und Biotin, in unserem Gewebe Vitamin B3 (Niacin), Cholin und Inositol.

Die besten Vitaminlieferanten

Besonders reich an Vitaminen sind alle Samen, also auch Vollkorn, Nüsse und Eier, die ja praktisch so etwas wie »Hühnersamen« sind. Auch Hefe und Leber enthalten viele Vitamine. Früchte und Gemüse sind ideale Lieferanten von Vitaminen (speziell des Vitamins A bzw. der Karotene und des Vitamins C) in untereinander ausgewogener Form.

Vitamine werden von unserem Organismus nur in äußerst geringen Mengen benötigt. Vom Vitamin B12 brauchen wir beispielsweise in unserem ganzen Leben nur etwa soviel, wie ein Hirsekorn wiegt; trotzdem sind dann alle 70 Billionen Körperzellen Tag für Tag ausreichend mit diesem lebenswichtigen Vitamin versorgt.
Mit der Entwicklung neuer Analyseverfahren werden übrigens immer mehr Vitamine entdeckt. Oder es stellt sich plötzlich heraus, daß bestimmte Substanzen vitaminähnliche Funktionen erfüllen. Auch werden von einzelnen Vitamingattungen immer mehr Untergruppen entdeckt. So kennt man inzwischen vier verschiedene C-Vitamine, mindestens acht verschiedene Tocopherole (Vitamin E) und rund 500 verschiedene Karotene, von denen mindestens 60 Vorstufen von Vitamin A sind. Rund 50 Karotene sind wirksamer als das fertige Vitamin A selbst. Auch die Anzahl der bekannten B-Vitamine hat sich wesentlich vergrößert.

Nach neuesten Erkenntnissen spielen Vitamine für unsere Gesundheit eine viel entscheidendere Rolle als bislang angenommen. Allein durch Vitamingaben kann man Befindlichkeitsstörungen, Beschwerden und sogar Krankheiten lindern oder heilen. Neu ist die Entdeckung, daß nicht allein die Blut-, sondern auch die Gewebskonzentration von Vitaminen für unsere Gesundheit von Bedeutung ist: Wenn ein Vitamin beispielsweise im Blut genügend angereichert ist, heißt dies noch lange nicht, daß auch im Organismus kein Vitaminmangel besteht.

Noch andere Erkenntnisse lassen die offiziellen Nährstoffempfehlungen (beispielsweise der Deutschen Gesellschaft für Ernährung) als antiquiert und überholt erscheinen. (Kein Wunder: Sie sind auch teilweise über 20 Jahre alt.) Um die Folgen von Vitaminmangel zu erforschen, müssen Wissenschaftler das entsprechende Vitamin zu 100 Prozent aus der Nahrung der Versuchspersonen entfernen (um dann die entsprechenden Mangelerscheinungen kennenzulernen). Dies ist aber kaum möglich, weil winzige Vitaminmengen stets anderen Nährstoffen (wie z. B. Eiweiß) anhaften. Zudem stellen wir in unserem Organismus mehr Vitamine her, als bislang angenommen wurde. Ein Beispiel ist das Vitamin B12. Es kommt ausschließlich in tierischer Nahrung vor; trotzdem versorgen sich selbst strenge Veganer (Vegetarier, die nicht nur kein Fleisch, sondern auch keine Eier und Milchprodukte, nicht einmal Honig, zu sich nehmen) oft mit ausreichend Vitamin B12 aus der Mikroflora in ihrem unteren Dünndarm. Mindestens zwei – Pseudominas und Klebsiellas –, wahrscheinlich aber viel mehr Bakterienarten in einem gesunden Darm sind zur Produktion von Vitamin B12 in der Lage. Andere B-Vitamine, wie Folsäure und Thiamin (B1), werden ebenfalls von Magen-Darm-Bakterien hergestellt.

Jede Form von Streß entzieht unserem Körper Vitamine. Streßbedingte Verluste können zu erheblichen Störungen im Eiweiß- und Hormonstoffwechsel führen.

Jede Form von Streß entzieht unserem Körper direkt oder indirekt Vitamine (und natürlich auch andere Nährstoffe). Ein einstündiger leidenschaftlicher Konflikt oder Gefühlsausbruch stiehlt unserem Stoffwechsel rund 300 Milligramm Vitamin C – das Dreifache dessen, was die Deutsche Gesellschaft für Ernährung (DGE) als Tagesbedarf empfiehlt. Streßbedingte Verluste bestimmter Vitamin-B6-Formen (vor allem der aktiven Form Pyridoxalphosphat) führen zu erheblichen Störungen im Eiweiß-, vor allem aber im Hormonstoff-

Alle Vitamine auf einen Blick

Vitamin	wichtig für	enthalten in
Vitamin A (Retinol)	(Schleim-)Haut, Augen, Blut, Verdauungssäfte, Zellkerne	Grünem und gelbrotem Gemüse, Leber
Vitamin D	Knochen, Zähne, Nerven, Wachstum, Blutgerinnung	Fisch, Fischöl, Eiern
Vitamin E	Immunschutz der Zellen, Herzmuskel, Durchblutung	Nüssen, Samen,Pflanzenölen
Vitamin K	Blutgerinnung, Knochenbildung	Grüngemüse, Kohl, Eigelb, Käse
Vitamin B1 (Thiamin)	Nerven, Gedächtnis, Wachstum, Appetit, Darmtätigkeit	Nüssen, Samen, Keimen, Gemüse, magerem Fleisch
Vitamin B2 (Riboflavin)	Fett-, Eiweiß- und Kohlenhydratstoffwechsel, Zell atmung, Augen,Haut, Haar, Fingernägel	Milch, Leber, Niere, Eiern, Nüssen, Samen
Vitamin B3 (Niacin)	Kreislauf, Cholesterinspiegel, Fett-, Eiweiß- und Kohlenhydratstoffwechsel, Nerven, Haut, Hormonproduktion, Verdauungssystem	Fleisch, Fisch, Nüssen, Gemüse, Bierhefe
Vitamin B5 (Pantothensäure)	Nebennierenhormone, Zellstoffwechsel, Zellenergie, Fettverwertung, Verdauungstrakt	Vollkorn, Leber, Eigelb, Bierhefe
Vitamin B6 (Pyridoxin)	Eiweißstoffwechsel, rote Blutkörperchen, Immunkörper, Bau von Zellkernen	Leber, Nüssen, Weizenkeim, Bohnen, Bananen, Avocados, Bierhefe

Vitamin	wichtig für	enthalten in
Folsäure	Eiweißstoffwechsel, rote Blutkörperchen, Zellkerne, Gehirn, Stimmungslage, Appetit, Magensäure	Leber, Grüngemüse, Bierhefe
Vitamin B12 (Cobalamin)	Nerven, Fett-, Eiweiß- und Kohlenhydratstoffwechsel, Eisenverwertung, Zellkerne	Leber, Nieren, Eigelb, Käse, Muskelfleisch, Fisch
Biotin	Fettverwertung, Haut, Haare, Fingernägel, Muskelzellen, Blutzuckerspiegel, Nervenenergie	Leber, Eigelb, Tomaten, Soja (Tofu), Kleie, Naturreis, Bierhefe
Cholin	Fettverwertung, Leber, Gallenblase, Cholesterinspiegel, Konzentration, Nerven, Gehirn	Eigelb, Fleisch, Vollkornprodukten, Gemüse, Lecithin
Inositol	Entspannung, Nerven, Haar, Verdauung, Knochenmark, Muskeln	Fleisch, Milch, Früchten, Nüssen, Vollkorn, Gemüse
Para-Aminobenzoesäure (PABA)	Darmflora, Eiweißverwertung, rote Blutkörperchen, Haut, Haare	Leber, Bierhefe, Weizenkeim, Melasse
Vitamin C	Immunschutz, Gefäßwände, Hormonproduktion, Bindegewebe, Calcium- und Eisen-Stoffwechsel, Wundheilung	Früchten, Tomaten, Gemüse

Die wichtigsten Vitamin-Tips

- **Keine fertigen Obst- oder Gemüsesäfte kaufen, sondern Säfte möglichst immer selbst pressen. Obst möglichst samt Fruchtfleisch essen.**
- **Salat, Rohkost, Gemüse möglichst im Bioladen oder beim Biobauern kaufen. Kurz lagern, erst unmittelbar vor dem Kochen oder vorm Verzehr zerkleinern und zubereiten.**
- **In der Küche nur kaltgepreßte Pflanzenöle verwenden. Sie sind reich an Vitamin E.**
- **Bierhefe-Tabletten (in der Apotheke oder im Reformhaus erhältlich) liefern als wertvolle Nahrungsergänzung nicht nur ausreichend sämtliche B-Vitamine, sondern auch wichtige Spurenelemente wie Chrom, Zink, Selen oder Mangan.**
- **Täglich eine halbe Stunde an die Sonne oder ans helle Tageslicht gehen. Vitamin D entsteht nämlich durch Einwirkung von UV-Strahlen auf unsere Haut.**

wechsel. Sie werden durch die offiziellen Nährstoffempfehlungen nicht ausgeglichen. Ähnliches gilt für eine ganze Reihe anderer Vitamine. Viele Menschen sind nur deshalb krank, weil sie zu wenige Vitamine zu sich nehmen. Ärzte behandeln dann häufig lediglich die Folgesymptome wie Müdigkeit, Nervenschwäche, Hautausschlag, Libidomangel, Durchblutungsstörungen, Schlafstörungen, Fettleibigkeit usw.

Gesunde Mischkost mit hoher Nährstoffdichte garantiert eine ausreichende Vitaminversorgung.

Für eine ausreichende Vitaminversorgung ist eine gesunde Mischkost mit hoher Nährstoffdichte absolute Pflicht. Dazu zählen Obst, Salat, Rohkost, Gemüse, Kartoffeln, Naturreis, Eier, Vollkornprodukte, Milch und Milchprodukte (Käse, Joghurt) sowie Fleisch, Fisch und Geflügel. Nicht dazu gehören Obstsäfte aus dem Supermarkt, Dosengemüse, Pommes frites oder Fertiggerichte (eine Ausnahme bildet tiefgefrorenes Gemüse).

Vitamine können durch Hitze, Luft, Licht oder Säuren leicht zerstört werden. Beim Kochen von Gemüse, beim Braten von Fleisch oder auch beim Backen von Brot können bis zu 85 Prozent des enthaltenen

Quasi-Vitamine

Vitamin	Wichtig für	Enthalten in
Bioflavonoide	Gefäße, Kreislauf, Immunschutz, Fettverwertung, Blutbild	Beerenfrüchten, anderem Obst, Buchweizen, Gemüse
Carnitin	Fettverbrennung, Muskelenergie, Zellentgiftung, Leber, Nebenhoden	Muskelfleisch, Leber, Milch
Pangaminsäure (Vitamin B15)	Eiweißstoffwechsel (speziell im Herzmuskel), Fett- und Zuckerstoffwechsel, Drüsen, Nerven, Kreislauf	Vollkornprodukten, Naturreis
Coenzym A	Zellenergie, Blutfettwerte, Vitalität	Joghurt, Pantethin (Bestandteil des B-Vitamins Pantothensäure)
Coenzym Q 10	Fettverbrennung, Energieerzeugung, Herzmuskel, Vitalität	Rinderherz, Muskelfleisch, Leber, Niere, Eigelb, Milchfetten, Vollkorn, Weizenkeim

(Mehr über diese faszinierenden Biostoffe erfahren Sie in dem Buch »Fit durch Vitamine«, Südwest Verlag, München [3]1993.)

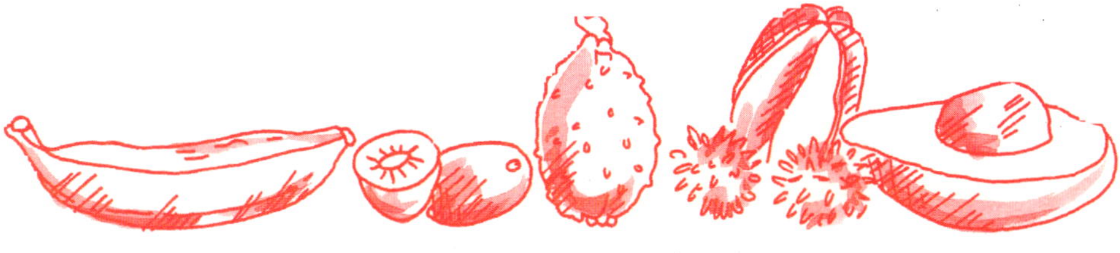

Vitamins B1 (Thiamin) zerstört werden. Ähnliches gilt für andere Vitamine. In der für uns Mitteleuropäer typischen Kantinen- und Fertigkost sind insgesamt nur noch rund 61 Prozent der ursprünglichen Vitamine enthalten. Davon werden durch Zubereitung und Kochen rund 35 Prozent zerstört.
Wenn die wenigen Vitaminmoleküle sich schließlich doch noch in unseren Darm »retten« können, bedeutet dies allerdings nicht automatisch, daß sie auch durch die Darmwand ins Blut und zu den Körperzellen gelangen. Dieser Mechanismus funktioniert nämlich nur in einem gesunden Milieu von Darmenzymen und Darmflora sowie einer intakten Mukosa (Darmschleimhaut).

Mineralien und Spurenelemente sind für unsere Körperzellen genauso wichtig wie die Vitamine. Mineralien kommen im Körper in größeren Konzentrationen, Spurenelemente nur in äußerst geringen Mengen vor.

Die Mineralien und Spurenelemente

Rund zwei Dutzend dieser Naturstoffe sind für unsere Körperzellen genauso wichtig wie die Vitamine. Sieben von ihnen, nämlich Calcium, Chlor, Kalium, Magnesium, Natrium, Phosphor und Schwefel, kommen in unserem Körper in größeren Konzentrationen vor. Diese sogenannten Mineralien machen insgesamt rund vier Prozent unseres Körpergewichts aus. Calcium, Phosphor und Magnesium sind die Rohstoffe für den Bau unserer Knochen und Zähne; außerdem erfüllen sie wichtige Aufgaben in unserem Stoffwechsel. Schwefel ist ein wesentlicher Bestandteil bestimmter Aminosäuren; Salze von Kalium, Natrium, Chlor und Magnesium sind sogenannte Elektrolyte. Das heißt, sie teilen sich – wenn sie in Körperflüssigkeiten gelöst sind – in elektrisch geladene Atome oder Ionen und bilden so das elektrische Verbundnetz, das z. B. für Nervensignale oder Muskelkontraktionen wichtig ist.

Von den insgesamt 46 Mineralstoffen, die sich in unserem Körper befinden, sind mindestens noch weitere 14 sogenannte Spurenelemente lebensnotwendig. Diese kommen allerdings in unserem Organismus nur in äußerst geringen Mengen vor, alle zusammen würden leicht in einen Fingerhut passen.
Vom Spurenelement Chrom brauchen wir pro Tag nicht mehr als etwa ein zehntausendstel Gramm. Unter einer Milliarde Blutteilchen finden sich gerade 20 winzig kleine Chrom-Atome. Trotzdem würden wir allein ohne dieses seltene Element in kurzer Zeit sterben. Die reichsten Konzentrationen von Spurenelementen finden sich im vollen Korn, in Samen und Keimen.

Die besten Mineralstofflieferanten

In den Jahrmillionen seiner Entwicklung hat sich unser Stoffwechsel genau auf die Zusammensetzung der Mineralstoffe eingestellt, wie sie auch in der Natur vorkommen. Dort stehen Mineralstoffe – z. B. im Gemüse oder in anderen Lebensmitteln – in einem ganz bestimmten Verhältnis zueinander. Dies gilt für Calcium und Phosphor ebenso wie für Kalium und Natrium oder andere Mineralstoffpaare. Deshalb ist es nicht gut, wenn man sich in der Apotheke gezielt bestimmte Mineralstofftabletten besorgt (z. B. Magnesium, Calcium, Selen oder Eisen). Wer Calcium-Pillen kaut, schadet seinen Knochen und Zähnen, weil sie die sogenannte physiologische Calcium-Phosphor-Ratio verändern. Dies kann sogar schon geschehen, wenn jemand zuviel calciumreichen Käse ißt. Gerade bei Mineralstoffen ist es also Pflicht, daß man sie sich in ihrer kompletten Zusammensetzung aus dem Supermarkt der Natur holt: aus Obst, Salat, Rohkost, Gemüse, Kartoffeln usw.

Im Gegensatz zu den flinken Vitaminen werden die trägen Mineralstoffe erst durch Verdauungsenzyme aus dem Nahrungsbrei »befreit«.

Dies hat noch einen weiteren einleuchtenden Grund: Im Gegensatz zu den flinken Vitaminen sind die Mineralstoffe ziemlich träge oder gar tote Biostoffe. Sie werden durch Verdauungsenzyme zusammen mit anderen Stoffen aus dem Nahrungsbrei »befreit« und liegen dann erst mal in Form von Billionen Atomen im oberen Dünndarm herum. Dort beobachten sie voller »Neid«, wie die Vitamine massenweise aus eigener Kraft durch die Darmwand ins Blut schlüpfen und sich auf den Weg zu den Körperzellen machen. Die Mineralstoffe können sich nämlich nicht allein fortbewegen, sondern brauchen irgendein »Taxi« oder einen »Bus«, auf jeden Fall irgendein Transportmittel – und das sind bestimmte Eiweißträger.

Bei vielen Menschen warten die Mineralstoffe vergebens auf solche Träger-Proteine, wie sie in der Fachsprache heißen. Der Grund: Es kommt, weil's an Magensäure fehlt, kein Eiweiß aus dem Magen in den Darm. Oder die eiweißreiche Nahrung kann mangels Proteasen (eiweißspaltende Enzyme) nicht in Aminosäuren oder wenigstens in

Miniproteine gespalten werden; vielleicht wird dem Organismus gar überhaupt zuwenig eiweißreiche Nahrung zugeführt. Da ergeht es also den Mineralstoffen nicht anders als uns Menschen, wenn wir auf den Bus warten, der einfach nicht kommen will. Die sogenannte Darmperistaltik (die automatisch fortschreitende Darmpassage) läßt Nährstoffen aber immer nur ein paar Stunden Zeit, um sich auf den Weg durch die Darmwand ins Blut zu machen. Wer nicht rechtzeitig fortgekommen ist, wird ganz einfach kurzerhand über die Faeces (Stuhl) ausgeschieden.

Alle rund 70 Billionen Körperzellen brauchen wenigstens ein Dutzend Atome und Ionen von jedem einzelnen Mineral oder Spurenelement in jeder Sekunde.

Dies ist einer der Gründe – oder vielleicht der Hauptgrund –, warum die meisten Menschen untcr katastrophalem Mineralienmangel leiden. Denn jede unserer rund 70 Billionen Körperzellen braucht in jeder Sekunde von jedem einzelnen Mineral oder Spurenelement wenigstens ein Dutzend Atome oder Ionen.

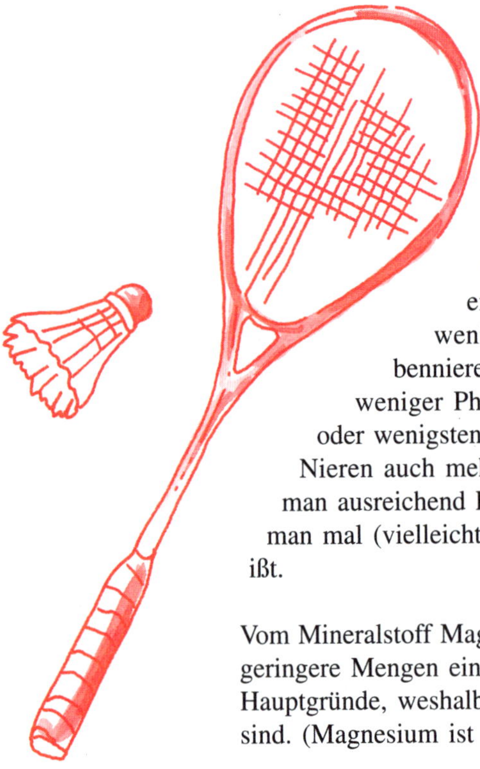

Jeder Erwachsene hat ungefähr 1400 Gramm Phosphor im Körper, 85 Prozent davon in seinen Knochen. Die übrigen Phosphor-Atome führen ein fröhlicheres Leben, sie tummeln sich in allerlei Stoffwechselvorgängen. Im Blut wird Phosphor meist in Form von Phosphat-Salzen oder Phospholipiden (Phosphor-Fettstoffe) transportiert, die für die Schutzschicht unserer Nervenzellen enorm wichtig sind. Wer Sport treibt, verliert weniger Phosphor über den Urin, weil seine Nebennieren darauf hinarbeiten, daß die Nieren morgens weniger Phosphor ausscheiden. Wer sich viel der Sonne oder wenigstens dem Mittagslicht aussetzt, für den halten die Nieren auch mehr Phosphor zurück. Das hat den Vorteil, daß man ausreichend Phosphor aus der Nahrung bezieht, auch wenn man mal (vielleicht aus Gewichtsgründen) weniger als die Hälfte ißt.

Vom Mineralstoff Magnesium nehmen wir Mitteleuropäer heute weit geringere Mengen ein als noch vor etlichen Jahrzehnten – einer der Hauptgründe, weshalb viele Menschen nervlich so »schlecht drauf« sind. (Magnesium ist eine wichtige Nervensubstanz, sowohl für die

Die sieben Mineralien auf einen Blick

Mineral	**wichtig für**	**enthalten in**
Calcium	Knochen, Zähne, Nerven, Blutgerinnung, Muskeltätigkeit	Milch, Käse, Joghurt, grünem Blattgemüse, Kräutergewürzen
Chlor	Säure-Blasen-Haushalt, Magensäure, Entgiftung, Hormontransport, Gelenke, Sehnen	Kochsalz, Algen, Roggen, Oliven
Magnesium	Immunabwehr, Enzyme, Nerven, Muskeltätigkeit, Hormonproduktion, Zellenergie, Körpertemperatur	Grünem Gemüse und Salat, Soja, Weizenkeim, Meeresfrüchten, Feigen, Mais, Nüssen, Samen
Phosphor	Zellstoffwechsel, Zellenergie, Muskeltätigkeit, Knochen, Zähne, Nierenfunktion, Nervenimpulse, Gehirnzellen	Fleisch, Fisch, Geflügel, Eiern, Vollkorn, Samen, Nüssen
Kalium	Flüssigkeitshaushalt, Nervenimpulse, Wachstum, Entgiftung, Zellstoffwechsel, Enzyme, Haut, Sauerstoffversorgung des Gehirns	Orangen, Vollkorn, Bananen, Kartoffeln, Sonnenblumenkernen
Natrium	Flüssigkeitshaushalt, Säure-Basen-Haushalt, Muskeltätigkeit, Nervenimpulse, Blut, Lymphflüssigkeit, Entgiftung, Verdauung	Kochsalz, Fisch, Meeresfrüchten, Fleisch, Geflügel, Algen
Schwefel	Bindegewebe, Haut, Fingernägel, Durchblutung, Nerven, Zellatmung, Galleproduktion	Eigelb, Fisch, Fleisch, Milch, Käse, Gemüse, Nüssen

Muskelnerven als auch für die Biosynthese von Hormonen.) Schließlich werden nach neuen Erkenntnissen nur etwa 30 bis 40 Prozent des mit der Nahrung aufgenommenen Magnesiums auch verwertet. Magnesiummangel kann dann sogar zu Bluthochdruck und zu Gefäßerkrankungen führen.

Ein einzigartiges und bewundernswertes Mineral ist Schwefel, das sich auf unserem Essensteller hauptsächlich als Teil von Eiweißbausteinen wie Cystein oder Methionin findet. Schwefel ist aber auch ein Bestandteil vieler Enzyme bzw. Coenzyme und somit für schöne glänzende Haare oder auch gesunde Haut verantwortlich.

Natrium, Kalium und Chlor sorgen für den wichtigen Flüssigkeitsausgleich und für die Löslichkeit von Proteinen und anderen Substanzen.

Natrium, Kalium und Chlor sind unsere häufigsten Elektrolyte. Sie sorgen für den wichtigen Flüssigkeitsausgleich und für die Löslichkeit von Proteinen und anderen Substanzen. Natrium ist der Hauptbestandteil unseres Salzes. Je mehr wir von diesem Mineral zu uns nehmen, desto mehr Kalium verlieren wir über den Urin – nervöse Störungen, Schlafstörungen, Verstopfung, Herzrhythmusstörungen und Muskelschwäche sind die Folgen.

Auch Calcium ist ein unglaublich vielseitiges Mineral. Wir brauchen es dringend für unsere Knochen, Zähne und Nerven. Abgesehen davon, daß 99 Prozent dieses Milch-und-Käse-Minerals in unseren Zähnen und Knochen gebunden sind, schwimmt das freie Prozent Calcium in drei verschiedenen Formen durch unser weitverzweigtes Blutsystem: zu 47 Prozent als freie Ionen, zu 46 Prozent an Eiweiß-»Taxis« und zu rund sieben Prozent an organische Säuren gebunden. Abgesehen von Milch und Käse enthalten auch das Vollkorngetreide und Nüsse sehr viel Calcium. Übrigens wird nur rund die Hälfte des mit der Nahrung aufgenommenen Calciums auch dem inneren Stoffwechsel zugeführt. Schuld daran sind unter anderem bestimmte Pflanzensäuren und andere Substanzen, die Calcium unverwertbar machen bzw. mit diesem Mineral unlösliche Verbindungen eingehen.

Lieferanten von Spurenelementen im Vergleich

Jeweils 1 Gramm Weizenkeim enthält 134 Mikrogramm (millionstel Gramm) Zink, Vollkornweizen 32 Mikrogramm, das weiße Mehl aber nur noch 9 Mikrogramm. 1 Gramm Vollkornweizen enthält 50 Mikrogramm Mangan, 1 Gramm Mehl aber nur noch 6 Mikrogramm. In poliertem Reis ist nur noch ein Drittel oder ein Viertel der ursprünglichen Konzentrationen an Kupfer, Chrom, Mangan oder Zink enthalten. Noch schlimmer sieht es beim weißen Kristallzucker aus der Zuckerdose aus. Da findet man höchstens noch mit dem Elektronenmikroskop ein paar kümmerliche Zink-, Mangan- oder Selen-Atome. Der ganze kostbare Reichtum der Spurenelemente wird, ähnlich wie die Getreidekeimlinge bei der Mehlherstellung, bei der Zuckerproduktion abgestreift und als Melasse zu Viehfutter verarbeitet.

Daß selbst allerwinzigste Mengen von Spurenelementen in unserem Körper eine solche große Wirkung auslösen, ist ein echtes Stoffwechselwunder. Selbst von Eisen, dem am häufigsten in unserem Organismus vorkommenden Spurenelement (wichtig für den Sauerstofftransport), enthält der Körper eines Erwachsenen nur rund vier Gramm.

Selbst geringste Mengen von Spurenelementen lösen in unserem Körper eine große Wirkung aus. Trotzdem versorgen sich viele Menschen nicht einmal damit.

Von anderen lebenswichtigen Spurenelementen wie Chrom, Mangan oder Selen reichern sich in unserem Körper nie mehr als etwa zwei zehntausendstel Gramm an – in einem Deziliter Blut sind gerade ein milliardstel Gramm Mangan und zwei zehnmilliardstel Gramm Chrom enthalten. Trotzdem essen viele Menschen so ungesund, daß sie sich nicht einmal mit diesen doch wirklich unendlich geringen Mengen versorgen.

Es ist deshalb sehr wichtig, Lebensmittel stets möglichst in der Form zuzubereiten und zu essen, wie sie uns die Natur anbietet. Dies gilt um so mehr, als unsere Böden – und damit unsere Ernten – ohnehin ausgelaugt, durch Pestizide vergiftet und deshalb bemitleidenswert arm an Spurenelementen sind.

Lebenswichtige Spurenelemente auf einen Blick

Spuren-elemente	wichtig für	enthalten in
Eisen	Produktion von Blutfarbstoff, Sauerstofftransport, Zellatmung	Leber, Austern, Herz, Zunge, Muskelfleisch, grünem Blattgemüse, Vollkorn
Zink	Enzyme, Bindegewebe, Kohlenhydratstoffwechsel, Immunabwehr, Sexualfunktion	Vollkorn, Bierhefe, Weizenkleie, Weizenkeim, Kürbis
Kupfer	Eisenverwertung, Enzyme, Farbbildung in Haut und Haar, Nervenzellen, Knochenbau	Leber, Vollkorn, grünem Blattgemüse, Nüssen, Meeresfrüchten
Chrom	Blutzuckerspiegel, Kohlenhydratstoffwechsel, Fettverwertung	Bierhefe, Leber, Fleisch, Vollkorn, Rüben, Pilzen, Melasse
Jod	Schilddrüse, Zellenergie, Fettverbrennung, Vitalität	Fischen, Meeresfrüchten, jodiertem Kochsalz
Selen	Immunschutz, Wachstum, Sauerstoffversorgung, Sehkraft, Zeugungsfähigkeit	Vollkorn, Knoblauch, Fleisch, Fisch, Krabben, Bierhefe, Leber
Mangan	Enzyme, Vitaminverwertung, Fettverwertung, Hormonproduktion, Knochenbau, Blutbildung, Nerven, Gehirn	Vollkorn, Eigelb, Nüssen, Samen, grünem Gemüse, Bierhefe
Fluor	Knochen, Zähne, Fortpflanzung, Wachstum	Fisch, Meeresfrüchten, Teeblättern, Fleisch, Käse

Die wichtigsten Mineralstoff-Tips

■ Auf eiweißreiche Kost achten (Vollwertkost mit etwas Fleisch, Fisch, Geflügel oder Sojaprodukten). Fleisch oder Fisch mit Zitronensaft säuern, damit das Eiweiß besser verdaut wird. Mineralstoffe brauchen für ihren Transport im Körper viel Eiweiß.

■ Sud oder Kochwasser von Gemüse nicht wegschütten, sondern trinken. Sie enthalten viele Mineralien und Spurenelemente.

■ Salat und Gemüse möglichst im Bioladen oder beim Biobauern kaufen. Natürlich gewachsenes Gemüse enthält bis zu dreimal mehr Mineralstoffe als das mit viel Düngemitteln im Eiltempo hochgezogene Turbogemüse aus Treibhäusern.

Die Kohlenhydrate

Pflanzen speichern die Energie der Sonne mit Hilfe ihrer Blätter in Kohlenhydraten und geben diese Energie dann an uns weiter. Die kleinste Einheit aller Kohlenhydrate ist das Glukose-Molekül. Je mehr solcher Moleküle miteinander verknüpft sind, desto komplexer werden Kohlenhydrate. (Stoffwechselexperten unterscheiden zwischen Mono-, Di- und Polysacchariden.) Auch Ballaststoffe sind Kohlenhydrate, sie können allerdings in unserem Darmtrakt kaum oder überhaupt nicht verdaut werden.

Weil die Verdauung von Glukose bereits im Mund beginnt, sollten wir kohlenhydratreiche Nahrung gut kauen und einspeicheln.

Weil Glukose für unseren Energiestoffwechsel so wichtig ist, beginnt ihre Verdauung bereits im Mund: Das Speichelenzym Amylase leitet hier den Abbau von Stärke (komplexe Kohlenhydrate) ein. Deshalb sollten wir gerade kohlenhydratreiche Nahrung (Brot, Kartoffeln, Reis, Gemüse, Vollkornprodukte) gut kauen und einspeicheln. Die eigentliche Verdauung der Kohlenhydrate aber findet im oberen Dünndarm durch Enzyme der Bauchspeicheldrüse statt. Industriell vorbehandelte Stärke (z. B. tiefgekühlte, vorgekochte Kartoffelprodukte oder Pommes frites, Cornflakes und bestimmte Brotarten) ist im Verdauungstrakt oft wärmeresistent und auch resistent gegenüber Amylase-Enzymen. Ein erheblicher Teil solcher Kohlenhydrate erreicht unverdaut den Dickdarm, wo er unter erheblichem Energieaufwand von Darmbakterien abgebaut werden muß. Weil aber die Darmflora der meisten Menschen aufgrund von Fehlernährung vorgeschädigt ist, gelingt diese Resteverwertung nicht. Der Darm wird dann zur Fabrik gärender Fäulnisstoffe, und es kommt zu Blähungen, Durchfall und anderen unangenehmen Symptomen.

Die meisten unserer Körperzellen können Glukose zu Kohlendioxid und Wasser abbauen und dabei Energie freisetzen. Glukose kann aber auch in Form von Glykogen in Blut, Leber und Muskeln gespeichert oder von der Leber in Fett umgewandelt und in Form von Triglyzeriden in die Speckpolster an Bauch, Hüften, Po und Oberschenkeln eingebaut werden. Spaghetti, Brot, Kuchen oder Pfannkuchen können also dick machen, weil sie zu Fett verarbeitet werden und dieses in den Depots abgelagert wird.

Unsere Körperzellen akzeptieren auch Fett und Eiweiß als Brennstoff, unsere Gehirn- und Nervenzellen dagegen nur die rasch entflammbare Glukose.

Während Körperzellen auch Fett oder Eiweiß als Brennstoff akzeptieren, nehmen unsere Gehirn- und Nervenzellen (und auch die Blutzellen) ausschließlich das rasch entflammbare »Superbenzin« Glukose zur Energiegewinnung an. Unser Gehirn benötigt täglich rund 140 Gramm Glukose.

Beim Speichern von Glukose zu Glykogen gehen fünf Prozent des Kohlenhydrats verloren, bei der Umwandlung von Glukose zu Fett sogar 28 Prozent. Es ist also sinnlos, viel helle Teigwaren, Weißbrot, Kuchen, Zucker und Süßes zu essen sowie süße Getränke zu trinken, weil der Umwandlungsprozeß der darin enthaltenen schnellöslichen Glukose zu Fett dem Körper sehr viel Energie raubt.

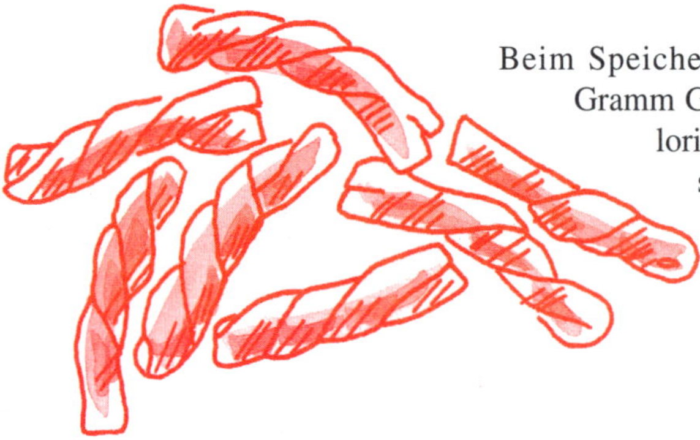

Beim Speichern zu Glykogen binden sich an jedes Gramm Glukose 2,7 Gramm Wasser. Bei einer kalorienreduzierten Schlankkeitsdiät wird sehr schnell zuerst diese Glukose samt Wasser verbraucht – der Gewichtsverlust an den beiden ersten Tagen ist deshalb beträchtlich. Die Triglyzeride in den Fettzellen rund um den Bauch aber bleiben bei diesem Vorgang unberührt.

Diese Fettzellen (Adipozyten) sind praktisch unendlich aufnahmefähig, immer mehr Fettmoleküle können sich in sie hineinpressen. Dies ist deshalb von Bedeutung, weil nach neuen Erkenntnissen die menschliche Fähigkeit zur Glukose-Aufnahme im Darm unglaublich hoch ist. Innerhalb von 24 Stunden können wir theoretisch zehn Kilogramm – dies entspricht etwa 16 Kilogramm Spaghetti – Glukose verdauen. Weil solche Glukose-Massen natürlich niemals als Sofortenergie verheizt und auch nicht als Glykogen gespeichert werden können, bilden Leber und Fettgewebe weitere Fettmoleküle daraus. Auf diese Weise entstehen auch Cholesterin-Moleküle mit geringer Dichte (VLDL = Very Low Density Lipoprotein), die den Cholesterin-Spiegel dramatisch erhöhen können.

Einen wichtigen Beitrag zur Verbrennung von Glukose-Molekülen leisten das Hormon Insulin und das Spurenelement Chrom.

Mit dem Eintritt von Glukose-Molekülen aus dem Nahrungsbrei des Darms ins Blut geht die Ausschüttung des Hormons Insulin aus der Bauchspeicheldrüse einher. Insulin schleust die Glukose-Moleküle zur Verbrennung ins Zellinnere. Bei der Ankopplung an Insulin-Rezeptoren (Landeplätzen) auf der Zellmembran ist das Hormon allerdings auf die tüchtige Hilfe des Spurenelements Chrom angewiesen. Fehlt Insulin (aufgrund einer Mangelfunktion der Bauchspeicheldrüse), dann verbleibt die Glukose im Blut; der Blutzuckerspiegel steigt unaufhaltsam an, bis die Glukose bei einer Konzentration von 180 Milligramm pro Deziliter Blut über den Urin ausgeschwemmt wird. Hiervon sind Zuckerkranke (Diabetiker) betroffen. Deren Körperzellen nehmen aus Mangel an Insulin keine Glukose an, was sich

Die besten Kohlenhydratlieferanten

Besonders kohlenhydratreich sind Vollkornprodukte, Obst, Gemüse, Salat, Kartoffeln, Naturreis usw. kohlenhydratreiche Ballaststoffe saugen sich während der Darmpassage mit Verdauungssäften voll, fördern auf diese Weise die Darmtätigkeit und beseitigen Verstopfung. Außerdem schwemmen sie Gift-, Schad-, Gärungs- und Fäulnisstoffe sowie noch unverdaute Fette aus, wirken also günstig auf die Blutfettwerte.

verheerend aufs Gehirn auswirken und zum Koma führen kann. Aber auch ein Mangel an Chrom schränkt die Glukose-Verwertung ein. Die Folge ist auf Dauer ein meist zu niedriger Blutzuckerspiegel mit den Symptomen Müdigkeit, Nervosität und Gereiztheit. Biochemiker empfehlen deshalb Bierhefe, die viel Chrom enthält.

Die gleichzeitige Aufnahme von Fett und Kohlenhydraten sowie Ballaststoffen kann den Verdauungsprozeß verzögern.

Wenn wir Kohlenhydrate zusammen mit Fett aufnehmen (z. B. Bratkartoffeln, Pommes frites, fette Kuchen), verzögert sich durch Einwirkung des Verdauungshormons Cholecystokinin die Magenentleerung. Bestimmte Ballaststoffe wie Pektin (in Äpfeln) oder Guar-Verdickungsmittel (in Pudding, Saucen, Suppen, Glasuren, Speiseeis, Tiefgefrorenem) können den Weitertransport des Nahrungsbreis zusätzlich verzögern, weil sie Gele bilden und den Flüssigkeitshaushalt verringern.

Im Eifer, möglichst gesund zu leben, sollten wir aber nicht zu viele Ballaststoffe zu uns nehmen. Dann bleiben nämlich lebensnotwendige Mineralstoffe wie Eisen, Zink, Kupfer, Calcium und Magnesium ebenfalls unverwertet, und es kann zusätzlich zu einer Dickdarmerweiterung kommen. Wer viel Obst, Salat, Rohkost und Gemüse ißt, darf statt Vollkornbrot zum Frühstück oder Abendessen ruhig ein paar Scheibchen Baguette essen.

Die wichtigsten Glukose-Tips

- **Verzichten Sie auf schnellösliche Kohlenhydrate wie helle Teigwaren, polierten Reis, Zucker, Süßes und süße Getränke.**
- **Essen Sie viel komplexe Kohlenhydrate wie Obst, Salat, Rohkost, Gemüse, Kartoffeln, Vollkornprodukte.**
- **Bierhefe fördert die Glukose-Verwertung zu Energie und den Kohlenhydratstoffwechsel im ganzen Körper. Sie enthält alle B-Vitamine sowie das wichtige Spurenelement Chrom.**

Ballaststoffe sind nach neuen Erkenntnissen sehr gesund für die Darmschleimhaut mit ihren unzähligen winzigen Zotten. Darmzotten von Vegetariern sind nicht fingerförmig, sondern breiter, fleischiger, haben mehr Furchen und Windungen. Deshalb ist die Gesamtfläche der Darm-Mukosa (Schleimhaut) größer, was deren Funktionsfähigkeit verbessert.

Das Eiweiß

Während die Hauptaufgabe der Kohlenhydrate die Zufuhr von Energie ist, sind Aminosäuren, die kleinsten Eiweißbausteine, der Stoff, aus dem wir selbst gemacht sind. Genauer gesagt: Die ganze Natur, egal, ob Blumen oder Bäume, Käfer oder Elefanten, Fische, Vögel oder Grashalme – alles baut sich aus Aminosäuren auf. Wenn Blätter im Herbst welken und zur Erde fallen, löst sich der komplizierte Verbund ihrer Proteine in Aminosäuren auf, die wieder den Rohstoff für neue Pflanzen bilden. Auch wir Menschen werden nach unserem Tod nicht zu Staub, sondern zu Aminosäuren.

Aus Aminosäuren, den kleinsten Eiweißbausteinen, baut sich das ganze Leben auf der Erde auf. Sie bilden Ketten, die je nach unterschiedlicher Anordung oder Länge der einzelnen Aminosäuren Proteine, Peptide oder Polypeptide darstellen.

Es gibt insgesamt 20 Aminosäuren, aus ihnen bauen sich alle Eiweißkörper auf. Aminosäuren kann man sich dabei als Perlen von jeweils unterschiedlicher Farbe vorstellen, die Ketten (Sequenzen) bilden. Je nach farbiger Aufeinanderfolge der Aminosäure-Perlen auf der Kette oder nach Länge der Kette selbst entstehen Proteine, bzw. Peptide oder Polypeptide, die im Stoffwechsel eine Art Eigenleben führen. Durchschneidet man eine solche Kette, dann entstehen zwei ganz neue Peptide mit völlig anderen Eigenschaften. Ähnlich wie mit den 26 Buchstabentypen auf einer Schreibmaschine unzählig viele Wörter geschrieben werden können, kann die Natur mit ihren 20 Aminosäuren praktisch unendlich viele unterschiedliche Eiweißkörper »schreiben«, also hervorbringen. Dabei entstehen ganz kleine Peptide aus nur zwei Aminosäuren, andere wieder bilden Großmoleküle (Polypeptide) aus 50 000 oder noch mehr Aminosäuren.

Dabei gibt sich die Natur noch bescheiden und zurückhaltend. Theoretisch könnte sie aus ihren 20 farbigen Perlen 10^{65} verschiedene Proteine formen (ausgeschrieben wäre dies eine Eins mit 65 Nullen). Wahrscheinlich aber gibt es auf der Erde und im Inneren der Erdkugel nicht mehr als allerhöchstens 100 Millionen verschiedene Eiweißkörper. Wir Menschen bestehen »lediglich« aus 30 000 bis 50 000 verschiedenen Peptiden oder Polypeptiden.

Wenn Menschen emotional beeinträchtigt sind, fehlen immer die Aminosäuren Phenylalanin, Tyrosin und Methionin.

Der Austausch von nur einer oder zwei Aminosäuren in einem Protein bringt einen neuen Eiweißkörper mit oft völlig verschiedenen Eigenschaften hervor. Ein Beispiel ist das sauerstofftransportierende Protein Hämoglobin in den roten Blutzellen. Wechselt man darin nur eine Aminosäure aus (Valin gegen Glutaminsäure), führt dies zu der sehr schmerzhaften Krankheit Sichelzellenanämie. Wenn die acht Aminosäuren des Hirnanhangdrüsenhormons Vasopressin an Platz 3 und 8 ausgetauscht werden, entsteht das Hormon Oxytocin. Vasopressin kurbelt den Blutdruck an, Oxytocin verlangsamt ihn. Eines der ungeklärten Wunder der Natur ist, daß sie ihre 100 Millionen unterschiedlichen Eiweißkörper immer wieder nach dem gleichen Perlenkettenmuster aufbaut.

Leider sprechen unsere Ärzte immer noch nur von Gesamteiweiß. Dabei weiß man inzwischen, daß bestimmte Aminosäuren (Prolin, Glycin) für das Bindegewebe wichtig sind, andere (Valin, Leucin, Isoleucin) für die Muskeln und wieder andere (Phenylalanin, Tyrosin, Methionin) für Gehirn und Nerven. Wenn Menschen unglücklich sind, sich nicht begeistern, verlieben können, morgens dem beginnenden Tag nicht mit dem nötigen Optimismus entgegensehen, fehlen ihnen immer die drei letztgenannten Aminosäuren, aus denen der Nervenstoffwechsel das Glückshormon Noradrenalin herstellt.
Wenn Menschen in ihrer Kindheit zuwenig Liebe erfahren haben, haben sie ihr Leben lang einen erheblichen Mehrbedarf an psychoaktiven Aminosäuren (wie z. B. Phenylalanin). Dasselbe gilt für Menschen, die unter starkem emotionalen Streß stehen (Konflikte, Kummer, Sorgen). Muskel- oder Kollagen-Aminosäuren wie Prolin oder Valin helfen da überhaupt nicht.

Die acht essentiellen Aminosäuren

Essentiell sind die acht Aminosäuren, die wir – ähnlich wie die Vitamine – unbedingt mit der täglich Nahrung zuführen müssen, wenn wir nicht krank werden wollen. Diese Aminosäuren heißen Leucin, Isoleucin, Lysin, Methionin, Phenylalanin, Threonin, Tryptophan und Valin. Zwei weitere Aminosäuren, nämlich Histidin und Arginin, sind für Kinder essentiell. Mit anderen Worten: Bis zur Pubertät können Kinder diese beiden Eiweißbausteine in ihrem eigenen Stoffwechsel nicht herstellen.

Mit zum Interessantesten an der modernen Eiweißforschung zählt die Erkenntnis, daß viele Frauen ab dem 30. Lebensjahr aufgrund falscher Ernährung die Fähigkeit, z. B. Histidin zu synthetisieren, schon wieder verlieren, was zu Libidomangel und Orgasmusunfähigkeit führt. Histidin, bzw. seine biologisch aktive Form Histamin, wird beim Geschlechtsverkehr von Mastzellen in den Gefäßwänden der Pudendaarterien im Schambereich ausgestoßen und bereitet Wollustgefühle.

Viele Frauen ab dem 30. Lebensjahr leiden unter Libidomangel und Orgasmusunfähigkeit, weil ihr Körper aufgrund falscher Ernährung nicht mehr das wollustbereitende Histidin synthetisieren kann.

Ursache für Eiweißmangel ist nicht immer eine eiweißarme Kost. Unter Streß und bei allgemeiner Fehlernährung produzieren immer mehr Menschen ab dem 40. Lebensjahr weniger Magensäure. Ein hoher Säuregehalt bzw. ein niedriger pH-Wert im Magensaft ist aber für die Eiweißverwertung unabdingbar. Alle proteolytischen (eiweißspaltenden) Enzyme wie Pepsin (im Magen) oder Trypsin und Chymotrypsin (im Dünndarm) brauchen für ihre Arbeit ein neues Milieu, um die feinen Verbindungsklammern zwischen den Aminosäuren zu lösen.

Die besten Eiweißlieferanten

Eiweißreiche Nahrung führt oft, zusätzlich zu mangelnder Azidität von Magen- und Darmsäften, zu Eiweißmangel – so überraschend dies auch klingt. Wenn wir eine fleischreiche Mahlzeit einnehmen, wird der Großteil der in die Leber gelangten Aminosäuren zu Harnsäure abgebaut. Ein kleinerer Teil verbleibt in der Leber als Eiweißrohstoff für Enzyme. Oft gelangt dann lediglich ein dürftiges Viertel der Fleisch-Aminosäuren ins Blut und zu den Körperzellen – die reinste Verschwendung also. Es ist deshalb sinnvoll, seinen Eiweißbedarf zu einem guten Teil aus pflanzlicher Nahrung zu decken (ideal: Sojaprodukte, Tofu). Eine gesunde Mischkost mit vielen pflanzlichen Anteilen verbessert die Säurebildung im Magensaft und damit die Eiweißverwertung.

Die Eiweißverwertung ist für unsere Gesundheit außerordentlich wichtig, denn jede unserer Körperzellen braucht aufgrund des hohen Umsatzes laufend entsprechend viel Eiweiß. Durchschnittlich nimmt ein erwachsener Mitteleuropäer pro Tag etwa 100 Gramm Eiweiß mit der Nahrung auf. Im Stoffwechsel umgesetzt werden aber pro Tag etwa 300 Gramm. Dies bedeutet, daß Proteine immer wieder abgebaut, umgebaut und zu neuen Eiweißstoffen zusammengesetzt werden, damit Muskeln, Bindegewebe, Blut, Zellen, Drüsen und alle anderen »Stoffwechselkunden« stets ausreichend mit Eiweiß beliefert werden.

Wegen des hohen Umsatzes braucht unser Körper weit mehr Aminosäuren als Nahrungseiweiß.

Der eigentliche »innere« Bedarf an Aminosäuren ist demnach noch weit größer als der Bedarf an Nahrungseiweiß. Gerade deshalb ist die tägliche Eiweißsättigung unseres Stoffwechsels Pflicht. Es verwundert indes nicht, daß ein großer Teil aller unserer Klinikpatienten über 45 Jahre an Eiweißmangel leidet. (Eiweißmangel wird praktisch immer erst im Krankenhaus erkannt.)

Die wichtigsten Eiweiß-Tips

Die Portionen an Fleisch (oder auch Fisch, Geflügel) in gesunder Mischkost sollten nicht größer sein als 60 bis 80 Gramm, damit das darin enthaltene Eiweiß optimal verwertet wird.

- **Eiweiß aus Rohkost wird vom Stoffwechsel besser verwertet. Hitze kann Aminosäuren zerstören, z. B. Lysin, das an der Produktion unseres Euphoriehormons Beta-Endorphin maßgeblich beteiligt ist. (Menschen, die wenig lachen, leiden meist unter Lysin-Mangel.)**
- **Eiweiß in erhitzten gezuckerten oder Fettstoffen (typisch: Pommes frites, Kuchen) wird oft im Darm nicht mehr ausreichend verdaut und verwertet.**
- **Eiweißspaltende Enzyme (z. B. Bromelain in Ananas) können den Eiweißstatus im Körper wesentlich erhöhen.**
- **Weniger Fett essen! Es hemmt die für die Produktion von Magensäure wichtige Ausschüttung des Hormons Gastrin.**
- **Auf Fleisch oder Fisch stets ein wenig Zitronensaft träufeln. Die darin enthaltene Säure hilft schon im Magen bei der Eiweißverwertung.**

Die Fettsäuren

Schade, daß der Begriff »Fett« bei uns so in Mißkredit geraten ist. Schuld daran sind der zu hohe Cholesterinspiegel und die vielen übergewichtigen, dicken Menschen. Ursache für beides ist aber eher der extreme Genuß von Zucker und Süßem sowie von hellen Teigwaren oder Weißbrot.

Zu Unrecht ist »Fett«, ohne das Haut und innere Organe nicht geschützt wären, in Mißkredit geraten.

Ohne Fett wäre unsere Haut schutzlos, trocken und rissig. Fettpolster schützen alle inneren Organe vor Schlägen und Stößen. Trotz unserer nackten Haut hält uns die darunterliegende Fettschicht warm. Unsere Körperzellen trocknen nicht aus, weil sie von einer ölig-feuchten Membranschicht umgeben sind.

Es gibt drei verschiedene Arten von Lipiden: Fette und Öle, Phospholipide und Steroide. Die goldgelben Öle, die bei Zimmertemperatur flüssig bleiben, sind typische Pflanzen-Lipide. Schmalz oder Butter hingegen, die weiß und fest sind, sind typische tierische Fette. Öle und Fette haben zwei Bestandteile: Glycerin und Fettsäuren. Weil sich meist drei Fettsäure-Moleküle an ein Glycerin-Molekül binden, werden Fette und Öle Triglyzeride genannt. Das Fett in den Speckpolstern an Bauch und Hüften besteht also aus Milliarden und Billionen oder Billiarden solcher Triglyzeride. Phospholipide enthalten zwei weitere Substanzen: Stickstoff und Phosphor. Sie binden sich sowohl an Wasser wie an Fett, eignen sich deshalb ideal als Zwischenschicht zwischen dem wäßrig-flüssigen Zytoplasma des Zellinneren und der öligen Außenschicht, der Membran. Steroide haben eine gänzlich andere chemische Struktur, sie sind in unserem Organismus auch viel seltener. Steroide wirken als Vitamine, Hormone oder in Form von Cholesterin.

Übermäßig »süß« ernährte Kinder entwickeln mehr und größere Fettzellen als gesund ernährte. Dies erschwert die Gewichtsabnahme im Erwachsenenalter beträchtlich.

Fettzellen bestehen zu 99 Prozent aus Triglyzeriden, ihre Anzahl im Körper wird während des Wachstums regelrecht angefüttert. Kinder, die von ihren Müttern viel Zucker, Süßspeisen, süße Getränke, Kuchen und Nudelgerichte verabreicht bekommen, entwickeln bis zu zweieinhalbmal mehr Fettzellen als gesund ernährte Kinder. Dies wirkt sich nach der Pubertät um so verhängnisvoller aus, als Fettzellen fast unbegrenzt aufquellen und Triglyzeride aufnehmen können. Die Fettzellen dicker Menschen sind bis zu 100mal größer als die von schlanken Menschen. Ein normalgewichtiger Mensch hat ca. 26 Milliarden Fettzellen, ein Mensch mit rund 50 Kilogramm Übergewicht bis zu 67 Milliarden. Wenn ein »Dicker« sein Übergewicht abhungert, verliert er zwar die Hälfte der Triglyzeride in den Fettzellen, deren Anzahl aber bleibt unverändert.

Fettsäuren – und damit auch die Triglyzeride – gibt es in unterschiedlicher Struktur. Pflanzliche Fette und auch Fischfette sind ungesättigt oder mehrfach ungesättigt, tierische Fette (in Milch, Käse, Fleisch) hingegen gesättigt, deshalb weniger stoffwechselaktiv und auch weniger gesund. Fettsäuren sind ferner unterschiedlich lang, je nachdem, wie viele Kohlenstoff-Atome sie enthalten.
Die mittelkettigen Fettsäuren (mit sechs bis zwölf Kohlenstoff-Atomen, z. B. in Milchfetten) sind wasserlöslich und werden deshalb sehr

schnell übers Blut aufgenommen (250mal schneller als Fettmoleküle, die in der Lymphe transportiert werden). Für ihre Verwertung werden also kaum Bauchspeicheldrüsenenzyme oder Gallensalze benötigt. Sie schlüpfen flink durch Zellmembranen und werden in unseren Speckpolstern nicht gespeichert. Sie eignen sich deshalb für Menschen, die Fett schlecht verdauen und verwerten oder zu hohe Blutfettwerte haben.

Unsere Muskeln, speziell die aktivsten wie der Herzmuskel, brauchen aber die »größeren Briketts« mit hohem Brennwert für ihren enormen Energiebedarf. Dies sind die langkettigen Fettsäuren mit 20 oder mehr Kohlenstoff-Atomen.
Ein Beispiel: 100 Gramm mageres Rindfleisch haben 22 Gramm »verstecktes« Fett, dessen Fettsäuren zur Hälfte gesättigt sind und 16 Kohlenstoff-Atome enthalten. Dieses Fett eignet sich als Muskelbrennstoff, braucht aber, weil seine Moleküle so sperrig sind, ein Transport-Protein (nämlich Carnitin) für sein Einschleusen in Körperzellen. Fehlt Carnitin, dann zirkulieren diese Moleküle unablässig im Blutkreislauf und reichern sich zu gefährlich hohen Blutfettwerten an. Sind ausreichend Carnitin und andere lipotrope (fettverwertende) Substanzen in Blut und Gewebe vorhanden, dann schaden diese Fettmoleküle nicht, sondern sind im Gegenteil für den Stoffwechsel sehr nützlich.

Ausreichend Carnitin und andere fettverwertende Substanzen in Blut und Gewebe verhindern gefährlich hohe Blutfettwerte.

Die besten Fettsäurelieferanten

Zu einem bestimmten Teil muß unsere Nahrung unbedingt aus essentiellen Fettsäuren bestehen, die unser Stoffwechsel – ähnlich wie die essentiellen Eiweißbauteile – nicht selbst herstellen kann. Dies sind ungesättigte bzw. mehrfach ungesättigte Fettsäuren, wie sie in Linol- oder Linolensäure (z. B. in Leinöl) oder in Eicosapentaensäure (z. B. im Öl der Kaltwasserfische) vorhanden sind. Man bezeichnet sie auch als Omega-3-Fettsäuren, sie haben ca. 20 Kohlenstoff-Atome und deshalb ein starkes Stoffwechselpotential.

Diese kostbaren Fettsäuren befinden sich vor allem hochkonzentriert in den Gehirnzellen, sie sind überhaupt lebensnotwendig für die Entwicklung und Funktionsfähigkeit des Gehirns und der Augennetzhaut sowie für die Spermienbildung.
Einen Mangel an essentiellen Fettsäuren erkennt man an rötlichen Hautveränderungen oder -verletzungen (meistens an den Wangen) oder an unerklärlichen Hautabschürfungen. Ursache dafür sind gesättigte Fettsäuren, die sich an Hautzellen binden, diese wasserundurchlässig machen und damit austrocknen.

Etwa eine bis zwei Stunden nach einem fettreichen Essen beginnt die Lymphe damit, ihre Massen an Fettmolekülen ins Blut zu entladen. Dieser Vorgang kann bis zu zehn Stunden dauern, und die Blutfettwerte steigen steil an. Die Leber beginnt gleichzeitig damit, das Nahrungsfett zu verwerten. Weil Fettmoleküle im wäßrigen Blutplasma nicht schwimmen können (Fett treibt bekanntlich obenauf, würde sich an den Gefäßwänden ablagern), werden sie in Eiweiß verpackt. Dabei entstehen die unterschiedlichen Lipoproteine bzw. Cholesterin-Stoffe: das »böse« Cholesterin mit niedriger Dichte (es ist leicht, weil es bis zu 90 Prozent aus Fett besteht) und das »gute« Cholesterin (das dicht ist, weil es bis zur Hälfte aus festen Stoffen wie z. B. Phospholipiden besteht).

Menschen, die häufig Fett, Süßes oder helle Teigwaren essen, haben viel Cholesterin mit niedriger Dichte im Blut, das von den Körperzellen nicht oder nur ungern angenommen wird.

Das »böse« Cholesterin mögen die Körperzellen überhaupt nicht. Sie nehmen es nicht oder nur ungern an, deshalb zirkuliert bei Menschen, die häufig Fett, Süßes oder helle Teigwaren essen, immer viel Cholesterin im Blut. Cholesterin wird sowohl im Körper von der Leber gebildet als auch über die Nahrung aufgenommen. Je weniger Cholesterin wir mit der Nahrung zuführen, desto mehr wird von der Leber hergestellt, denn Cholesterin ist ein lebenswichtiger Fettstoff. Umgekehrt drosselt die Leber ihre Cholesterin-Produktion, wenn die Nahrung zu fett und zu cholesterinreich ist.

Abgesehen von dem Cholesterin, das für die Produktion von Vitamin D und für Steroid-Hormone (wie z. B. alle Sexualhormone) benötigt wird, kann das überflüssige Cholesterin im Blut nur über die Leber abgebaut und – in Form von Galle und Gallesalzen – ausgeschieden werden. Dabei muß das »böse« LDL- oder VLDL-Cholesterin von dem »guten« HDL-Cholesterin aus dem Blut zur Leber transportiert werden. Dies funktioniert nur, wenn viel »gutes« Cholesterin im Blut zirkuliert und wenn die Hepatocyten (Leberzellen) noch ausreichend über Rezeptoren für das Einschleusen der »bösen« Cholesterin-Moleküle verfügen.

Cholin, Inositol, Methinoin, Glycin, Lysin und Omega-3-Fettsäuren helfen bei der Fett- und Cholesterin-Verwertung mit.

Beide Voraussetzungen sind nur dann gegeben, wenn die Leber mit lipotropen (fettverwertenden) Naturstoffen wie den B-Vitaminen Cholin und Inositol oder den Eiweißbausteinen Methionin, Glycin oder Lysin versorgt und entlastet wird, so daß sie bei der massiven Fettzufuhr nicht selbst verfettet. Cholin und Inositol sind reichlich in Lecithin und Bierhefe vorhanden, die zusätzlich die cholesterinsenkenden Substanzen Chrom und Vitamin B3 (Niacin) enthält. Die Aminosäuren Methionin, Glycin und Lysin sind vor allem in tierischem Eiweiß konzentriert (Leber, Fleisch, Eier, Milch, Käse). Im Gegensatz zu festem Fett (Butter, Fischfett, Wurst) helfen Omega-3-Fettsäuren (in Pflanzen- und Fischölen) ebenfalls tüchtig bei der Fett- und Cholesterin-Verwertung mit.

Die wichtigsten Fett-Tips

- **In der Küche grundsätzlich kaltgepreßte Pflanzenöle verwenden.**
- **Fisch (vor allem Kaltwasserfisch wie Hering, Makrele, Kabeljau, Lachs, Forelle) ist besser als Fleisch, er enthält besser verwertbare Fettsäuren.**
- **Auch in Getreide, Samen, Nüssen, Keimen, Kernen sind diese lipolytischen (fettverwertenden) Fettsäuren enthalten.**
- **Verzichten Sie auf Zucker, Süßes, Nudeln, polierten Reis und süße Getränke. Aus den darin enthaltenen Kohlenhydraten macht die Leber Fett und Cholesterin. Ganz schädlich sind fette und süße Speisen wie z. B. Cremespeisen, Speiseeis, Kuchen, Torten oder Gebäck.**
- **Die B-Vitamine Cholin und Inositol (in Vollkorn, Bierhefe, Lecithin) unterstützen die Leber bei der Fettverwertung.**
- **Absolutes Muß: viel Ballaststoffe essen (Obst, Salat, Rohkost, Gemüse, Kartoffeln, Vollkornprodukte). Sie saugen sich mit Verdauungssäften voll und scheiden auf diese Weise gerade die schädlichen Fettsäuren aus, die ohnehin länger im Darm verweilen.**

Das Wasser

Wasser ist unser allerwichtigster Nährstoff – und das erstaunlichste Molekül überhaupt.

So überraschend es klingen mag: Wasser ist unser allerwichtigster Nährstoff – und überhaupt das erstaunlichste Molekül auf der Welt. Obwohl das Wassermolekül nur aus drei Atomen besteht (zwei Wasserstoff-Atomen und einem Sauerstoff-Atom), hat es bewundernswerte chemische und physikalische Eigenschaften. Wo immer Leben in der Natur existiert, sind nahezu alle Moleküle, Atome oder Ionen in irgendeiner Form in Wasser gelöst.

Biochemische Reaktionen finden – auch in unserem Stoffwechsel – meist nur in einem gleichbleibenden Temperaturbereich statt (in uns Menschen etwa zwischen 36 und 41 Grad Celsius). Weil Wasser seine Temperatur langsamer verändert als Luft oder Erde, schützt es die Lebewesen vor großen Temperaturschwankungen. (Es kühlt und hält warm.) Dieses Privileg genießen nicht nur Pflanzen und Tiere, die ständig im Wasser leben, sondern auch wir Menschen – schließlich bestehen wir ja bis zu 70 oder 80 Prozent aus Wasser.

Warum Wasser für unseren Stoffwechsel so wichtig ist

Wassermoleküle zeigen eine ausgeprägte Kohäsion (sie binden sich fest aneinander), Adhäsion (sie binden sich an andere Moleküle) und Kapillarität (sie steigen in feinen Gefäßen gegen die Schwerkraft an). Alle diese Eigenschaften sind für unseren Stoffwechsel wichtig. Wasser eignet sich nicht nur zur Bildung von Wassermasse (wie im Blutplasma), sondern auch als Lösungsmittel für andere Substanzen. Außerdem kann Wasser in seine Sauerstoff- und Wasserstoff-Bestandteile zerfallen und auf diese Weise das lebenswichtige Säure-Base-Gleichgewicht in Körperflüssigkeiten steuern. (Die abgegebenen Wasserstoff-Ionen erhöhen dann die Azidität, den Säuregehalt.) Der Wasserhaushalt in unserem Körper spielt also für unsere Gesundheit eine erhebliche Rolle.

Wenn wir älter werden, »trocknen wir aus«; außerdem verändert sich die Verteilung von intrazellulärer Flüssigkeit (dem Wasser in den Zellen) und extrazellulärer Flüssigkeit (dem Wasser zwischen den Zellen). Ein Baby enthält pro Kilogramm Körpergewicht 690 Gramm Wasser, ein Erwachsener nur noch 600 Gramm, mit sinkender Tendenz bei zunehmendem Alter. Weil die Natrium-Konzentration im Gewebe älterer Menschen ab- und die Kalium-Konzentration zunehmen, sinkt der Anteil an extrazellulärer Flüssigkeit. Dies wirkt sich um so verhängnisvoller aus, wenn ohnehin Wassermangel im Körper besteht. Die Folge sind Mangel an Körperflüssigkeit in Haut, Bindegewebe und Gehirn (z. B. wird die Haut dünn und faltig, die Muskeln werden schwach) und eine oft krankhafte Ansammlung von Wasser in den Organen (wie z. B. dem Herzen). Falsche Ernährung ist ein zusätzlicher Faktor, warum Mitteleuropäer auf diese Weise langsam Körpermasse verlieren, während sie gleichzeitig mehr Fett ansammeln.

Da unser Körper mit fortschreitendem Alter an Flüssigkeit verliert, ist es um so verhängnisvoller, wenn ohnehin schon Wassermangel besteht.

So decken Sie Ihren täglichen Wasserbedarf

Der Wasserbedarf ist je nach Körpergewicht, körperlicher Aktivität, Klima, Transpiration usw. individuell verschieden: Er liegt zwischen 2 1/2 und 3 Liter pro Tag. Etwa die Hälfte davon müssen wir trinken, rund 40 Prozent ist in unserer Nahrung enthalten, der Rest wird vom Stoffwechsel im Körper selbst erzeugt. Melonen, Eisbergsalat, Zucchini und andere Pflanzen enthalten 90 und mehr Prozent Wasser, die meisten anderen Früchte zwischen 80 und 90 Prozent, sogar Bananen und Oliven bestehen zu 76 Prozent aus Wasser. Auch in anderen Lebensmitteln ist viel Wasser enthalten: 65 Prozent in Spaghetti, 59 Prozent in Schinken, 42 Prozent in einem gebratenen saftigen Steak, 36 Prozent in Hüttenkäse und 30 Prozent in Brot. Selbst Butter besteht noch zu 15 Prozent aus Wasser.

Die wichtigsten Wasser-Tips

- **Solange Ihr Urin hell bleibt, leiden Sie nicht unter Wassermangel.**
- **Vegetarier kommen mit weniger Getränken aus. Rohkost, Gemüse usw. enthält viel Wasser; außerdem müssen Vegetarier nicht so viele Stickstoff-Abfälle aus extrem eiweißreicher Kost (Fleisch) über die Nieren ausschwemmen.**
- **Kaffee, Tee und Alkohol wirken diuretisch, das heißt, sie führen zu erhöhter Flüssigkeitsausscheidung über die Nieren.**
- **Verzichten Sie auf süße Getränke. Die muß unser Stoffwechsel erst mühsam und mit hohem Energieaufwand von der darin enthaltenen schnellöslichen Glukose reinigen.**
- **Decken Sie Ihren Wasserbedarf nicht ausschließlich mit Mineralwasser. Erstens kann unser Stoffwechsel die darin enthaltenen (auf dem Etikett abgedruckten) Mineralien nur in organisch gebundener Form aufnehmen (also z. B. als Salze), zweitens können solche Mineralien im Laufe von Jahren die feinen Nierenkanälchen verstopfen und zu Steinbildung führen.**
- **Decken Sie Ihren Flüssigkeitsbedarf zu einem möglichst großen Teil mit Obst, Tomaten, Gemüsesaft und selbstgepreßten Obstsäften. Die darin enthaltenen Biostoffe (Vitamine, Mineralien, Enzyme usw.) haben eine für unseren Stoffwechsel ideale Zusammensetzung.**
- **Kochen Sie Leitungswasser vor dem Trinken ab, um Bakterien und andere Krankheitserreger abzutöten.**

Besser als Wasser ist die Einnahme von salzhaltigen Getränken.

Häufiges Wassertrinken den Tag über hilft gegen diese Entwicklung am allerwenigsten, sondern führt nur zu Alarmsituationen im Körper, der sofort die Urinbildung anregt, damit die extrazelluläre Flüssigkeit nicht aufgelöst bzw. verdünnt wird und damit die Nährstoffkonzentrationen verändert werden. Zwei Stunden braucht der Körper, um den ursprünglichen Flüssigkeitszustand wiederherzustellen. Besser als Wasser oder Mineralwasser ist die Einnahme von isotonischen, an Salzen reichen Getränken, die die Urinausscheidung verzögern, weil die sogenannte osmotische Balance der extrazellulären Flüssigkeit nicht verändert wird. Ein isotonisches Getränk kann man selbst herstellen, indem man etwas Kochsalz in Orangen- oder Apfelsaft verrührt.

Die Ursache für Flüssigkeitsmangel ist meist zu hoher Flüssigkeitsverlust durch Durchfall, erhöhte Körpertemperatur, Bluthochdruck u.a.

Wir verlieren Wasser nicht nur über den Urin, sondern auch über das Ausatmen, Transpirieren (Schwitzen) oder über die Stuhlausscheidung. Die Ursache für Flüssigkeitsmangel ist meist weniger eine geringe Flüssigkeitsaufnahme als zu hoher Flüssigkeitsverlust (z. B. durch Durchfall, erhöhte Körpertemperatur, bei erhöhtem Blutdruck, mangelnder Nierenfunktion, aufgrund überwärmter Räume usw.). Ein Mangel an Körperflüssigkeit macht müde. »Bereits vier bis fünf Prozent Körperwasser weniger können die Arbeitskraft um 20 bis 30 Prozent schwächen«, sagt Dr. Helen A. Guthrie, Professor für Ernährung an der Pennsylvania State University (USA).

Abenteuer Stoffwechsel: Die Enzyme

Jede unserer Körperzellen ist eine geradezu unglaubliche Stoffwechselfabrik, in der es in jedem Augenblick zu Millionen und Milliarden chemischen Reaktionen kommt. Wir bestehen aus rund 70 Billionen Körperzellen, die Anzahl der täglichen chemischen Reaktionen ist also praktisch nicht berechenbar.

Jeder Gedanke, jede Bewegung, unser Blutfluß, das Wachstum, die Verdauung, unsere Triebe – alles ist Produkt zahlloser chemischer Vorgänge, die sämtlich von Enzymen gesteuert werden. Die Enzyme werden wiederum von Hormonen gesteuert – und diese vom Gehirn. Damit es nirgendwo zu einer Stoffwechselentgleisung kommt, hat die Natur Hunderttausende von Rückkopplungssystemen eingebaut (Biochemiker sprechen vom Feedback), welche die Enzyme und Hormone überwachen.

Ein Teil dieser chemischen Enzymreaktionen verbraucht Energie, ein anderer Teil liefert Energie. Wenn z. B. Proteine oder auch Fettstoffe oder andere Substanzen im Stoffwechsel aufgebaut werden, sprechen wir von Anabolismus.

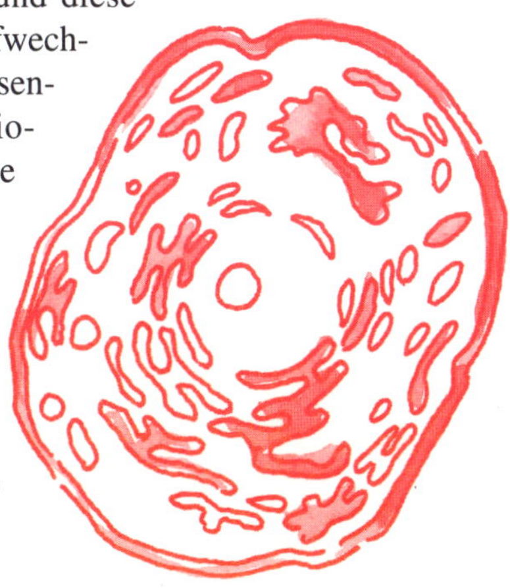

Wenn im Gegensatz dazu in der Körperzelle Moleküle abgebaut, Energien freigesetzt oder Abfallprodukte zerlegt werden, sprechen wir von Katabolismus. Oft sind in Körperzellen anabole und katabole Reaktionen miteinander verknüpft.

Menschen, die ihr Nervensystem nicht ausreichend mit Biostoffen versorgen, holen sich bei Schreck ihr Adrenalin aus dem Nebennierenmark. Das macht wach, aber auch ängstlich und defensiv.

Wenn etwa ein bestimmter Eiweißkörper hergestellt werden soll, sind mehrere oder viele metabolische, also stoffwechselbezogene Enzymreaktionen notwendig, die nahezu mit Lichtgeschwindigkeit ablaufen. Ein Beispiel: Bei einer »Schrecksekunde« (z. B. einem Beinaheunfall auf der Autobahn) werden innerhalb von Zehntel- oder Hundertstelsekunden in rund 60 Milliarden Nervenzellen aus dem Eiweißrohstoff Phenylalanin Streßhormone (z. B. Adrenalin) synthetisiert. Zwar produziert auch unser Nebennierenmark Adrenalin, doch erstens viel zu langsam, und zweitens ist sein Transport auf den viel zu gemächlichen Beförderungsweg der Blutbahnen angewiesen. Der allerschnellste Signalweg hingegen ist das Nervensystem. Weil wir – und auch die Tiere – bei Gefahr in Bruchteilen von Sekunden reagieren müssen, synthetisiert der Stoffwechsel in den Nervenzellen aus dem Rohstoff Phenylalanin in etwa zehn metabolischen Stufen das Wachhormon Adrenalin. Daran sind ein Dutzend Enzyme und zahlreiche Vitamine und Mineralstoffe beteiligt.

Interessant übrigens: Menschen, die ihr Nervensystem nicht mit den notwendigen Biostoffen versorgen, reagieren auf Schreck mit dem Ausstoß von Adrenalin direkt aus dem Nebennierenmark. Das macht zwar wach, aber auch ängstlich und defensiv. Menschen, die auf Streß und Schreck euphorisch und angriffslustig reagieren, holen sich ihr Adrenalin aus dem Nervensystem – mit dem Glücklichmacher Noradrenalin als wichtiger Stoffwechselzwischenstufe.

Ganz klar, daß eine solche komplizierte und leistungsfähige Stoffwechselfabrik durch optimale Nahrung gespeist werden muß. Das allererste Enzym wird dabei schon in der Mundschleimhaut aktiv. Oder eigentlich schon viel früher: Stimuliert durch den Anblick oder den Geruch eines appetitanregenden Nahrungsmittels, beginnen bereits Enzyme mit der Produktion der ersten Magen- und Darmhormone.

Noch etwas ist unerklärlich: Jedes Enzym ist auf eine bestimmte Aufgabe spezialisiert. Ein eiweißspaltendes Enzym wird niemals Fett ver-

Hitze zerstört die Enzyme

In unserem Körper gibt es, so der bisherige Erkenntnisstand, rund 3000 Enzyme (wahrscheinlich aber sogar 10 000 oder noch mehr). So ein Enzym ist eine wunderliche Sache. Es ist zwar chemisch gesehen ein Protein, aber seine enzymatische Qualität, sein »Enzymleben«, ist so unerklärlich wie das Leben selbst. Rohkost enthält zahllose Enzyme. Wenn wir das Gemüse aber kochen, sterben die darin enthaltenen Enzyme. In ihrer molekularen Struktur bleiben sie zwar weiterhin erhalten, aber die Moleküle verlieren auf unerklärliche Weise ihre Enzymkraft. (Dies läßt sich mit einer Glühbirne vergleichen, die nur dann brennt, wenn sie auf irgendeine Weise »gespeist« wird.) Bei 65 Grad Celsius werden alle Enzyme zerstört. Also enthält Brot genausowenig Enzyme wie ein Schweinebraten, eine Gemüsesuppe oder ein Pfannkuchen. Alle erhitzten Produkte wie viele Obst- und Gemüsesäfte oder auch Frühstücksflocken und selbst Butter enthalten keine oder kaum noch Enzyme. Dies wirkt sich auf unsere Ernährung verhängnisvoll aus, denn ohne Enzyme sind Lebensmittel oft nur noch ein Fünftel wert.

dauen. Ein Kohlenhydratenzym ist heißhungrig auf Kohlenhydrate, »langweilt« sich aber angesichts selbst des hübschesten Eiweißmoleküls. Tiere in freier Natur beziehen ihre Nahrung aus natürlichen Bestandteilen und versorgen ihren Stoffwechsel deshalb mit bis zu 17mal mehr Enzymen als wir dummen Menschen, die wir immer noch glauben, aus Zucker, hellen Teigwaren, Gekochtem und Frittiertem ließen sich bekömmliche, gesunde Mahlzeiten herstellen.

Tiere in freier Natur versorgen ihren Stoffwechsel 17 mal mehr mit Enzymen als wir Menschen.

Entscheidend ist nicht, was wir essen, sondern wie wir es verdauen. Zwischen acht und 70 Prozent der Rohkost werden bereits von den darin enthaltenen Enzymen verdaut – da werden also überhaupt keine Enzyme der Bauchspeicheldrüse benötigt (was dieses sensible, bemitleidenswerte, nur etwa 80 Gramm leichte Organ enorm entlastet). Wenn wir hingegen nur Gekochtes, Erhitztes, Gebratenes, Gedünstetes usw. zu uns nehmen, muß unsere Bauchspeicheldrüse Schwerstarbeit leisten, um Tag und Nacht all jene Enzyme herzustellen, die für die Verdauung erforderlich sind. Diese Dauerbelastung führt nicht selten zu Krankheiten des Pankreas (Bauchspeicheldrüse).

Ist die Bauchspeicheldrüse erkrankt, kann sie nur noch bedingt die notwendigen Verdauungsenzyme herstellen.

Jüngere Menschen regen mit gekochter oder gebratener Kost noch eine beträchtliche Produktion von Pankreasenzymen an. Bei älteren oder alten Menschen hingegen ist die Bauchspeicheldrüse meist schon zerstört. Deshalb gewinnen sie aus ihrer gewohnten Alltagskost kaum noch nennenswerte Biostoffe. Unser Stoffwechsel ist aber auf Enzyme angewiesen, nach dem Motto: Je mehr, desto besser. Je mehr Enzyme uns zur Verfügung stehen, desto vitaler sind wir – vor allem dann, wenn uns auch jede Menge sogenannter Substrate zur Verfügung stehen. Gemeint sind die Nahrungsbestandteile, die im Stoffwechsel verändert, umgebaut oder verbraucht werden, also: Eiweiß, Kohlenhydrate, Fettsäuren, Vitamine, Mineralien, Spurenelemente.

Die wichtigsten Stoffwechsel-Tips

- **Nehmen Sie Lebensmittel möglichst unbehandelt, also in rohem Zustand zu sich. Sie enthalten noch alle Enzyme.**
- **Wer vorwiegend warm ißt (z. B. Kantinen-, Restaurant- oder Fertigkost), sollte zusätzlich Verdauungsenzyme (in der Apotheke erhältlich) zu sich nehmen.**
- **Bierhefe ist ideal für den sogenannten intermediären Stoffwechsel, der nach der Nahrungsverwertung in den Zellen stattfindet. Sie enthält alle B-Vitamine, außerdem die seltenen Spurenelemente Mangan, Selen, Chrom und Zink.**
- **Unser Stoffwechsel kann nur dann funktionieren, wenn wir ihm – wie dies auch die Tiere in freier Natur tun – überreichlich Vitamine, Mineralien, Eiweiß, Glukose und hochwertige Fettsäuren zuführen, die ausschließlich in gesunder Mischkost enthalten sind (Salat, Rohkost, Gemüse, Obst, Vollkornprodukte, Eier, Milch, Käse, Fleisch, Fisch, Geflügel).**

Hormone und Peptide: Ein Weltall bunter Sternchen

Hormone und Nerven-Peptide kontrollieren und steuern unser Gehirn und unser Nervensystem.

Unser Gehirn und unser Nervensystem – und damit unser gesamter Organismus – werden von Hormonen und Nerven-Peptiden gesteuert und kontrolliert. Rund um den Hypothalamus (eine kleine Drüse im Zwischenhirn) konzentrieren sich in den Hirnregionen Hunderte unterschiedlicher winzig kleiner Eiweißkörper (die Peptide). Sie nehmen abstrakte und andere Reizsignale auf und leiten sie an den Hypothalamus weiter, der daraufhin eine körperliche Reaktion veranlaßt.

Wenn uns irgendein Anblick in Jubel oder Begeisterung versetzt oder eine Nachricht Schrecken einjagt – stets müssen körperlose, abstrakte Signale in Stoffwechselreaktionen umgesetzt werden. Diese Verbindung getrennter Bereiche, von Seele und Körper, Gedanken und Organismus, zählt nach wie vor zu den ungelösten Rätseln der Natur und der Wissenschaft. Lediglich eines ist klar: Relaisstationen für diesen Übergang von Psychischem in Somatisches sind die Nerven-Peptide. Sie veranlassen den Hypothalamus zur Ausscheidung sogenannter Releaser-Hormone in unendlich winzigen Mengen. Diese Hormonmoleküle dringen über ein Blutadersystem etwa zwei Zentimeter weit zur nicht einmal kirschkerngroßen Hirnanhangdrüse vor und stimulieren sie zur Ausschüttung ihrer zehn verschiedenen Hormone ins Blut. Diese Hormone aktivieren die Schilddrüse, die Gonaden (Geschlechtsdrüsen, Hoden und Eierstöcke), die Nebennieren und andere hormonelle Regelkreise.

Dabei sind Peptide oder Hormone (relativ gesehen) in ihrer Wirkung teilweise viel explosiver als etwa die Atombombe. Sie haben nämlich die Gewalt über ein Milliardenheer von Botenstoffen in

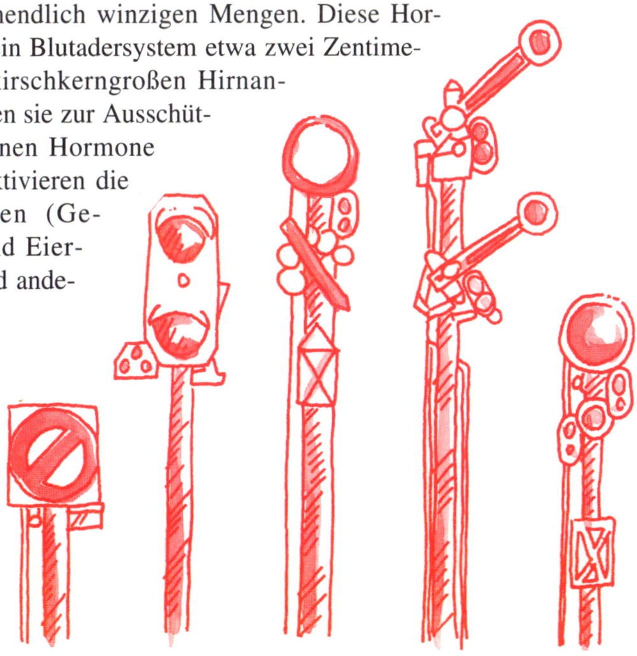

Jedes Jahr werden neue Hormone und Nerven-Peptide entdeckt, die unser geheimnisvolles Innenleben entschlüsseln.

den Körperzellen. Dies hat die Natur so eingerichtet, weil es anders unmöglich wäre, mit einem Schlag so viele Hormonmoleküle über die Blutgefäße zu den Körperzellen zu verfrachten, um damit eine explosive Reaktion auszulösen. Ein Beispiel: In einer »Schrecksekunde« brauchen Gehirn- und Nervenzellen gewaltige Mengen des Energiebrennstoffs Glukose, um hellwach und hochkonzentriert zu reagieren. Die Hormone, welche die Glukose-Moleküle aus ihren Glykogen-Speichern in der Leber und in den Muskeln befreien (nämlich Adrenalin oder Glukagon), wären zu einem solchen Kraftakt allein niemals in der Lage. Deshalb stimulieren sie an der Leber- oder Muskelzelle ein Heer sogenannter zweiter Boten, die ihnen die Arbeit erleichtern. Auf diese Weise kann ein einziges Adrenalin- oder Glukagon-Molekül innerhalb einer Zehntelsekunde 100 000 000 Glukose-Moleküle freisetzen. Weil bei Schreck und Streß Millionen und Milliarden solcher Adrenalin- oder Glukagon-Moleküle »zweite Boten« freisetzen, füllt sich das Blut in Sekundenschnell mit Billiarden und Aberbilliarden Glukose-Molekülen. Die »feuern« ihren Brennstoff in rund 100 Milliarden Gehirn- und Nervenzellen ab, und man fühlt sich hellwach und topfit. Dieses Beispiel zeigt, wie Streß (auch der »leise« Streß wie Kummer und Sorgen) Nährstoffe und Hormone frißt. Menschen, die unter Leistungsdruck stehen, unter Konflikten leiden und dabei ohnehin schlechte Nerven haben, müssen deshalb unbedingt ihre Hormone und Nerven-Peptide sowie die Drüsen, von denen sie produziert werden, aufpäppeln.

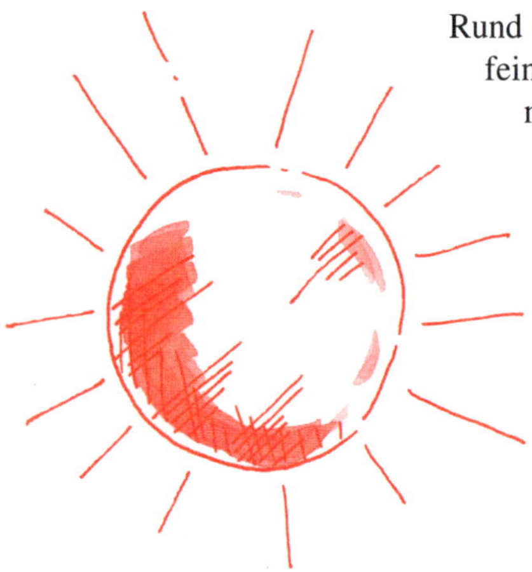

Rund 400 Hormone und 1000 Peptide regeln den feinen, wohlgeordneten Kosmos unseres Hormonsystems. (Wahrscheinlich sind es aber noch weit mehr.) Seit es die neuen Analysegeräte gibt, die das Treiben der Moleküle in der Zelle sichtbar machen, werden jedes Jahr neue Hormone und Nerven-Peptide entdeckt, und unser geheimnisvolles Hormonleben entschlüsselt sich in immer neuen, überraschenden Varianten. Entscheidend dabei ist, daß die meisten Hormone aus Aminosäuren aufgebaute Molekülketten sind. Wenn eine solche Sequenz aus, sagen wir, 40 Ami-

nosäuren in Einzelteile zerschnitten wird, entstehen neue Hormone und Peptide mit neuen Wirkungen im Hormonsystem. Genau wie im übrigen Körper auch werden von unserem Hormonstoffwechsel in jeder Sekunde Milliarden Hormone und Peptide zerschnitten, die einzelnen mitunter in Dutzende Fragmente. Je weiter Biochemiker deshalb in die Welt der Hormone vordringen, desto üppiger entfaltet sich diese zum unbegreifbaren, unfaßbaren Kosmos.

Weil unsere Psyche – die ja über unser Lebensglück entscheidet – so ein faszinierendes Forschungsgebiet darstellt, widmen sich Neurophysiologen oder Psychoendokrinologen mit wachsender Neugierde den winzigen Neuro-Molekülen, die uns Angst oder Freude vermitteln, uns krank oder gesund machen. Um ihre Forschungen betreiben zu können, benötigen die Wissenschaftler Hormone und Peptide sowie alle deren bekannte Fragmente in großen Mengen.

Bestimmte Hormone und Peptide können uns glücklich oder krank machen – ein wichtiger Grund, warum sich ihnen die Wissenschaftler mit wachsender Neugierde widmen.

Auf dem Weltmarkt der Hormonwissenschaft gibt es dicke Kataloge, in denen bis zu 60 000 solcher Nervenmoleküle zu festen Preisen angeboten werden. Das teuerste Hormon (und überhaupt die kostbarste Substanz der Welt) ist das Hormon Prolactin aus dem Vorderlappen der menschlichen Hirnanhangdrüse. Es regt unter anderem bei der jungen Mutter die Laktation, die Milchproduktion an. Das Molekül ist groß, besteht aus 198 Aminosäuren und kann deshalb nicht synthetisch hergestellt werden, sondern muß aus der menschlichen Hirnanhangdrüse gewonnen werden. Weil Prolactin in dieser Drüse nur in äußerst geringer Konzentration vorkommt, sind 2000 Leichen nötig, um es überhaupt in ausreichender Menge für Forschungszwecke zu gewinnen. Ein millionstel Gramm menschliches Prolactin kostet rund 150 Mark. Aber auch von anderen Hormonen werden im Nerven-und Drüsen-Stoffwechsel nur äußerst geringe Mengen benötigt: Von dem hochwirksamen Östrogen beispielsweise produziert eine Frau in ihrem ganzen Leben nur wenige Gramm.

Nicht nur Gehirn und Geschlechtsdrüsen produzieren Hormone, sondern auch Bauchspeicheldrüse, Magen und Darm, die Nieren und sogar das Herz. Eine höchst leistungsfähige Hormonfabrik sind unsere nur etwa 15 Gramm leichten Nebennieren, die jeweils dem oberen Pol beider Nieren anliegen. Ihre Rinde stellt eine Reihe wichtiger Hormone her, wie z. B. das entzündungshemmende Cortisol, außerdem Geschlechtshormone (Androgene und Östrogene). Für Frauen nach den Wechseljahren ist eine gesunde Nebennierenrinde besonders wichtig, weil diese nun ersatzweise für die Ovarien die Östrogen-Produktion übernimmt. Den Kern der Nebennieren bildet das sogenannte Mark, das ein ganz anderes Hormon herstellt, nämlich Adrenalin. Dieser Stoff wirkt erregend, macht uns in Streßsituationen wach. Gerade unter Streß müssen deshalb die Nebennieren besonders gut mit Biostoffen versorgt werden, besonders mit Cholesterin, dem Rohstoff für die Steroid-Hormone der Rinden. Dabei fehlt es meist nicht an Cholesterin, viel eher hingegen an Stoffen, die das Cholesterin in den Drüsen verwertbar machen, wie z. B. die B-Vitamine Cholin und Inositol oder die Omega-3-Fettsäuren in hochwertigen Pflanzenölen. Die Nebennierenrinde produziert normalerweise zwischen 15 und 30 Milligramm Cortisol innerhalb von 24 Stunden. Wer aber von früh bis spät im Streß ist, quält seinen Nebennierenrinden eine Überproduktion von bis zu 50 Milligramm Cortisol pro Tag ab. Dies wirkt sich verheerend aus, denn eine entgleiste Cortisol-Produktion stört das gesamte Hormon- und Peptid-System nachhaltig. Schlafstörungen oder gar Schlaflosigkeit ist das erste ernstzunehmende Symptom. Außer Cholesterin brauchen unsere Nebennieren Unmengen von Vitamin C für die Herstellung von Adrenalin, einem weiteren Streßhormon. Deshalb ist die Konzentration an Vitamin C nirgendwo im Körper größer als gerade im Nebennierenmark. Dementsprechend drosselt ein Mangel an Cholesterin und Vitamin C die Leistungsfähigkeit der Nebennieren.

Unsere Nebennieren müssen besonders gut mit Biostoffen versorgt werden, um ihre Aufgaben im Rahmen des Hormon- und Peptid-Systems erfüllen zu können.

Unsere Drüsenhormone werden über das enorm verzweigte Transportnetz der Blutgefäße verschickt. Es gibt aber auch noch eine andere Art von Hormonen bzw. Neuro-Peptiden, die man als Elitetruppe unseres Hormonsystems bezeichnen kann: die sogenannten Neurotransmitter. Dies sind Nervenreiz- und -signalstoffe, die in Bläschen an Nerven- und Gehirnzellen entstehen und das Eilbotentransportnetz der Nervenbahnen benutzen.

Wie Ihr Hormonhaushalt in Schwung kommt

Die meisten Neurotransmitter werden (weil sie schnell produziert werden müssen) aus nur einer einzigen Aminosäure hergestellt, also jeweils aus dem kleinsten Eiweißbaustein. Die Herstellung erfolgt in Windeseile über mehrere Stoffwechselstufen, und jedesmal werden viele Produktionsstoffe verbraucht, vorwiegend die Vitamine B6 und C sowie die Spurenelemente Zink und Mangan. So entsteht aus dem Eiweißstoff Tryptophan das Schlafhormon Serotonin, aus Phenylalanin das Glückshormon Noradrenalin und das Gefühlshormon Dopamin. Der Neurotransmitter Acetylcholin, Garant für höchste Konzentrationsfähigkeit und ein Supergedächtnis, wird aus dem B-Vitamin Cholin hergestellt (wobei ein weiteres B-Vitamin, Folsäure, und die Aminosäure Methionin benötigt werden). Cholin und Folsäure sind reichlich in Leber, Eigelb, Vollkorn und Bierhefe enthalten, Methionin in allen tierischen Nahrungsmitteln.

Für die in Lichtgeschwindigkeit erfolgende Übertragung der meisten Neurotransmitter von Nervenzelle zu Nervenzelle wird Calcium (in Milch, Käse) benötigt. Die positiv bzw. negativ geladenen Calcium-Ionen ermöglichen erst den Signalfluß. Hormone und Nerven-Peptide sind oft kurzlebig und verletzlich. Sie müssen deshalb vor Freien Radikalen geschützt werden, wobei Vitamin C der wichtigste Schutzfaktor ist.

Das sogenannte Opiat-Peptid Beta-Endorphin macht uns euphorisch und läßt uns lachen. Es entsteht unter Mithilfe der Aminosäure Lysin aus der Fettsubstanz Beta-Lipotropin. Beta-Endorphin besetzt an Nerven- und Gehirnzellen dieselben Rezeptoren wie z. B. die Rauschgifte (Haschisch, Kokain, Heroin). Es wirkt aus diesem Grund auch schmerzlindernd bzw. -betäubend. Das schon erwähnte Glückshormon (Noradrenalin) schützt das Beta-Endorphin bereits bei seiner Entstehung in Nervenbläschen vor zu raschem Abbau. Menschen, die zuwenig Beta-Endorphin und Noradrenalin produzieren, sind ängstlich, verzagt, mutlos, können sich nicht freuen und begeistern, und sie lachen nur selten.

Die wichtigsten Hormon-Tips

■ Essen Sie nur noch Lebensmittel mit hoher Nährstoffdichte: Obst, Salat, Rohkost, Gemüse, Kartoffeln, Naturreis, Vollkornprodukte, Eier, Milch, Käse, Fleisch, Fisch, Geflügel.

■ Essen Sie abends kurz vor dem Zubettgehen noch ein Häppchen Eiweiß pur (ca. 30 Gramm Fleisch, Fisch, Geflügel) und trinken Sie dazu den Saft einer Zitrone. Daraus stellt die Hirnanhangdrüse nachts das schlankmachende und energiespendende Wachstumshormon und gegen Morgen das Weckhormon ACTH (adrenocorticotropes Hormon) her.

■ Viel Vitamin C (in frischem Obst) schützt alle Hormone und Neuro-Peptide vor ihren gefährlichsten Feinden, den Freien Radikalen; außerdem wird es für fast jede Stoffwechselstufe bei der Biosynthese von Peptiden und Hormonen gebraucht.

■ Vitamin B6 (Pyridoxin) ist für sämtliche Eiweißstoffwechselvorgänge unerläßlich, also speziell auch für die Produktion aller Eiweißhormone. Man sollte aber nicht das Einzelvitamin in der Apotheke kaufen, sondern stets alle B-Vitamine in ihrer kompletten Zusammensetzung zu sich nehmen (am besten in der Form von Bierhefe).

■ Die B-Vitamine Cholin und Inositol (in Vollkorn, Bierhefe, Lecithin) sind die wichtigsten Grundrohstoffe für den Gehirnhormonstoffwechsel. Außerdem machen sie Cholesterin verwertbar, das in großen Mengen für die Sexual- und Streßhormone gebraucht wird.

Noch vor wenigen Jahren war die Rede von nur vier Neurotransmittern (nämlich Noradrenalin, Serotonin, Dopamin und Acetylcholin), doch dann wurden schnell weitere entdeckt und außerdem noch Dutzende Nerven-Peptide als Neurotransmitter erkannt, nachdem festgestellt worden war, daß sie außer den Blutbahnen auch Nervenbahnen als Leitwege benutzen. Typisch für diese Art von Neurotransmittern ist z. B. das Peptid VIP (Vasoactive Intestinal Polypeptide). Es ist unser Liebes- und Sex-Peptid, enthalten im Gewebe rund um den Hypothalamus und im Gewebe von Penis und Vagina (in einer Konzentration von nur 16 Billionstel Gramm pro Gramm Gewebe). Ein sexueller Reiz (zärtliches Wort, Anblick, Berührung) schießt über Nervengleise in Sekundenbruchteilen vom Gehirn in den Genitalbereich und löst dort Reaktionen aus. Über die Blutbahn würde ein solches Stimulans zwölf oder mehr Sekunden brauchen und wäre dementsprechend viel zu langsam.

Wie erst kürzlich erkannt wurde, benutzen Neurotransmitter außer Blutbahnen die wesentlich schnelleren Nervenbahnen zur Übermittlung eines Reizes.

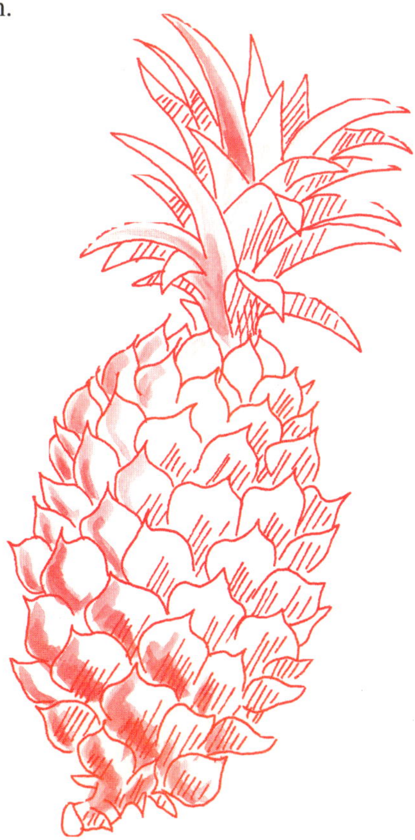

SICH GESUND ESSEN MIT NÄHRSTOFFEN

DIE 40 HÄUFIGSTEN ERNÄHRUNGSBEDINGTEN KRANKHEITEN VON A BIS Z

Die meisten Befindlichkeitsstörungen, Beschwerden oder Krankheiten entstehen durch einen Mangel an Nährstoffen, also an Vitaminen, Mineralstoffen, Eiweiß, wichtigen Fettsäuren, an Enzymen und Hormonen. Dementsprechend lassen sich Beschwerden durch gezielte Zufuhr fehlender Biostoffe lindern oder heilen.

Beschwerden und Krankheiten lassen sich durch gezielte Zufuhr fehlender Biostoffe lindern oder heilen.

Seit Beginn der neunziger Jahre, seit es ultramoderne Analyseverfahren wie Atom-Absorptions-Spektroskope oder High-Tech-Chromatographen gibt, gelten Molekularbiologie und Nährstofftherapie als der »heiße Ofen« in der Medizin. Nicht umsonst kommen die meisten Nobelpreisträger der letzten Jahre aus dem Lager der Biochemiker, Ernährungsphysiologen, Endokrinologen oder Stoffwechselexperten.

AKNE

Sie ist die häufigste Hautkrankheit, begleitet von häßlichen Mitessern, Pickeln, Pusteln, Papeln, meist im Gesicht, aber auch auf dem Rücken, der Brust und den Schultern. Die ersten Symptome zeigen sich häufig in der Pubertät; das männliche Geschlecht ist häufiger betroffen als das weibliche.

Nicht selten werden Aknepatienten über Monate oder gar Jahre hinweg mit Antibiotika behandelt. Als Folge davon entwickeln sie in ihrem Darm eine krankhafte Überbesiedlung mit bestimmten Bakterien (Candida albicans), welche die Akne noch verschlimmern.

Die Krankheit entsteht im Bereich der Hautschweißdrüsen, die ihre höchste Dichte im Gesicht haben. Androgene (männliche Geschlechtshormone wie z. B. Testosteron) stimulieren in den Hautzellen an Haarschaft und -wurzel die Produktion von Keratin für Barthaare. Unter ihrem Einfluß vergrößern sich die Schweißdrüsen und sondern mehr Talg ab. Weil auch Mädchen in der Pubertät Androgene produzieren, leiden auch sie nicht selten unter Akne.

So helfen Nährstoffe

Weil bei Akne der Glukose-Stoffwechsel der Hautzellen gestört ist, erweist sich das Spurenelement Chrom (in Bierhefe; in der Apotheke oder im Reformhaus erhältlich) als hilfreich. Auf Zucker, Süßes und helle Teigwaren sollte man verzichten. Zink-Tabletten (z. B. Zink-Sulfat; in der Apotheke erhältlich) zeitigen oft eine ähnlich gute Wirkung wie Antibiotika, haben aber nicht deren unerwünschte Nebenwirkungen.

Vor allem männliche Aknepatienten haben meist viel zu niedrige Blutkonzentrationen des dynamischen Immunstoffs Glutathion-Peroxidase. Sogenannte Antioxidantien mit Selen (ebenfalls in der Apotheke erhältlich) beheben den Mangel und führen bei Jugendlichen beiderlei Geschlechts zu einer Besserung. Wenn sich Akne bei Frauen in den Tagen vor der Monatsregel verschlimmert, kann ein Mangel an Vitamin B6 (Pyridoxin) die Ursache sein. Vitamine des B-Komplexes und Bierhefe senken die hormonelle Empfindlichkeit gegenüber Androgenen und lassen die Beschwerden oft abklingen.

Chrom, Zink-Tabletten, Antioxidantien mit Selen, Vitamine des B-Komplexes und Bierhefe helfen gegen Akne.

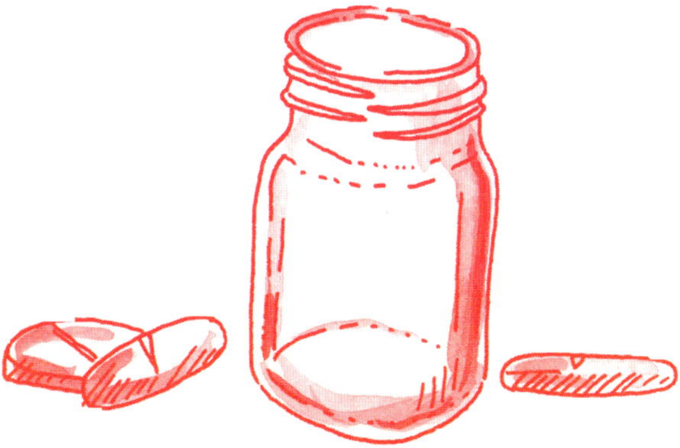

Altersbeschwerden

Mit dem Abbau der Organleistungen, sinkendem Energieumsatz und verminderter Stoffwechselkapazität, insbesondere aber mit nachlassender Immunkraft machen sich Altersbeschwerden des ganzen Körpers bemerkbar: Kreislaufstörungen, Konzentrationsschwäche, Knochenbeschwerden, Erschöpfungszustände, nachlassende Sehkraft und viele weitere Symptome. Verantwortlich ist meist weniger mangelhafte Nährstoffzufuhr als vielmehr eine ungenügende Verwertung von Vitaminen, Mineralien, Eiweiß und anderen Biostoffen. So produzieren die meisten Menschen ab dem 50. Lebensjahr immer weniger Magensäure, die für die Eiweißverwertung unerläßlich ist. Ohne genügend Aminosäuren können aber vor allem wichtige Mineralien und Spurenelemente nicht mehr ausreichend durch die Darmwand ins Blut überführt werden. Eiweiß- und Mineralienmangel führen dann zu einer katastrophalen Unterversorgung aller Körperzellen, und dies häufig trotz scheinbar ausreichender Ernährung.

So helfen Nährstoffe

Ältere oder alte Menschen sollten zu eiweißreicher Kost (Fleisch, Fisch, Geflügel, Magerkäse) stets etwas saures Obst essen oder aber ein paar Spritzer Zitronensaft hinzufügen. Dies senkt den pH-Wert im Magensaft, erhöht also dessen Azidität. Eiweiß wird dann im Magen besser durch das Enzym Papsin vorverdaut und im Dünndarm verwertet. Auch der Kohlenhydrat- und Fettstoffwechsel muß verbessert werden. Bierhefe (die alle B-Vitamine enthält) sorgt für eine optimale Kohlenhydratverdauung und -verwertung, kaltgepreßte Pflanzenöle mit ihren hochwertigen Fettsäuren für eine bessere Fett- und Cholesterinausnutzung. Das Immunsystem muß durch viel Vitamin C (in frischem Obst), Vitamin A und Karotene (in dunkelgrünem, und orangegelbem Gemüse), Vitamin E (in Pflanzenölen, Nüssen, Keimen, Samen, Kernen) und das Spurenelement Selen (in Vollkorn, Fleisch, Fisch, Knoblauch) gestärkt werden.

Die Vitamine A, C, E, Karotene und Selen stärken das Immunsystem.

Appetitmangel

Meist sind es Kinder oder ältere Menschen, die nur zögerlich essen, keinen Hunger und kaum Appetit verspüren. Dabei sind gerade sie besonders dringend auf sämtliche Nährstoffe angewiesen. Immer geht fehlender Appetit mit Antriebsarmut oder Energiemangel einher, der dann wiederum über einen gedrosselten Stoffwechselumsatz Hungergefühle reduziert.

Entscheidend für unseren Appetit ist das Auf und Ab des Blutzuckerspiegels (Glukose-Spiegel). Wenn dieser Spiegel mangels Nahrung sinkt, fehlt den Gehirnzellen und dem Nervengewebe Energiebrennstoff. Sogenannte Glukoserezeptoren (Landeplätze für Glukose-, also Kohlenhydratmoleküle) in den Leberzellen schicken dann über den Vagusnerv (Magen-Gehirn-Nerv) Signale ans Gehirn, das daraufhin Hungerreize stimuliert. Ein weiterer Appetitreiz erfolgt über das Sättigungszentrum im sogenannten ventromedialen Hypothalamus; er wird von Fettzellen mitbestimmt. Oft stellt sich tagsüber selbst bei zu niedrigem Blutzuckerspiegel kein Hungergefühl ein, weil Fettzellen Triglyzeride für den Energiebedarf freisetzen. Der Glukose-Spiegel fällt dabei weiter und löst dann oft gegen Abend Heißhunger aus.

So helfen Nährstoffe

Die Kost sollte ganz auf komplexe Kohlenhydrate umgestellt werden (Rohkost, Gemüse, Kartoffeln, Naturreis, Vollkornprodukte). Die in diesen Lebensmitteln enthaltenen Glukose-Moleküle werden nur allmählich im Darm abgebaut und ans Blut abgegeben; dies reguliert den Blutzuckerspiegel. In einem gesunden Referenzbereich zwischen 80 und 100 Milligramm Glukose pro 100 Milliliter Blut reagiert der Glukose-Spiegel dann wieder sehr sensibel auf Nahrungsentzug mit der Folge häufiger Appetitreize den ganzen Tag über.

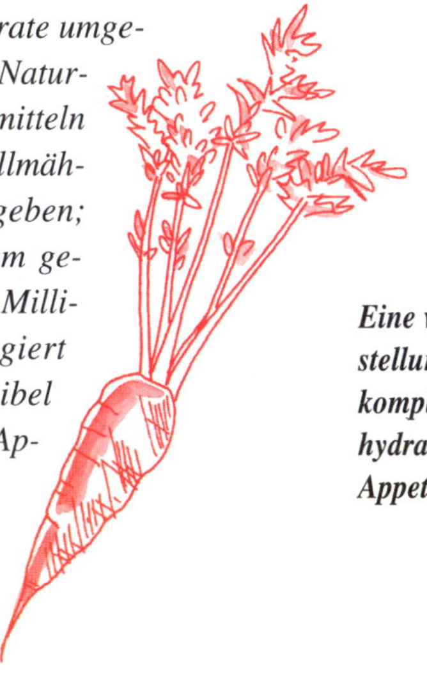

Eine vollständige Umstellung der Kost auf komplexe Kohlenhydrate fördert den Appetit.

Augenbeschwerden

Das Auge ist ein lebensrettendes und lebenserhaltendes Organ und wird deshalb besonders reich über eine Fülle feinster Blutgefäße mit Nährstoffen versorgt.

Dementsprechend reagiert das Auge empfindlich auf einen Mangel an Nährstoffen. Es ermüdet schnell, die Sehkraft schwindet, es kommt zu Tränenflüssigkeitsmangel, trockenen, geröteten, brennenden, juckenden Augen oder zu Bindehautentzündungen. Besonders betroffen sind Menschen, die in trockenen Räumen vor dem Bildschirm arbeiten. Unterversorgte Augen werden besonders von Freien Radikalen angegriffen: sowohl die Netzhaut (Retina) als auch die Hornhaut oder Linse. Gerade fürs Auge ist der Immunschutz deshalb besonders wichtig.

So helfen Nährstoffe

Bei ständigen Hell-Dunkel-Reizen (z. B. vor dem Monitor) kommt es im Auge zu einer ungesunden Überproduktion des Sehpurpurs Rhodopsin aus Eiweißsubstanzen und Vitamin A, woran das Spurenelement Zink und Vitamin B6 beteiligt sind. Diese Stoffe sind für ein funktionstüchtiges Auge von herausragender Bedeutung. Eiweiß ist ausreichend in allen Lebensmitteln mit hoher Nährstoffdichte enthalten, also in Gemüse ebenso wie in Fleisch, Fisch oder Magerkäse. Vitamin A bzw. seine Stoffwechselvorstufen, die Karotene, sind in Spinat, Grünkohl, Brokkoli, Karotten, Melonen, Aprikosen, Pfirsich und Kürbis besonders reich enthalten, Zink und Vitamin B6 in Vollkorngetreide und Bierhefe, die außerdem noch das für den Immunschutz unserer Augen hochwirksame Spurenelement Selen enthält. Weitere wichtige Immunsubstanzen für unsere Augen sind Vitamin C (in frischem Obst, Salat) und Vitamin E (in Pflanzenölen, Samen, Nüssen, Keimen). Für eine Auffrischungskur der Augen empfiehlt sich ein Präparat aus den vier sogenannten Antioxidantien Vitamin A, Vitamin C, Vitamin E und Selen (in der Apotheke erhältlich).

Die wichtigsten Immunsubstanzen für unser Auge sind die Vitamine A, B6, C, E, Zink und Selen.

Bandscheibenbeschwerden

Eigentliche Ursache sind fast immer zu schwache Muskeln im Stützapparat der Wirbelsäule. Bei Belastung, Unterkühlung oder einer »falschen« Bewegung verspannen sich die Nacken- oder Lendenmuskeln, und es kann zu Hexenschuß, eingeklemmten und entzündeten Nerven (Ischias) oder auch zu einem Bandscheibensyndrom (z. B. Vorfall) kommen. Je schwächer die Muskeln, desto größer ist die Gefahr von Bandscheibenbeschwerden, denn der Druck auf Wirbelkörper ist groß: Wenn wir uns tief bücken, um beispielsweise einen Eimer Wasser hochzuheben, kann ein Druck von einer halben Tonne auf einzelne Wirbelkörper und die zugehörigen Muskelpartien entstehen.

So helfen Nährstoffe

Oft fehlen in der Nahrung bestimmte Muskel-Aminosäuren für den Neuaufbau von Muskelgewebe wie Valin, Isoleucin und Leucin. Enthalten sind diese vorwiegend in tierischen Lebensmitteln, aber auch in Sojaprodukten (Tofu) und im Gemüse. Nur drei Minuten Rückenmuskelgymnastik können die anabolische Eiweißsynthese im Muskel- und Bindegewebe um 20 Prozent erhöhen. Benötigt werden dafür Vitamin B6 (in Vollkornprodukten, Fleisch, Grüngemüse, Bierhefe) und Vitamin C (in frischem Obst) sowie das Spurenelement Zink (in Vollkornprodukten, Bierhefe, Melasse). Schmerzhafte Entzündungen klingen schneller ab, wenn zusätzlich proteolytische (eiweißspaltende) Enzyme eingenommen werden (in der Apotheke erhältlich; das Enzym Bromelain ist aber auch in Ananas reichlich enthalten). Dadurch wird vor allem mehr Arginin verwertet, eine Aminosäure, die die Produktion entzündungshemmender weißer Blutkörperchen anregt. Die Umstellung von Fleisch auf Fisch wirkt ebenfalls entzündungshemmend; die im Fleisch enthaltene Arachidonsäure (eine Fettsäure) produziert nämlich körpereigene Entzündungsmoleküle (Prostaglandine, Leukotriene). Die in Fisch enthaltenen Omega-3-Fettsäuren hingegen begünstigen das Abklingen langwieriger Entzündungen. Durchblutungsfördernde Maßnahmen (Wärmepflaster, Massagen, Bestrahlung, warme Kleidung) helfen zusätzlich bei der Behandlung von Bandscheibenbeschwerden.

Das Vitamin B6, eiweißspaltende Enzyme, Zink und Omega-3-Fettsäuren helfen gegen Bandscheibenbeschwerden.

Blähungen

Diese unangenehmen Begleitsymptome eines entgleisten Darmtrakts müssen nicht sein. Sie sind ebenso wie Durchfall, Darmträgheit oder Verstopfung Folgen einer ungesunden oder vielleicht sogar katastrophalen Ernährung. Vor allem dann, wenn unverdaute Kohlenhydrate in den unteren Dünndarm gelangen, fangen sie an, zu gären und Gase zu entwickeln, die in Form von Blähungen entweichen.

So helfen Nährstoffe

Die Vitamine des B-Komplexes, Bauchspeicheldrüsenenzyme und Darmbakterien helfen gegen Blähungen.

Wichtig sind zunächst das sorgfältige Kauen und Einspeicheln gerade kohlenhydratreicher Nahrung wie Brot, Reis, Nudeln usw. Das Enzym Amylase im Speichel leitet dann bereits im Mund die Kohlenhydratverdauung ein. Die in Bierhefe vollständig enthaltenen B-Vitamine helfen bei der Verwertung im Darm ebenso wie Bauchspeicheldrüsenenzyme (beides in der Apotheke erhältlich) und Darmbakterien. Selbst die typischen Blähungen auslösenden Lebensmittel wie z. B. Bohnen und andere Hülsenfrüchte mit ihren unverdaulichen Kohlenhydratbestandteilen Stachyose und Raffinose dürften dann keine Beschwerden mehr verursachen.

Blasenschwäche

Eine über- und reizempfindliche Blase, die mit anhaltendem Harndrang (besonders bei Kälte), mangelnder Harnkontrolle oder Schmerzen beim Wasserlassen einhergeht, ist oft Folge einer Besiedlung mit Bakterien, die die Blase entweder über die innere Blutversorgung erreichen oder direkt über die Harnröhre übertragen werden. Wegen der kürzeren Harnleitungswege sind Frauen naturgemäß häufiger betroffen als Männer. In den empfindlichen Schleimhäuten kommt es oft zu chronischen Entzündungen und damit zu einem Zusammenbruch der sensiblen nervösen Reizkontrolle, z. B. über die Blasenentleerungsmechanismen.

So helfen Nährstoffe

Karotene und Lycopene, die teilweise Stoffwechselvorstufen für das Vitamin A sind, bzw. auch das Vitamin selbst sind unerläßliche Schutzfaktoren gerade für die feinen Schleimhäute im Nieren-Blasen-Bereich. Ein Mangel an diesen Vitaminsubstanzen führt zu einer Verhornung und damit zu einer Austrocknung in den Epithel-Schichten, eine karotenreiche Kost hingegen bewirkt eine erhebliche Verdickung und Gewichtszunahme der Schleimhäute, erhöht also deren Leistungsfähigkeit nicht unbeträchtlich. Enthalten sind Karotene bzw. das Vitamin A in dunkelgrünem und orangegelbem Gemüse und Obst, außerdem in Leber und Lebertran. Ideale Kur: Eine Woche lang täglich einen halben Liter Tomatensaft trinken, der vorher eine Stunde lang mit einem Eßlöffel Pflanzenöl gekocht wurde. Dadurch werden Lycopene frei, welche die Schleimhäute neu aufbauen. Der Saft von vier Zitronen (oder drei Teelöffel Ascorbinsäure-Pulver; in der Apotheke erhältlich) täglich macht den Urin sauer. Dies hemmt den mikrobenbedingten Abbau zu Ammoniak und tötet Bakterien ab, die für Blasenbeschwerden verantwortlich sind. Außerdem wirkt Vitamin C antiseptisch (keimtötend) und diuretisch (entwässernd und damit krankheitserregende Bakterien ausschwemmend).

Die Vitamine A und C, Karotene und Lycopene stärken die Blase.

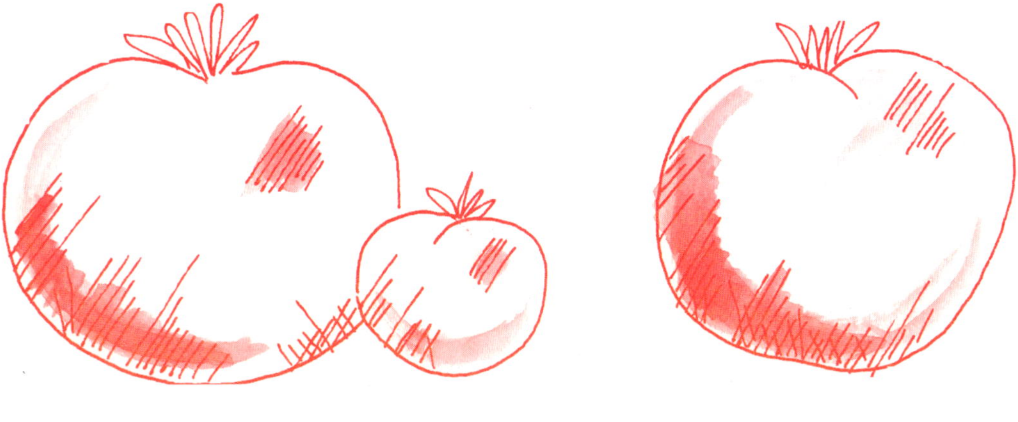

Bronchitis

Diese Entzündung fein verästelter Luftwege der Lunge (Bronchien) oder auch der Luftröhre geht meist mit zunächst trockenem, später schleimigem Husten einher und wird außerdem von Auswurf, Temperaturanstieg oder Fieber, brennenden Brustschmerzen und Atembeschwerden (Keuchen), eventuell auch Atemkrämpfen begleitet. Die Ursache sind Viren, die bei mangelnder Immunfunktion im feuchtwarmen Milieu der Atemwege ihren idealen Nährboden finden und sich dementsprechend explosiv ausbreiten. Eingeatmete Schad- oder Giftstoffe oder auch Zigarettenrauch können Schwellungen im Bronchialbereich verschlimmern und die haarfeinen Verzweigungen der Bronchien zusätzlich schädigen.

So helfen Nährstoffe

Die Vitamine A und C beugen Bronchitis vor.

Vorbeugend wirken die Immunvitamine A (in grünem Blattgemüse, Karotten) und C (in frischem Obst, Salat). Sie helfen bestimmten Immunglobulinen beim Schutz vor Viren und beim Neutralisieren von Bakterien und anderen Mikroorganismen. Viel Vitamin C stärkt die weißen Blutkörperchen, die an der Abwehr von Krankheitserregern beteiligt sind, allerdings meist nur in den ersten Krankheitstagen. Ruhe und Bettruhe, der Verzicht auf Zucker und Süßes sowie eine hohe Flüssigkeitszufuhr (Frucht- und Gemüsesäfte, Kräutertees, Suppen) und Wärme beschleunigen den Heilungsverlauf.

Durchblutungsstörungen

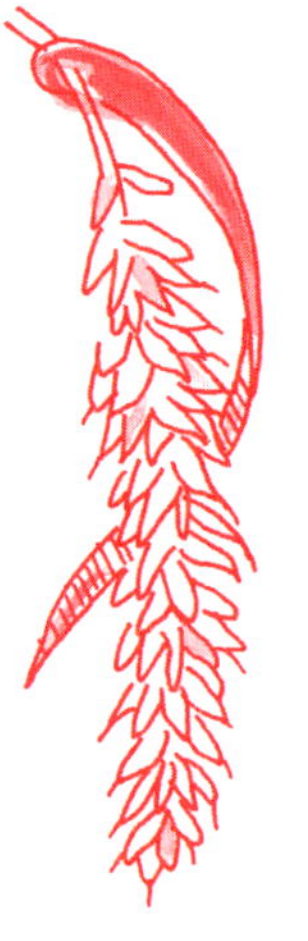

Wenn Füße und Hände kalt werden, Schwindelanfälle, Müdigkeit, vielleicht sogar Krampfadern oder Herzbeschwerden auftreten, ist meist eine Störung der Blutzufuhr zum Herzen durch die Arterien oder der Blutabfuhr über die Venen die Ursache. Entscheidend für den Blutfluß bzw. die Fließgeschwindigkeit ist der Querschnitt der Gefäße. Es können also verengte wie auch krankhaft erweiterte Blutadern zu Durchblutungsstörungen führen.

Die kräftigeren Arterien werden meist durch kristalline Ablagerungen aus Cholesterin und Calcium verengt, die schwachwandigen Venen durch poröse Gefäßwände geschwächt, wodurch es zu Krampfadern, Flüssigkeitsaustritt ins angrenzende Gewebe (Ödeme) und häufig zu Unterschenkelgeschwüren kommt.

So helfen Nährstoffe

Gegen arteriell bedingte Durchblutungsstörungen helfen Vitamin C und Bioflavonoide (frisches Obst samt Fruchtfleisch) sowie das Spurenelement Zink (in Vollkorn, Bierhefe), die gemeinsam die Gefäßinnenwände glatt und gesund erhalten. Allzu leicht bilden sich nämlich an haarfeinen Rissen Verengungen, die zu Arteriosklerose führen. Die B-Vitamine Cholin und Inositol (in Lecithin, Bierhefe, Getreide, Nüssen, Samen, Keimen) sowie Omega-3-Fettsäuren (in kaltgepreßten Pflanzenölen, Lebertran, Kaltwasserfisch) sichern die Verwertbarkeit und Transportfähigkeit des Cholesterins und beugen dadurch hohen schädlichen Konzentrationen im Blut vor. Sogenannte Anthocyanoside und andere Bioflavonoide (z. B. die blauroten Farbstoffe in Beeren) verhindern in den Innenwänden der Gefäße, daß das schützende Vitamin C abgebaut wird, stärken und kräftigen das Bindegewebe, das die Adern umschließt. Natrium-Ascorbat (die Mineralform von Vitamin C; in der Apotheke erhältlich) bindet sich in den Arterien mit schwerlöslichen Calcium-Phospholipiden und beseitigt so gefährlich hohe Cholesterin-Konzentrationen, denn dabei entstehen die beiden Substanzen Calcium-Ascorbat und Natrium-Phospholipid, die über das Blut ausgeschieden werden.

Die B-Vitamine Cholin und Inositol, Vitamin C (bzw. Natrium-Ascorbat), Bioflavonoide, Zink und Omega-3-Fettsäuren helfen gegen Durchblutungsstörungen.

Durchfall

Jeder Mensch leidet hin und wieder an krankhaft häufigem wäßrigen, ungeformten Stuhl, der nicht selten mit Schmerzen, Krämpfen und Darmkollern einhergeht und meist akut auftritt. Die Ursache kann eine Lebensmittelvergiftung (z. B. durch Salmonellen, Bakterien) oder der Genuß Durchfall verursachender Lebensmittel wie z. B. Pflaumen sein. Oder der Verdauungsapparat reagiert allergisch auf bestimmte Speisen (z. B. Milch, Eier, Fisch). Auch übermäßiger Kaffee- oder Alkoholgenuß kann Durchfall verursachen.

So helfen Nährstoffe

Die Vitamine A und C, Karotene, Verdauungsenzyme und Bierhefe helfen gegen Durchfall.

Vitamin A bzw. Karotene (in dunkelgrünem und orangegelbem Gemüse wie Spinat oder Karotten) bauen die Darmschleimhaut mit ihren kurzlebigen Zellen neu auf und schützen sie gleichzeitig vor vegetativen Streßeinflüssen (z. B. durch Ärger, Konflikte, Leistungsdruck usw.). Auch der Schutz gegenüber Krankheitserregern (Bakterien, Pilzen) wird durch Vitamin A sowie auch durch Vitamin C (in frischem Obst) erhöht. Empfehlenswert bei anhaltend chronischem Durchfall ist eine Kur mit Verdauungsenzymen und Bierhefe (in der Apotheke erhältlich). Umstellung auf vorwiegend vegetarische Kost verdickt die Darmzotten und vergrößert ihre verdauungsaktive Oberfläche. Die typischen Durchfallreize durch halbverdaute Kost werden dadurch vermieden.

Ekzem

Ärzte unterscheiden zwischen dem Abnutzungs- oder »Hausfrauen«-Ekzem mit trockener und rissiger, teilweise verhornter Haut, dem meist großflächigen allergischen Kontaktenzem mit gerötetem Hautausschlag und dem bakteriellen Ekzem mit seinen enger begrenzten, runden, juckenden, nässenden oder verkrusteten Herden. Die Ursachen sind vielfältig: Sie reichen von Allergie gegenüber bestimmten Reinigungssubstanzen oder Metallen (z. B. Nickel, Kupfer) bis hin zur Überempfindlichkeit gegenüber bestimmten Mikroben.

So helfen Nährstoffe

Omega-3-Fettsäuren, Vitamin A und Karotene schützen die Haut vor Krankheitserregern.

Wichtig ist die Umstellung der Nahrungssubstanzen auf Omega-3-Fettsäuren, die in kaltgepreßten Pflanzenölen, Samen, Keimen, Nüssen sowie Fisch und Fischölen (Lebertran) enthalten sind. Diese Fettsäuren bauen die lipidhaltige Membranschicht aller Hautzellen, die für einen hohen Feuchtigkeitsgehalt in der Haut sorgt, neu auf. Dadurch wird die Haut vor äußeren Krankheitserregern (Pilze, Bakterien) geschützt und über den inneren Stoffwechsel von einer zu hohen Konzentration der Entzündungs-Prostaglandine befreit. Vitamin A und Karotene (in Spinat, Grünkohl, Brokkoli, Karotten usw.) sind ein wichtiges Schutzvitamin für die Haut.

ERHÖHTER BLUTDRUCK

Ständig oder auch nur zeitweise erhöhter Blutdruck ist ein Warnzeichen des Körpers vor der ernsten Krankheit Bluthochdruck. Verursacht wird erhöhter Blutdruck durch verschiedene Faktoren, die unglücklicherweise nicht selten zusammentreffen: Übergewicht; salzreiche Kost; ein stets leicht erhöhter Insulin-Spiegel, der die Natrium-Konzentration im Gewebe anhebt; übermäßiger Genuß von Kaffee, Alkohol und Nikotin; mangelnde Bewegung; Streß. Meist führen entweder ein zu großes Blutvolumen oder verengte Gefäße zu erhöhtem Blutdruck.

So helfen Nährstoffe

Fischöle (in Kaltwasserfisch oder Lebertran) verringern die Synthese von VLDL (Very Low Density Lipoprotein; Lipoprotein mit sehr niedriger Dichte), das auch als »böses« Cholesterin bezeichnet wird, weil es im Blutkreislauf von den Körperzellen nicht angenommen wird und sich gern zusammen mit anderen Substanzen an den Gefäßwänden ablagert und sie verengt.

Fischöle, Magnesium und kaliumhaltige Lebensmittel sorgen für Blutdrucksenkung.

Die Fettsäuren in den Fischölen führen außerdem zu einem Abbau von Gerinnungsstoffen in oder an den Arterienwänden und damit zu verbessertem Blutfluß. Auch ein Mangel an Magnesium bewirkt erhöhten Blutdruck, weil dadurch die Kalium-Konzentrationen gesenkt und Natrium-Werte angehoben werden. Natrium aber bindet Wasser und erhöht somit das Blutvolumen. Magnesium ist Teil des grünen Farbstoffs Chlorophyll in Pflanzen und dementsprechend besonders reich in grünem Salat und Gemüse enthalten (aber auch in Vollkorn, Nüssen, Samen, Kakao). Der Verzicht auf Salz senkt in den meisten Fällen den Blutdruck auf natürliche Weise. Dabei ist zu berücksichtigen, daß alle Fertig-, Dosen- und Tiefkühlgerichte, Wurst, Pasteten und viele andere industriell hergestellte Lebensmittel sehr viel Salz enthalten, von Mahlzeiten in Restaurants, Kantinen usw. einmal abgesehen. Ideal für eine Behandlung sind alle Lebensmittel, die viel Kalium und wenig Natrium enthalten, also alle Früchte, Gemüse, Bananen und auch Kartoffeln.

Erkältung

Husten, Schnupfen, Halsweh, Fieber kommen in jeder Familie immer wieder vor, oft verbunden mit Begleitsymptomen wie Müdigkeit, Gliederschmerzen oder auch Kopfweh. Ärzte sprechen von einem grippalen Infekt – im Gegensatz zur Grippe, die eine schwerere Erkrankung durch einen ganz bestimmten Virustyp darstellt. Einen grippalen Infekt können rund 200 verschiedene Viren auslösen. Sie siedeln sich (meist über Tröpfcheninfektion) im feuchtwarmen Milieu der Hals-, Nasen- und Rachenschleimhäute an und vermehren sich dort in atemberaubendem Tempo. Der massive Einsatz von Immunkörpern als Gegenreaktion (weiße Blutkörperchen, Prostaglandine usw.) führt zur Belastung der betroffenen Nervengewebe und zur Ausschüttung von Histamin aus Mastzellen in den Gefäßwänden. Dadurch kommt es zu Schwellungen, Rötungen, Entzündungen.

So helfen Nährstoffe

Viel Vitamin C ist der wirksamste Schutz vor Erkältung.

Ist die Erkältung erst mal ausgebrochen, helfen keine sogenannten Grippemittel mehr. Die körpereigenen Mechanismen sorgen dann für ein Abklingen der Krankheit innerhalb weniger Tage. Ein wesentlicher Faktor ist dabei das Fieber. Viren sind sehr wärmeempfindlich: Schon ein Anstieg der Körpertemperatur um zwei Grad tötet diese Krankheitserreger massenweise ab. In den naßkalten Monaten beugt man einem grippalen Infekt am besten mit Vitamin C vor. Der Saft einer Zitrone täglich schützt den ganzen Winter über vor Ansteckung. Reichlich Salat, Rohkost und Gemüse erhöhen die Plasmakonzentration von Vitamin C und vor allem die wichtige Konzentration des Immunstoffes in den weißen Blutkörperchen.

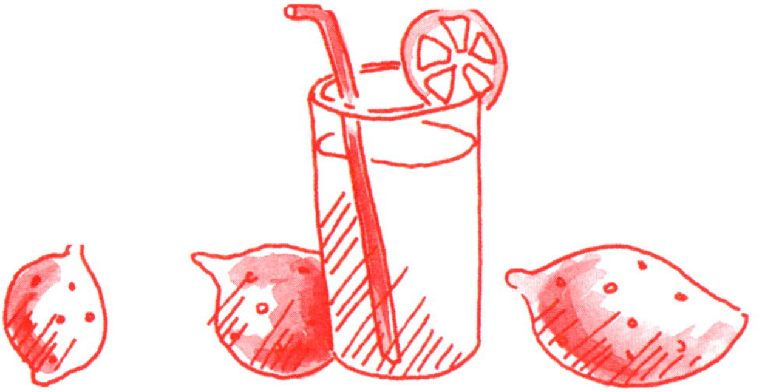

Frauenleiden

Häufig treten sie in den Tagen vor der Monatsregel als Prämenstruelles Syndrom (PMS) auf, aber auch Wechseljahresbeschwerden zählen zu ihnen. Symptome sind Störungen der Regelblutung, Spannungsgefühle in Brüsten, Nervosität, Kopfschmerzen, Gereiztheit oder – insbesondere im Klimakterium – Hitzewallungen, Schweißausbrüche, Libidomangel und Herzjagen. Die Ursachen sind vielfältig – beim PMS vegetative oder hormonell bedingte Störungen, die nach neuen Erkenntnissen häufig durch einen zu niedrigen Blutzuckerspiegel ausgelöst werden. Zudem sind bestimmte Hormone in den sieben bis zehn Tagen vor der Menstruationsblutung meist erhöht, z. B. Östrogen, Prolactin (das Laktationshormon), das follikelstimulierende Hormon. Im Klimakterium stagniert die Produktion von Östrogen; dadurch kommt es zu Veränderungen im vegetativen Nervensystem und im Calcium-Stoffwechsel.

So helfen Nährstoffe

PMS: Bierhefe enthält das Spurenelement Chrom, das für einen gesunden Blutzuckerspiegel und damit für die Nervenversorgung wichtig ist, außerdem – neben allen anderen B-Vitaminen – das Vitamin B6 (Pyridoxin), das die oft lästigen Begleiterscheinungen deutlich lindert. (Vitamin B6 aber nicht allein in Tablettenform einnehmen, es ist ohne Vitamin B2 nicht wirksam.) Weil bei PMS-Patientinnen die Magnesium-Werte in den roten Blutkörperchen drastisch verringert sind, kommt es zu erhöhter Schmerzempfindlichkeit, Gereiztheit und auch zur Gewichtszunahme. Deshalb sollten täglich magnesiumreiche Lebensmittel auf den Tisch: Grüngemüse, Obst, Vollkornprodukte, Samen, Nüsse. Vitamin E (in Pflanzenölen, Eigelb, Samen, Nüssen, Vollkorn) hilft bei schmerzhaft empfindlichen Brüsten, nervösen Spannungen, Müdigkeit, Schlafstörungen und depressiven Verstimmungen.

Bierhefe, Magnesium und Vitamin E lindern die Schmerzen in der prämenstruellen Phase.

Klimakterium: Frauen in und nach den Wechseljahren scheiden morgens über den Urin zuviel Calcium aus. Gleichzeitig produziert ihre Haut nicht mehr ausreichend Vitamin D, das für den Calcium-Stoffwechsel benötigt wird. Und natürlich fehlt das für den Knochenbau wichtige Hormon Östrogen, weil die Nebennieren aufgrund nährstoffarmer Kost nicht als Ersatzdrüse einspringen können. Wichtig ist

Die B-Vitamine, Cholin und Inositol, Vitamin C und D sowie Calcium helfen bei Beschwerden im Klimakterium.

jetzt: Täglich 150 Gramm Magerkäse für den Calcium-Bedarf essen, 30 Minuten lang an die Sonne oder ans Tageslicht (für die Vitamin-D-Produktion) gehen. Die Umstellung von Fleisch auf Fisch sorgt ebenfalls für mehr Vitamin D. Viel frisches Obst essen, das darin enthaltene Vitamin C baut Calcium in Osteoblasten (knochenbildende Zellen) ein. Vitamin E und die B-Vitamine Cholin und Inositol (in Bierhefe, Lecithin) kurbeln die Cholesterin-Verwertung an und unterstützen die Nebennieren bei der Ersatzproduktion von Östrogen. Biochemiker haben jetzt entdeckt, daß das seltene Spurenelement Boron (in Früchten, Gemüse, Nüssen) die Östrogen-Werte im Blut erhöht und die verhängnisvolle Calcium-Ausscheidung über den Urin hemmt – wichtige Voraussetzungen für den Bau neuer Knochenmasse.

Hämorrhoiden

Diese erweiterten, als Knötchen fühlbaren Venen im Analbereich können jucken, schmerzen und bluten. Verursacht werden sie ausschließlich durch schwache Venenwände, denen wichtige Stoffe für die Neubildung von Bindegewebe fehlen. Weil Venen als Blutspeicher für eventuelle Blutverluste dienen – sie können bis zu 70 Prozent der gesamten Blutmenge aufnehmen –, sind sie dünnwandig, dehnungsfähig und folglich bei weitem nicht so kräftig wie die Arterien. Ganz klar, daß ihre Gefäßwände verletzlicher sind. Sind sie erst mal durch Mangelernährung zusätzlich geschwächt, dann führt zusätzlicher Druck (vor allem Stuhlpressen bei Verstopfung) schnell zur Bildung von Hämorrhoiden, also zu taschen- oder knötchenförmigen Ausweitungen.

So helfen Nährstoffe

Vitamin C, Bioflavonoide und Zink bilden Hämorrhoiden zurück.

Vitamin C und Bioflavonoide sind die besten Freunde unserer Venen. Bioflavonoide sind Pflanzenstoffe (z. B. in blauroten Beeren, Fruchtfleisch von Zitrusfrüchten), die das Vitamin C im Stoffwechsel vor Oxidation schützen und seine Wirkung bis ums 20fache erhöhen. So kann das Vitamin seine Aufbaufunktion im Bindegewebe der Venenwände erfüllen. Zusammen mit dem Spurenelement Zink (in Vollkorn, Bierhefe) baut es bestimmte Eiweißbausteine in die Gefäßwände ein und dichtet die Gefäßwände ab. Hämorrhoiden bluten und nässen dann nicht mehr, bilden sich auch wieder zurück.

Herzbeschwerden

Das Herz ist unser aktivster Muskel, benötigt deshalb besonders viel Energiebrennstoff und folglich Sauerstoff, um diese Brennstoffe zu entzünden und in Energie umzuwandeln. Die rasch bereitgestellte und verbrauchte Energie aus Kohlenhydraten (Glukose), wie sie Gehirn- und Nervenzellen beanspruchen, reicht den Herzmuskelzellen nicht; sie brauchen große Fettmoleküle mit hoher Brennkraft.

So helfen Nährstoffe

Enthalten sind große Fettmoleküle z. B. in Fisch. Sie sind aber so sperrig, daß sie nur von einem Carnitin-Molekül in die Mitochondrien der Zellen geschleust werden können. Carnitin wird im Körper aus Fleischeiweiß gebildet, ist aber auch als fertiges Molekül in Muskel- und Skelettfleisch (Kotelett, Hammel, Lamm) enthalten. Wer unter Herzbeschwerden leidet, kann probeweise in der Apotheke ein Arzneimittel mit dem Wirkstoff L-Carnitin kaufen. Leichte Herzschmerzen klingen dadurch oft ab. Taubheitsgefühle im linken Arm lassen nach. Ist dies nicht der Fall, liegen den Herzbeschwerden andere Ursachen zugrunde (z. B. Arteriosklerose), und der Arzt muß konsultiert werden.

L-Carnitin ist der wichtigste Wirkstoff gegen Herzbeschwerden.

Heuschnupfen

Diese Beschwerden sind zu 100 Prozent immunbedingt und lassen sich nach neuen Erkenntnissen gut behandeln (selbst wenn viele Ärzte immer noch auf die Therapie über umfangreiche Allergietests setzen). Verursacht wird der meist pünktlich zum Frühling wiederkehrende Heuschnupfen durch eine Überempfindlichkeit gegenüber Pollen von Gräsern, Sträuchern oder Bäumen (Samen-, Blumen-, Gras- oder Baumblütenstaub), aber auch durch Schimmelpilze, Staub, Milben, Rauch, Katzenhaare und andere Stoffe. Häufigste Symptome sind tränende, juckende, gerötete Augen und ein starker Nieszwang.

So helfen Nährstoffe

Bereits die Umstellung der Kost von Fleisch auf Fisch mildert den Krankheitsverlauf des Heuschnupfens erheblich.

Die Anfälligkeit für Heuschnupfen ist vor allem durch ein geschwächtes oder nicht optimal funktionierendes Immunsystem bedingt. Wenn Blütenpollen oder andere Allergene auf Schleimhäute (z. B. der Nase) treffen, eilen in einer Überreaktion Milliarden und Billionen Antikörper (wie z. B. das Immungloblin E) über die Blutgefäße herbei und schlagen Alarm. In den Blutgefäßen sitzen unzählige Mastzellen (weiße Blutkörperchen), die daraufhin über die sogenannten Mediatoren Histamin bzw. Prostaglandine und Leukotriene ausschütten. Diese rufen dann Entzündungen, Rötungen, Schwellungen, Nieszwang, Juckreiz und all die anderen bekannten Begleiterscheinungen hervor. Bereits die Umstellung der Kost von Fleisch auf Fisch (vor allem zu Frühlingsbeginn) führt meist zu einem überraschend milden Krankheitsverlauf, weil dem Stoffwechsel dann typische Entzündungssubstanzen fehlen (z. B. Arachidonsäure). Das Hormon Adrenalin aus dem Nebennierenmark hemmt die Immunglobulin-E-bezogenen Reaktionen.

Menschen, bei denen die Funktionstüchtigkeit dieser kleinen Drüse eingeschränkt ist, neigen im Frühjahr zu Heuschnupfen. Wer unter Streß und Angstzuständen leidet, verliert viel Adrenalin und Vitamin C aus dem Nebennierenmark. Adrenalin wird aber dringend für Immunaufgaben benötigt (speziell bei Heuschnupfen, Asthma, auch bei Lebensmittelallergien), Vitamin C in hohen Mengen für die Produktion von Adrenalin. Deshalb haben die Nebennieren neben dem Zentralnervensystem die höchsten Vitamin-C-Konzentrationen im ganzen Körper. Der Saft von vier Zitronen, dem Organismus über den Tag verteilt zugeführt, steigert die Leistungsfähigkeit der Nebennieren, die Adrenalin-Produktion und reduziert die Heuschnupfenempfindlichkeit. Vitamin C in hohen Dosen hat bei Heuschnupfen einen ähnlichen Effekt wie sogenannte Antihistaminika (antiallergisch wirkende Mittel), die von Ärzten verschrieben werden, aber oft beträchtliche Nebenwirkungen hervorrufen.

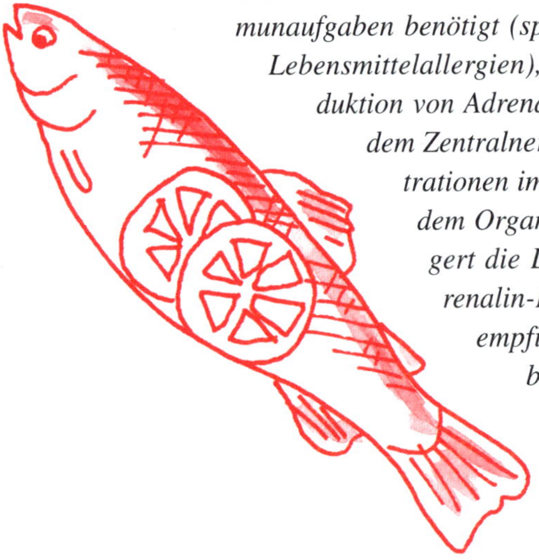

Immunschwäche

Sie zeigt sich schnell in der Anfälligkeit für Infektionen: Schleimhautentzündungen, Erkältung, Hautausschläge, Durchfall, gerötete, juckende Augen oder Blasenschwäche sind nur einige der Warnzeichen. Die Ursache ist Nährstoffmangel im Immunsystem, z. B. in Thymusdrüse, Milz, Leber und weißen Blutkörperchen.

So helfen Nährstoffe

Weil ein geschwächtes Immunsystem »gierig« nach den fehlenden Nährstoffen ist, kann man es auch relativ einfach wieder aufpäppeln. Wichtig ist Vitamin E (in Pflanzenölen, Nüssen, Samen) für die Abwehr Freier Radikale in den Schutzschichten der Zelle. Vitamin C (in frischem Obst) wappnet die Zelle gegen Bakterien, Viren und andere Krankheitserreger, Vitamin A und Karotene (in dunkelgrünem und orangegelbem Gemüse) sind die idealen Schutzvitamine für alle unsere Schleimhäute; das Spurenelement Selen (in Vollkorn, Bierhefe) bildet die Kernsubstanz einer unserer stärksten Immunwaffen, des Enzyms Glutathion-Peroxidase. Die Thymusdrüse,, das »Hauptquartier« unseres Immunsystems, ist selbst sehr verletzlich gegenüber Freien Radikalen, also jenen zerstörerischen Molekülen, die aus Schad- und Giftstoffen, durch zu starke Sonnenbestrahlung oder infolge eines entgleisten Stoffwechsels entstehen. Zink und Vitamin B6 (beide in Vollkorn, Bierhefe) sowie Vitamin C und Vitamin E sind die wichtigsten Schutzstoffe für diese kleine, hinter dem Brustbein gelegene Drüse.

Die Vitamine A, B6, C und E, Karotene, Selen und Zink stärken unser Immunsystem.

Karies

Diese weitverbreitete Zahnkrankheit entsteht durch Milliarden Bakterien, die im Zahnbereich aus schnellöslicher Glukose (z. B. Zucker, Süßes, Nudeln) Säure produzieren, die den Zahnschmelz schon beim Kauen angreift. Jeder süße Bissen führt dabei innerhalb von Minuten zum Abfall des sogenannten pH-Werts und damit zu mehr Säure. Verhängnisvoll wirkt sich aus, daß die Zucker- und Weißmehlkohlenhydrate auch die Darmflora und das Immunsystem schädigen. Dadurch enthält der Speichel von vornherein zu wenig Immunsubstanzen, um Kariesbakterien zu neutralisieren. Sind nämlich ausreichend Immunnährstoffe in Blut und Speichel enthalten, bleiben Dentin und der enorm harte Zahnschmelz unangreifbar, und man hat höchstens einen unangenehmen Geschmack im Mund.

So helfen Nährstoffe

Für den Einbau neuer Zahnsubstanz braucht der Stoffwechsel viel Vitamin C und D.

Der Alveolarbogen im Kiefer, der die Zähne hält, hat von allen Knochen in unserem Körper den größten Calcium-Umsatz. Deshalb sollte man täglich 100 Gramm Käse essen, um seinen Calcium-Bedarf zu decken. Allerdings: Für den Einbau neuer Zahnsubstanz braucht der Stoffwechsel viel Vitamin C (in frischem Obst) sowie das in der Haut entstehende Vitamin D. Deshalb sollte man täglich mindestens 20 Minuten an die Sonne oder ans helle Mittagslicht gehen. Nach dem Genuß von Süßem oder von hellen Teigwaren oder Weißbrot empfiehlt sich ein kleines Stück reifer Käse (etwa 20 Gramm). Dies verhindert ein Absinken des pH-Säurewerts in den Kariesbereich von unter 5,5.

Knochenbeschwerden

Es beginnt mit Ziehen, Reißen oder mit schmerzähnlichen Zuständen in den Knochen – meist Anzeichen für einen latenten Knochenabbau und die Neigung zu Knochenbrüchen oder auch Knochenverformungen. Die Ursache können traumatische Einwirkungen (Stöße, Schläge), Entzündungen oder Abnutzung sein (Rheuma, Arthritis). Meist sind Frauen nach den Wechseljahren betroffen, sie verlieren pro Jahr bis zu eineinhalb Prozent ihrer Knochenmasse.

So helfen Nährstoffe

Eiweiß, vor allem die Aminosäure Prolin, ist ein wichtiger Rohstoff beim Knochenbau. Biochemiker haben jetzt eine der Ursachen für Knochenabbau entdeckt: Ab dem 50. Lebensjahr scheiden viele Frauen mit dem Urin zuviel Prolin aus, außerdem zuviel Calcium, den »Zement« für die Knochenmatrix. Einschränkend kommt hinzu, daß ihr Blut zuviel Calcium »fesselt«, das dann den Knochen fehlt. Ihr Blutplasma hält ferner zuviel von dem körpereigenen Hormon Interleukin-1 zurück, das den ständigen Knochenaufbau als Mediator mit-

reguliert. Schließlich produzieren Frauen nach der Menopause in ihren cholesterinhaltigen Hautzellen zuwenig Vitamin D, bzw. sie können dieses Vitamin nicht mehr ausreichend in das aktive Hormon Calciferol umwandeln, das für den Calcium-Stoffwechsel unerläßlich ist. Der Östrogen-Mangel spielt nach neuen Erkenntnissen nicht unbedingt die Hauptrolle beim Knochenabbau, weil ein gesunder Stoffwechsel ersatzweise ausreichend Östrogen in den Nebennieren produzieren kann. Auch Calciferol kann Östrogen teilweise ersetzen, weil es an dieselben Rezeptoren der Knochenzellen bindet wie das Sexualhormon.

Calcium in der täglichen Kost ist sehr wichtig (ca. zweimal 70 Gramm pro Tag), dazu viel frisches Obst, weil Calcium ohne den Bioaktivator Vitamin C bekanntlich nur die Hälfte wert ist. Sport, Bewegung und Belastung (am besten in der Mittagssonne) pressen den Calcium-Zement in die Osteoblasten (Knochenzellen). Fluoride (in Schalentieren, Fisch, Käse, schwarzem Tee) stimulieren knochenerhaltende Gene und aktivieren den Bau neuer Knochenzellen. Vitamin B12 (in Leber, Nieren, Fleisch, Fisch) steigert die Produktion der Knochensubstanz Osteocalcin. Ohne Vitamin K allerdings (in Grüngemüse, Tomaten, Kohl, Leber) verlieren Knochen massenweise Osteocalcin-Moleküle, die dann zwecks Ausscheidung ins Blut wandern. Neu ist auch die Entdeckung, daß das Spurenelement Boron (in Früchten, Gemüse, Nüssen) die Calcium-Ausscheidung über Blut und Urin hemmt und die Östrogen-Werte anhebt. Nach Erkenntnissen moderner Biochemiker können Frauen mit 70 Jahren noch ebenso feste Knochen haben wie mit 30.

Die Vitamine B12, C und K, Calcium und Fluoride kräftigen die Knochen und beugen Knochenschwund vor.

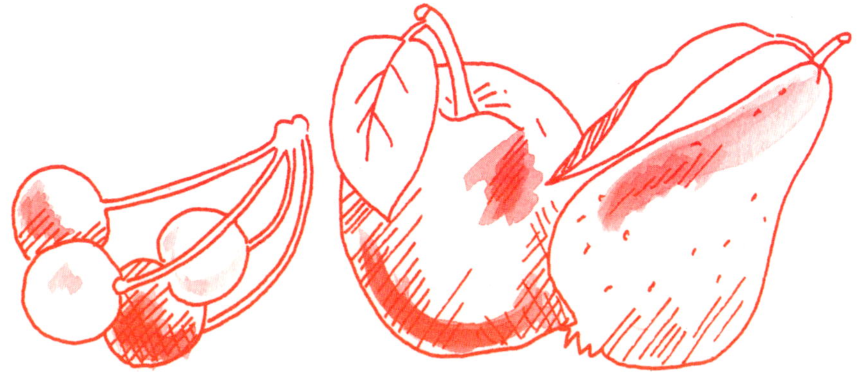

Konzentrationsschwäche

Ärzte verschreiben bei Gedächtnisschwäche sogenannte Neurotropika oder, in schwereren Fällen, Neuroleptika – dabei lassen sich mentale Erschöpfungszustände und Konzentrationsmangel so einfach mit natürlichen Mitteln behandeln! Konzentration bedeutet nämlich gesunde Gehirnzellen, und da spielt der Zustand der Membranschicht die Hauptrolle. Die besteht zur Hälfte aus Cholesterin, außerdem aus weiteren Fettsubstanzen. Eine ganz spezielle Substanz hält diese ölig-feuchte Myelin-Schicht flüssig: Cholin, ein B-Vitamin, das zusätzlich Rohstoff für den Neurotransmitter Acetylcholin ist. Genau dieser Nervenreizstoff jagt die flinken Gedanken blitzschnell über Nervenleitbahnen und verleiht uns Konzentration. Ein Mangel an Cholin ermüdet folglich geistig. Was sich aber verhängnisvoller auswirkt: Die sogenannten cholinergen Neuronen im Gehirn sterben in Massen und bilden Amyloide (Verkrustungen aus totem Eiweiß und ranzigem Cholesterin) – der langsame geistige Zerfall beginnt...

So helfen Nährstoffe

Cholin fördert die Konzentration am stärksten.

Enthalten ist der Gehirnstoff Cholin in Vollkorn, Eigelb, Leber und Bierhefe. Weil er aber so lebenswichtig ist, kann ihn unser Stoffwechsel auch selbst herstellen, unter Mitwirkung von Vitamin B12 und Folsäure aus der Aminosäure Serin, die in allen Grundnahrungsmitteln, besonders reich aber in Käse und Eigelb vorhanden ist. »Nahrungs-Cholin geht direkt ins Gehirn«, sagt Dr. Richard Wurtman vom weltberühmten Massachusetts Institute of Technology (USA), »seine konzentrationsfördernde Wirkung läßt sich genau nachweisen.« Cholin ist übrigens zusammen mit Inositol, einem weiteren B-Vitamin, Hauptbestandteil von Lecithin (in der Apotheke oder im Reformhaus erhältlich). Wichtig für die Viskosität, also den Flüssigkeitsgehalt der Myelin-Schicht, ist auch Vitamin C (in frischem Obst). Vitamin E (in Pflanzenölen, Samen, Keimen, Nüssen) schützt die empfindlichen hochwertigen Fettsäuren in dieser Membranschicht vor Oxidation durch Freie Radikale.

Kopfschmerzen

Es gibt spannungs- bzw. vasomotorische Kopfschmerzen in der Stirn oder im Hinterkopf, dumpf-schmerzhaften Kopfdruck (oft mit Klopfempfindungen) als Folge von Mangeldurchblutung oder auch Migräne als meist jäh auftretenden Schmerz im Gesichtsbereich. Spannungskopfschmerz kann wochenlang anhalten, sich wie ein Eisenring um die Stirn legen; Histamin-Kopfschmerz schießt ohne Warnung in den Kopf (sitzt oft hinterm Auge) und hält meist 30 bis 45 Minuten an. Der Sinus-Kopfschmerz ist dumpf und verstärkt sich beim Bücken. Die Ursachen sind vielfältig (z. B. Infektion, Streß, Verletzung, Mangelernährung); meist aber liegt eine Überreaktion von körpereigenen Schmerzmediatoren vor, wobei die Substanz Prostaglandin E eine Sonderrolle spielt. Dieses Zellhormon bewirkt eine Erweiterung von Blutgefäßen, ein zu hohes Blutvolumen, Schweißbildung und eine stark erhöhte Schmerzempfindlichkeit. Außerdem führt eine krankhafte Überproduktion von Prostaglandin E zu massivem Auftreten verschiedener Immunkörper, die vegetativ nervöse Störungen hervorrufen. Hergestellt werden Prostaglandine in vielen Zelltypen, darunter weiße Blutkörperchen, Blutplättchen und Endothel-Zellen in den Blutgefäßen – dort entstehen Kopfschmerzen hauptsächlich. Viele Kopfschmerzmittel aus der Apotheke enthalten Wirkstoffe, die die sogenannte Prostaglandin-Synthese hemmen und damit die Schmerzempfindung lindern.

So helfen Nährstoffe

»Hauptsünder« bei der Entstehung von Prostaglandin E ist die Fettsubstanz Arachidonsäure, die sich vorwiegend in der fettigen Membranschicht von Zellen konzentriert, mit Vorliebe in den Lymphozyten, den weißen Blutkörperchen. Bis zu 20 Prozent aller Fettstoffe in Makrophagen (große Immunzellen, die Bakterien und Zellgifte vernichten) bestehen aus Prostaglandin E. Verständlich also, daß alle Menschen mit hohen Zellkonzentrationen an Arachidonsäure (vor allem in Zellen des Immunsystems) besonders zu Kopfschmerzen neigen. Es kommt darauf an, innerhalb drei bis vier Wochen durch gezielte Kost die Zusammensetzung der sogenannten Phospholipid-Schicht in den Zellmembranen zu ändern. Dabei muß die Arachidonsäure (vor allem in tierischen Fetten) durch mehrfach ungesättigte Omega-3-Fettsäu-

Omega-3-Fettsäuren und Gamma-Linolensäuren reduzieren den Schmerz.

ren (in Fisch, Lebertran) ersetzt werden. Gamma-Linolensäuren (in Borretschöl, Nachtkerzenöl) konkurrieren mit der Arachidonsäure beim Einbau in Prostaglandin-Enzyme; es kommt dann zu einer wesentlich verringerten Produktion an Prostaglandin E, und die Schmerzempfindlichkeit läßt nach.

Kopfschuppen

Der Schuppenbildung an talgdrüsenreichen Stellen der Kopfhaut (meist verbunden mit Juckreiz, fettigem Haar, Haarausfall) liegt meist ein zu schwaches Immunsystem zugrunde. Eine entscheidende Rolle spielen dabei Freie Radikale, die ungeschützte Zellen in der Kopfhaut angreifen und Fettsäuren in den Membranschichten oxidieren. In der Folge kommt es zur Abschilferung von Eiweiß und Zellproliferation (krankhafter Zellvermehrung), verbrauchte Fettsubstanzen (z. B. Cholesterin) werden abgestoßen.

So helfen Nährstoffe

Die Vitamine A, C und E sowie Selen schützen die Kopfhaut vor Krankheitserregern.

Vitamin E und Selen sind die wichtigsten Biostoffe, wenn die fettig-ölige Schutzschicht der Hautzellen vor Freien Radikalen geschützt werden soll. Vitamin E ist in kaltgepreßten Pflanzenölen, Samen, Nüssen und Keimen enthalten, Selen in Vollkorn, Eigelb, Leber, Fisch und Pilzen. Empfehlenswert ist ein entsprechendes Kombipräparat aus der Apotheke, eventuell auch ein Arzneimittel, das die beiden anderen sogenannten Antioxidantien, Vitamin A und Vitamin C, enthält. Für die äußere Anwendung eignet sich zusätzlich ein medizinisches Shampoo, das Selen enthält.

Krampfadern

Schön anzusehen sind sie nicht, die erweiterten, schlangen- oder wurmförmig verdickten oder knotig hervortretenden Venen, die sich bläulichrot abzeichnen. Die Ursachen sind zu schwache Venenwände und funktionsunfähige Venenventile. Wenn diese nämlich mangels gesunder Ernährung undicht werden, erhöht sich der Blutrückfluß zum Herzen, oder es kommt zum Rückstau. Je dünner und schwächer Venen und ihre Ventile werden, desto mehr Gerinnungsstoff Fibrin lagert der Organismus dann aus Sicherheitsgründen entlang der Venenwände an (damit es beim Riß oder Bruch einer Vene nicht zu lebensgefährlichen Blutungen ins angrenzende Gewebe kommt). Dieses Fibrin bildet zusammen mit Fett harte, gelbliche Hautverdickungen.

So helfen Nährstoffe

Vitamin C und Bioflavonoide sind die fleißigen Heinzelmännchen, die im Bindegewebe entlang den Gefäßwänden für den stetigen Neuaufbau von Eiweißzement sorgen. Wer schwache Venen hat, muß viel Obst samt Fruchtfleisch essen (ideal: rotblaue Beeren, Zitrusfrüchte). Die darin enthaltenen Flavonoide (pflanzliche Schutzstoffe) erhöhen die Wirksamkeit des Vitamins C beträchtlich. Unerläßlich für den Aufbau neuen, kräftigen Venengewebes ist auch das besonders reichlich in Vollkornprodukten, Bierhefe, Melasse, Samen und Soja (Tofu) enthaltene Spurenelement Zink. Wirkstoffe in der Roßkastanie zerstören die »bösen« Lysosom-Enzyme, die gern an jungem Venenbindegewebe »herumknabbern«. Das Enzym Bromelain (in Ananas) sowie Cayennepfeffer, Knoblauch, Zwiebeln und Ingwer bauen den Gerinnungsstoff Fibrin ab und machen das Blut dünnflüssiger.

Vitamin C, Bioflavonoide, Zink und Bromelain kräftigen die Venen.

Kreislaufbeschwerden

Sie äußern sich in Taubheits/ oder Kälteempfindungen an Händen und Füßen, in Schwindelgefühlen, Herzschmerzen, Müdigkeit, Appetitmangel oder auch Beschwerden beim Wasserlassen. Die Ursachen können ein zu niedriger oder zu hoher Blutdruck, aber auch Infektionen, Allergien, Alkohol- oder Nikotinmißbrauch, Schlafmangel oder Streß sein.

So helfen Nährstoffe

Ein gesundes funktionstüchtiges Herz und kräftige Gefäße mit glatten Innenwänden sind Voraussetzung für einen einwandfreien Kreislauf. Das Herz muß reich mit Sauerstoff versorgt werden, wozu eine ausreichende Zufuhr von Eisen (enthalten in Leber, Zunge, Herz, Muskelfleisch, Grüngemüse, Hülsenfrüchten, Vollkorn) Grundbedingung ist.

Eisen, Carnitin und Vitamin C stärken Herz und Kreislauf.

Den anderen Energieanteil liefern den stets hungrigen Herzmuskelzellen die großen Fettmoleküle, die von dem Transport-Vitamin Carnitin aus dem Blut in die Mitochondrien der Zelle geschleust werden. Carnitin ist vorwiegend in Muskel- und Skelettfleisch, in pflanzlicher Kost dagegen überhaupt nicht enthalten. Im Organismus wird es aber auch aus der Aminosäure Lysin, in geringerem Maß aus der Aminosäure Methionin synthetisiert, die beide ebenfalls in tierischer Nahrung enthalten sind.

Vitamin C spielt in mehrfacher Hinsicht eine bedeutende Rolle für unseren Kreislauf. Erstens wirkt es mit Carnitin zusammen, zweitens schützt es das Schilddrüsenhormon Thyroxin vor Freien Radikalen. Thyroxin – unser lebensspendendes Vitalhormon – ist gewissermaßen das Streichholz, das die Fettmoleküle und den Sauerstoff in der Herzmuskelzelle entzündet. Drittens ist Vitamin C für gesundes Bindegewebe von Gefäßen sowie für glatte Innenwände unerläßlich. Bei Taubheitsgefühlen und Kribbeln in Händen, Armen und Füßen sowie weiteren Anzeichen einer leichten Herz- oder Kreislaufschwäche empfiehlt sich eine Kur mit Carnitin und Ascorbinsäure-Pulver (Vitamin C; in der Apotheke erhältlich). Als körpereigenes Mittel ist Carnitin weitgehend nebenwirkungsfrei.

Libidomangel

Seit Beginn der neunziger Jahre ermöglichen supermoderne Blut- und Gewebeanalysen aufregende Einblicke in unseren Organismus. So weiß man nun auch, wie Libidomangel zustande kommt. Der Eiweißbaustein Histidin bildet so etwas wie den Rohstoff für unser Liebes- und Sexualleben. Histidin ist, wie schon erwähnt, eine der Aminosäuren, die für Kinder bis zur Pubertät essentiell sind, daß heißt, Kinder können sie – im Gegensatz zu Erwachsenen – im Stoffwechsel nicht selbst herstellen. Erst in der Pubertät kommt es dann zu einer starken Produktion von Histidin. Die bioaktive Form dieses Eiweißstoffs ist Histamin, es sammelt sich vor allem in den Pudendalarterien im Klitorisbereich in extrem hohen Konzentrationen an. Bei einem sexuellen Reiz schütten unter dem Einfluß von Nerven-Peptiden bestimmte Gefäßzellen ihr Histamin aus, was zu Schwellungen und Rötungen und schließlich zum Orgasmus führt. Junge Männer haben oft deshalb einen frühzeitigen Samenerguß, weil sie zuviel Histamin produzieren und in ihren Penisarterien konzentrieren. Von Frauen hingegen weiß man inzwischen, daß viele ab dem 30. Lebensjahr im eigenen Stoffwechsel immer weniger Histamin herstellen und deshalb unter Libidomangel und Orgasmusunfähigkeit leiden. Histamin entspannt übrigens auch Alpha-Wellen im Gehirn und nimmt die Angst vor Orgasmusunfähigkeit.

So helfen Nährstoffe

Wichtig ist eine eiweißreiche, also gesunde Mischkost aus Fleisch, Fisch, Geflügel, viel Gemüse und Salat, Obst, Eiern, Vollkorn- und Milchprodukten. Damit ist eine ausreichende Histidin- bzw. Histamin-Versorgung gesichert. Hingegen mangelt es häufig an dem Spurenelement Zink, das mit dem Liebesprotein Histamin sogenannte Chelate, stabile Komplexe von Metallen mit einer organischen Substanz, eingeht. Zink und Histamin wirken vor allem im Hippocampus zusammen, einem Teil des Gehirn, in dem unter anderem Gefühle koordiniert werden. Hier, in den sogenannten histaminergen Nerven, macht Zink den wichtigen Libidostoff lagerfähig. Er wirkt dann als Neurotransmitter, also bei sexuellen Reizsignalen mit. Zink-Mangel führt zum Abbau von Nervenzellen im Hippocampus – übrigens eine typische Erscheinung bei Alkoholikern, weil der Körper enorm viel Zink für den Alkoholabbau in der Leber beansprucht. Aus diesem Grund haben Alkoholiker oft Potenzschwierigkeiten. Bei jungen Menschen entwickeln sich unter Zink-Mangel die Geschlechtsteile nur ungenügend. Dr. Carl C. Pfeiffer, Chef am weltberühmten Brain Bio Center in New Jersey (USA), empfiehlt Zink-Tabletten (in der Apotheke erhältlich) über vier oder fünf Monate als Additiv zum täglichen Essen, außerdem Vitamin B6, das im Stoffwechsel eng mit Zink zusammenwirkt. Empfehlenswert ist auch die tägliche Einnahme von Bierhefe, die sowohl Vitamin B6 als auch Zink enthält.

Zink und Vitamin B6 beseitigen Libidomangel.

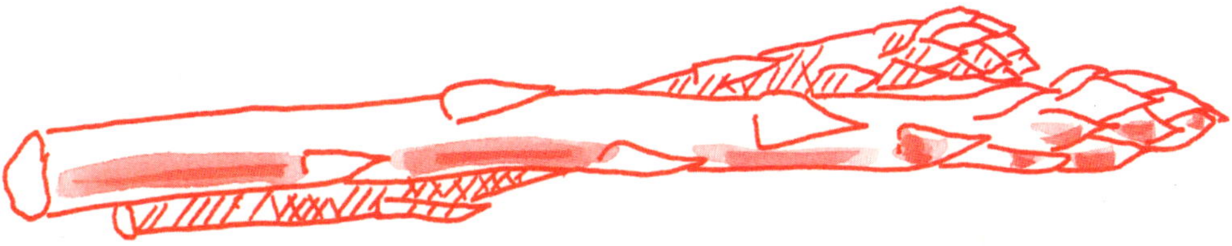

Magen-Darm-Störungen

Wenn's in Magen und Darm nicht mehr stimmt, Blähungen, Durchfall, Verstopfung und andere Symptome abwechselnd auftreten, wird es höchste Zeit, die Eßgewohnheiten zu ändern. Die Ursache ist nämlich fast immer ein Mangel an Verdauungsenzymen oder eine aus dem Gleichgewicht geratene Darmflora. Nicht selten treffen beide Faktoren zusammen. Bei Menschen ab dem 40. Lebensjahr gesellt sich oft ein Mangel an Magensäure hinzu, der eine ungenügende Eiweißverwertung und die Besiedelung mit unerwünschten Magenbakterien nach sich zieht. Umgekehrt kann bei Streß auch zuviel Magensäure ausgeschüttet werden, was zu Sodbrennen oder Magenschmerzen führen kann.

So helfen Nährstoffe

Ballaststoffe, Bauchspeicheldrüsenenzyme, Darmbakterien und Bierhefe sorgen für einen intakten Verdauungsapparat.

Magen-Darm-Störungen können meist innerhalb von 30 Tagen restlos beseitigt werden. Der erste Schritt ist die »Entsorgung« von Fäulnis- und Giftstoffen, die meist in halbverdauten Essensresten entstehen. Dazu sollten dem Organismus vier Tage lang überreichlich Ballaststoffe (in Obst, Rohkost, Gemüse, Salat, Vollkornprodukten) zugeführt werden. Verboten sind Zucker, Süßes, süße Getränke und helle Teigwaren (Nudeln).

Am fünften Tag beginnt eine Kur mit sämtlichen Bauchspeicheldrüsenenzymen sowie Darmbakterien (beides in der Apotheke erhältlich). Die ergänzende Einnahme von Bierhefe hilft bei der Kohlenhydratverwertung mit.

Mundschleimhautentzündungen

Die Symptome sind Rötungen, Schwellungen, Blutungsneigung der Mundschleimhaut, zu starker oder auch mangelnder Speichelfluß, schmerzhafte Bläschen oder Geschwüre mit weißlichgelbem Belag auf der Zunge oder Wangenschleimhaut.

Die häufigste Ursache ist Virenbefall infolge eines angeschlagenen Immunsystems (z.B. Aphthen durch den Herpes-simplex-Virus, wovon häufig Kinder betroffen sind). Auch Allergien (z.B. durch bestimmte Obstsorten, Milch, Eier) können Entzündungen der Mundschleimhaut hervorrufen.

So helfen Nährstoffe

Vitamin A und seine Vorstufen, die Karotene, stimulieren Interferone sowie weiße Blutkörperchen und erhöhen die Anzahl von Thymusimmunzellen. Dadurch wird die Mundschleimhaut widerstandsfähig gegen rund 70 Virustypen. Vitamin A und Karotene sind in dunkelgrünem und orangegelbem Gemüse (z.B. Spinat, Karotten) enthalten. Viel Obst (Vitamin C) sowie Zink-Tabletten stärken die Immunkraft der Zellen zusätzlich. Vitamin E (in kaltgepreßten Pflanzenölen) wirkt schmerzlindernd und verkürzt den Heilungsverlauf.

Die Vitamine A und E, Karotene und Zink-Tabletten lassen Mundschleimhautentzündungen abklingen.

Nervenschwäche

Jede Form von Unruhe, Gereiztheit, Unlust, Verzagtheit, Angst oder auch depressive Verstimmungen sind ein Zeichen von Nervenschwäche – ausgelöst durch ungenügende Nährstoffversorgung der Nervenzellen. Aus Schutzgründen – denn bei schwachen Nerven meidet der Körper instinktiv große Herausforderungen, um seinem angeschlagenen Nervengerüst nicht noch mehr Schaden zuzufügen – reagiert der Organismus sofort in dieser Weise. Nervöse Störungen sind also positive Warnzeichen, die man unbedingt ernst nehmen sollte.

So helfen Nährstoffe

Eine katastrophale Ernährung gepaart mit übermäßigem Streß setzt jeder Nervenzelle zu. Allein durch die Streßdauerbelastung des vegetativen Nervensystems (auch nachts im Schlaf) werden Nervenzellen geschädigt, so daß manche Menschen nach einem scheinbar erholsamen Schlaf morgens mit schlechteren Nerven als abends aufwachen. Wichtig ist zunächst die »Ruhigstellung« der Nerven durch gesunde Myelin-Schichten, also die Membranschutzschicht der Zellen, die einen fein abgestimmten ölig-feuchten Flüssigkeitsgehalt haben müssen, damit das sensible Versorgungs- und Signalsystem funktioniert. Gewährleistet wird der Schutz der Nervenzellen durch die B-Vitamine Cholin und Inositol, die zusammen die Hauptbestandteile von Lecithin bzw. von Phosphatidyl-Cholin bilden. (Handelsübliches Lecithin

Die B-Vitamine Cholin und Inositol, Vitamin C und Bierhefe stärken unsere Nerven.

ist oft nur eine rohe Mischung aus Phospholipiden, Ölen und Kohlenhydraten, die bei der Ölverarbeitung entstehen.) Ideale Lebensmittel sind Vollkornprodukte, Samen, Nüsse, Keime, Kerne sowie Eigelb. Vitamin C (in frischem Obst) und hochwertige Pflanzenöle helfen bei der Verwertung von Cholin, Inositol und Lecithin im Nervenstoffwechsel. Die beruhigende Wirkung einer solchen Kost läßt sich innerhalb kurzer Zeit anhand der Hirnwellen nachweisen. En Müsli (eine halbe Tasse) aus möglichst selbstgemahlenem Getreide (Roggen, Weizen, Hafer, Gerste, Dinkel, Buchweizen) versorgt den Stoffwechsel nicht nur mit Cholin und Inositol, sondern auch mit dem wichtigen Nervenbrennstoff Glukose. Zusätzlich empfiehlt sich Bierhefe.

Niedriger Blutdruck

Hypotonie nennen Ärzte diesen Unterdruck in den Arterien, also in den Gefäßen, die vom Herzen wegführen. Typische Symptome sind Müdigkeit, Konzentrationsmangel, Schlafbedürfnis (oft über neun Stunden täglich), Wetterfühligkeit, Schwindelgefühle, kalte Gliedmaßen, Hautblässe und zuweilen auch Kopfschmerzen. Die Blutgefäße von Menschen mit niedrigem Blutdruck sind meist entspannt und möglicherweise schlaff und gedehnt. Die Folge: Zu wenig Sauerstoff und zu wenige Biostoffe erreichen die Körperzellen.

So helfen Nährstoffe

Die Vitamine B5 und C sowie eine salzhaltigere Kost bringen den Kreislauf wieder in Schwung.

Etwas mehr verwertbares Eiweiß in der Nahrung sowie Vitamin C und Vitamin B5 (Pantothensäure) erhöhen über verschiedene Mechanismen (Nebennieren, Schilddrüse) einen zu niedrigen Blutdruck. Pantothensäure ist in Leber, Niere, Eigelb, Samen, Nüssen und Vollkornprodukten besonders reichlich enthalten. Außerdem ist sie ein wichtiger Bestandteil des energieliefernden Coenzyms A und dient damit der Zellenergiegewinnung speziell in muskelaktiven Zellen wie Herzmuskel. Bei einem Mangel an Pantothensäure werden große Mengen Salz über den Urin ausgeschieden, wodurch der Blutdruck abfällt. Dementsprechend sollten Menschen mit niedrigem Blutdruck ihre Kost etwas salzhaltiger gestalten.

Rheuma

Von dieser Volkskrankheit sind selbst viele junge Menschen betroffen. Sie äußert sich hauptsächlich in Muskel- und Gelenkschmerzen, die sich häufig nach Kälteeinwirkung einstellen (Nässe, Kälte, Zugluft). Die Ursachen und Krankheitsbilder sind äußerst vielfältig: Rheuma kann entzündungsbedingt oder als degenerative Abnutzungserscheinung auftreten oder in Form des Weichteilrheumatismus in Muskeln, Sehnen, Schleimbeuteln, Fettgewebe oder Nerven. Demnach können Bakterien und Viren ebenso Rheuma auslösen wie einseitige körperliche Dauerbelastung (z.B. Tennisspielen).

So helfen Nährstoffe

Wichtige Biostoffe bei der Behandlung zahlreicher rheumabedingter Krankheitsformen sind Zink und Mangan. Patienten mit rheumatischer Arthritis haben niedrigere Blut-Zink-Werte als gesunde Menschen. Zink (in Vollkornprodukten, Bierhefe, Melasse, Samen) hilft bei Gelenkschwellungen und steifen Gliedmaßen, weil es von Kollagen-Enzymen benötigt wird. Dasselbe gilt für das Spurenelement Mangan (im vollen Getreidekorn), das in ausreichenden Mengen in der extrazellulären Flüssigkeit enthalten sein muß, aus der neues, wasserhaltiges Knorpelgewebe entsteht; die Proteoglykane (Knorpelrohstoff) sind große Moleküle, die viel Wasser binden können. Rheumakranke reagieren nach neuen Erkenntnissen besser auf eine eiweißarme, speziell fleischarme Kost mit niedrigem Anteil an den Aminosäuren Phenylalanin, Tyrosin und Tryptophan, denn die in Fleisch und Wurst enthaltene Arachidonsäure, eine Fettsäure, stimuliert Entzündungen an rheumatischen Herden, weil sie die körpereigene Produktion von Leukotrienen und Prostaglandinen anregt. Vitamin C (in frischem Obst; als Ascorbinsäure-Pulver in der Apotheke erhältlich) ist das wichtigste Vitamin bei der Rheumabehandlung: Es wirkt sowohl übers Immunsystem als auch unmittelbar beim Aufbau von Bindegewebe.

Vitamin C, Zink und Mangan helfen gegen rheumatische Beschwerden.

Schlafstörungen

Viele Menschen fühlen sich abends hundemüde, können aber trotzdem nicht einschlafen oder nachts nicht durchschlafen. Meist werden Streß, Überanstrengung, Konflikte und Leistungsdruck dafür verantwortlich gemacht.
Die eigentlichen Ursachen aber liegen in einem aus dem Gleichgewicht geratenen Hormonspiegel. Der Schlaf-Wach-Wechsel ist von der Natur in uns Menschen als lebensnotwendiger Mechanismus fest einprogrammiert. (Unser Immunsystem baut sich erst nachts im Schlaf wieder auf.) Selbst große Streßbelastungen dürfen normalerweise nicht zu Schlafstörungen führen.

So helfen Nährstoffe

Eine kohlenhydratreiche Abendmahlzeit begünstigt den störungsfreien Schlaf.

Am Abend drosselt unsere Hirnanhangdrüse im Zwischenhirn die Produktion des Tages-und Wach-Hormons ACTH (adrenocorticotropes Hormon). Statt dessen wird – auch durch Dunkelreiz übers Auge stimuliert – die Zirbeldrüse aktiv, die sich als kleines Organ an die Gehirnbasis anschmiegt. Sie produziert aus dem Neurotransmitter Serotonin das Schlafhormon Melatonin. Den Rohstoff für Serotonin bildet wiederum die Aminosäure Tryptophan. Die drei Moleküle ähneln einander wie Drillinge.
Für die biologische Entstehung von Schlaf braucht der Stoffwechsel also nur einen winzigen Eingriff. Dies ist der Grund, weshalb Tiere in freier Natur (und oft auch unsere kleinen Kinder) innerhalb von Sekunden schlafen. So mancher Erwachsene aber hat Probleme: Im Gegensatz zu anderen Aminosäuren enthält Eiweiß nur wenig Tryptophan, bis zu achtmal weniger als andere Eiweißbausteine. Außerdem ist das Tryptophan-Molekül recht schwächlich: Nach einem eiweißreichen Essen wird es an der Blut-Hirn-Schranke von anderen großen, kräftigen Aminosäuren regelmäßig verdrängt. Die sogenannten Raphe-Kerne im Gehirn warten dann vergeblich auf diesen Rohstoff für Serotonin, aus dem in einem weiteren Schritt in der Zirbeldrüse das Schlafhormon Melatonin entstehen soll.

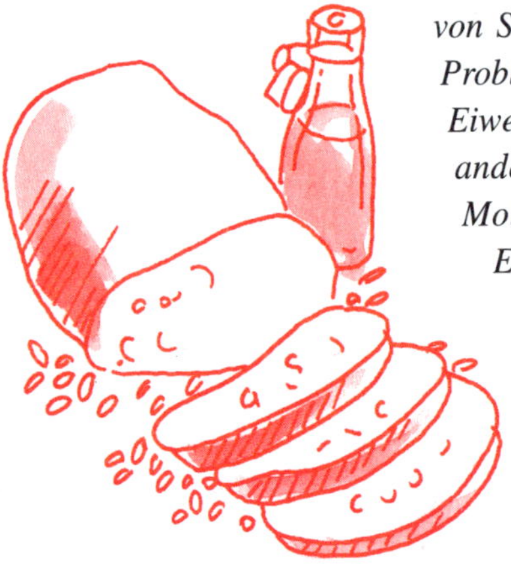

Wer unter Schlafstörungen leidet, sollte möglichst ab Mittag kein Fleisch, Fisch oder Geflügel mehr essen. Eine kohlenhydratreiche Abendmahlzeit dagegen (Kartoffeln, Naturreis, Nudeln, Brot, Gemüse) führt unter Beteiligung des Bauchspeicheldrüsenhormons Insulin zu einem Einbau der sogenannten großen neutralen Aminosäuren ins Muskelgewebe. Dadurch bleibt Tryptophan an der Blut-Hirn-Schranke ohne Konkurrenz. Ein kleiner süßer Snack oder ein Eßlöffel Zucker kurz vor dem Zubettgehen kann die Melatonin-Synthese zusätzlich aktivieren.

Schnupfen

Die Schnupfenviren werden meist durch Tröpfcheninfektion übertragen (durch Einatmen, auch durch Händeschütteln usw.) Wenn das Immunsystem durch Kälte, Streß oder mangelnde Nährstoffe geschwächt ist, breiten sich Viren explosionsartig in den Schleimhäuten aus. Verschleimte Nase, tränende Augen, Nieszwang, Müdigkeit, Fieber, Appetitlosigkeit und anderes mehr sind die Folgen.

So helfen Nährstoffe

Bei Schnupfen hiflt viel Schlaf und ausreichende Flüssigkeitszufuhr.

Ist der Schnupfen erst mal da, dann ist im Grunde kein Kraut mehr gegen ihn gewachsen. Am besten vertraut man jetzt auf die bewährten Selbstheilungskräfte des Körpers, auch wenn die zahlreichen körpereigenen Abwehrstoffe (z.B. Interferon) erst mal für Gliederschmerzen, Nervenkribbeln und andere unangenehme Begleitsymptome sorgen. Fieber begünstigt das Abklingen von Schnupfen ebenso wie Wärme und Bettruhe. Im Schlaf wird das Immunsystem über das parasympathische vegetative Nervensystem gehörig aufgepäppelt. Flüssigkeitszufuhr (Kräutertees, Suppen, Fruchtsäfte usw.) gleicht die Wasserverluste aus und verbessert gleichzeitig die Funktionstüchtigkeit weißer Blutkörperchen im Blut, weil der Wasser-(Plasma-)Anteil im Blut erhöht wird. Alle süßen Getränke, selbst süße Obst- oder Orangensäfte, schwächen hingegen die weißen Blutkörperchen im Kampf gegen Bakterien. Frucht-

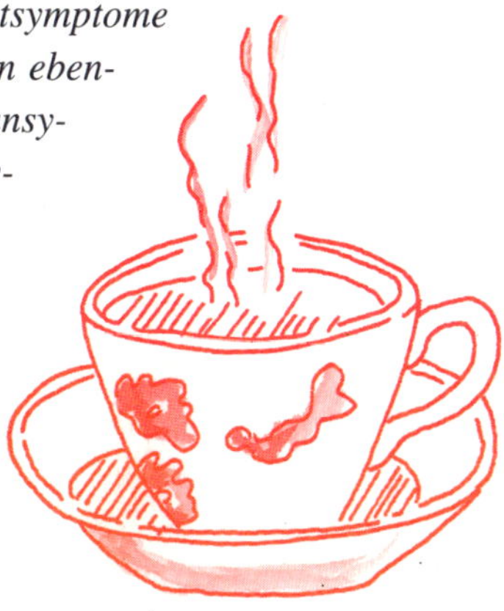

säfte sollten also möglichst mit Wasser verdünnt getrunken werden. Wenn das Fieber tagelang anhält oder Schmerzen (in Brust, Kopf, Ohr) auftreten, ist der Arzt zu konsultieren.

Schuppenflechte

Die Symptome sind juckende Haut, weiße, oft rot umgrenzte Schuppen, meist an Ellbogen, Knie und Haarboden, aber auch an den Fingerknöcheln oder am Handrücken und an anderen Körperstellen. Die Ursache sind Hautzellen, die sich rund 1000mal schneller teilen als normal. Der eigentliche »Bösewicht« ist dabei die Arachidonsäure, die vor allem in tierischen Fetten enthalten ist. Diese Fettsäure produziert 30mal mehr Leukotriene als z.B. Fischfette bzw. -öle. Leukotriene sind körpereigene Reizhormone, die Milliarden Immunkörper in die Haut rufen – was letztlich der Auslöser von Schuppenflechte (Psoriasis) ist.

So heilen Nährstoffe

Omega-3-Fettsäuren schützen die Hautzellen vor Austrocknung.

Die Omega-3-Fettsäuren (z.B. in Kaltwasserfisch wie Lachs, Hering, Kabeljau, Forelle usw.) schützen Hautzellen bzw. deren ölig-feuchte Schutzschicht vor Austrocknung. Allein eine Ernährungsumstellung von Fleisch auf Fisch kann die Symptome lindern oder die Krankheit ganz heilen. Darüber hinaus stimulieren UV-Sonnenstrahlen in den Keratinozyten, den äußersten Hautzellen, die sogenannten Nuklearrezeptoren, die unter Beteiligung von Cholesterin Vitamin D produzieren. Dieser Biostoff aktiviert die Lymphozyten und blockiert die »bösen« Leukotriene, die für die Hautzellwucherungen verantwortlich sind.

Sonnenbrand

Wer zu lange in der Sonne liegt, bekommt gerötete, geschwollene, schmerzende Haut mit oft großflächigen Abschälungen, Pickeln und Quaddeln. In schweren Fällen gesellen sich Fieber und Übelkeit hinzu. Gefährdet sind besonders Menschen mit erblicher Veranlagung bzw. mit heller Haut, blauen Augen, roten oder blonden Haaren.

So helfen Nährstoffe

Vorbeugend wirken die B-Vitamine Pyridoxin (B6) und PABA (Paraaminobenzoesäure) gegen sonnenbedingte Hautschäden. Weil bei der Entstehung von Sonnenbrand die entzündungsaktive Arachidonsäure freigesetzt wird, sollte man bei den ersten Anzeichen auf Fleisch und Geflügel verzichten. Denn in den betroffenen Hautbezirken werden selbst dann noch haufenweise Entzündungs-Prostaglandine aus Arachidonsäure synthetisiert, wenn die Sonne längst untergegangen ist (übrigens einer der Gründe, weshalb Sonnenbrand oft nur langsam abklingt). Gegen Sonnenbrand helfen kaltgepreßte Pflanzenöle, Fisch und Lebertran, die Heilsubstanzen wie Vitamin A, Vitamin E oder Omega-3-Fettsäuren enthalten. Der Heilungsprozeß wird begünstigt durch Zink (in Form von Tabletten; in der Apotheke erhältlich) sowie Vitamin C (in frischem Obst). Beide Biostoffe sind stets gemeinsam am Aufbau von neuem Bindegewebe beteiligt. Sie sammeln sich in Wunden und in verbrannten Hautpartien, um den Abwehrkampf gegen Bakterien aufzunehmen.

Vorbeugend wirken die B-Vitamine Pyridoxin und PABA; die Vitamine A, C und E sowie Zink und Omega-3-Fettsäuren lindern den Sonnenbrand.

Stress

Streß ist keine Krankheit, sondern eine Belastung des vegetativen Nervensystems, die zu einer Reihe unterschiedlicher Symptome führen kann: Nervosität, Magen-Darm-Störungen, Kreislaufbeschwerden, Schlafstörungen, depressive Verstimmungen usw. Es gibt positive Streßbelastungen (Eustreß) wie z.B. eine frohe Nachricht, ein freudiges Wiedersehen oder negativen Streß (Distreß) durch Überarbeitung, Leistungsdruck, Konflikte, Kummer, Schlafmangel oder Genußmittel wie Kaffee, Nikotin oder Alkohol. Streß ist also die Summe aller belastenden Einflüsse auf den Organismus.

So helfen Nährstoffe

Selbst der geringste Streß frißt Nährstoffe aus Blut und Gewebe und beansprucht dementsprechend Nachschub an Nährstoffen. Um gegen Streß gewappnet zu sein, baut der Stoffwechsel vorsorglich Vitamine, Mineralien und andere Nährstoffe in die Zellen ein oder führt sie im Blutplasma mit. Auf extremen Dauerstreß, wie wir ihm nicht selten unterworfen sind, ist der menschliche Körper jedoch nicht eingerichtet. Eine gesunde Mischkost reicht dann oft nicht aus, um den Nährstoffbedarf zu decken. Wichtig ist vor allem vermehrte Eiweißzufuhr. Fleisch oder Fisch sollte man mit etwas Zitronensaft beträufeln, weil deren Säure Eiweiß in Magen und Darm besser verwertbar macht. Ideal: Abends kurz vor dem Zubettgehen ein Häppchen Eiweiß pur zu sich nehmen (ca. 30 Gramm Fisch, Geflügel, Fleisch, Tofu), dazu den Saft einer Zitrone trinken. Vitamin B6 und Pantothensäure (beide in Bierhefe, Vollkorn) sowie Vitamin C (in frischem Obst) sind wichtige Streßvitamine; Zink (in Vollkorn, Bierhefe, Melasse) und Magnesium (in grünem Blattgemüse, Samen, Nüssen, Obst) werden bei der Produktion von Streßhormonen benötigt, die mit Streßsituationen leichter fertig zu werden helfen.

Die Vitamine B6 und C, Pantothensäure und Zink helfen gegen Streß.

Venenleiden

Während unsere Arterien – durch sie fließt das Blut vom Herzen weg –- feste Wände haben, die zusätzlich von feinen Muskelpolstern gestützt werden, sind Venenwände – durch die Venen fließt Blut zum Herzen zurück – schwach. Dies hat seinen Grund: Venen bilden unser Blutreservoir für den Fall einer Verletzung mit Blutverlust, eine werdende Mutter speichert dabei zusätzlich Blut für den Fetus. Deshalb können sich Venen gummiartig dehnen, sie nehmen bis zu 70 Prozent des gesamten Blutvolumens auf. Der Nachteil freilich: Weil Venenwände dünn sind, sind sie auch verletzlich. Sie benötigen entsprechend viel Nährstoffe, um sich in jeder Minute zu erneuern, um elastisch und undurchlässig zu bleiben. Ohne ihren Sonderbedarf an Biostoffen werden sie noch dünner und weiten sich zu Krampfadern. Durch poröse Venenwände treten Blut und Wasser ins angrenzende Gewebe aus (Ödeme) und später bilden sich sogar Unterschenkelgeschwüre. Um Risse und Brüche in kranken Venenwänden zu verhindern, siedelt der Organismus große Mengen an Gerinnungsstoffen (Fibrin) in ihnen an. Dies führt zwangsläufig zu Durchblutungsstörungen (weil das Blut nicht mehr dünnflüssig genug ist); außerdem bildet Fibrin mit abgestorbenem Cholesterin harte, gelbliche, klumpige Hautstellen.

So helfen Nährstoffe

Die Eiweißbausteine für neues Venenbindegewebe sind die Aminosäuren Prolin und Glycin, die reichlich in gesunder eiweißreicher Kost enthalten sind (Gemüse, Hülsenfrüchte, Samen, Nüsse, Sojaprodukte, Magerkäse, Fleisch, Fisch). Eingebaut werden sie in die Venenwände durch Zink (in Vollkorn, Bierhefe, Melasse), das die nötigen Enzyme liefert, sowie durch Vitamin C (in frischem Obst). Ideal ist täglich ein Müsli (eine halbe Tasse) aus möglichst selbstgemahlenem Getreide. Anfangs hilft eine Kurzkur mit Ascorbinsäure-Pulver (Vitamin C, täglich viermal ein Teelöffel; in der Apotheke erhältlich) und Zink-Tabletten. Das Enzym Bromelain (in Ananas) baut den Gerinnungsstoff Fibrin ab und steigert den sogenannten Plasminogen-Aktivator, der das Blut dünnflüssig hält. Knoblauch, Zwiebeln, Ingwer, Cayennepfeffer sowie Roßkastanienprodukte wirken zusätzlich durchblutungsfördernd.

Vitamin C, Zink und Bromelain kräftigen die Venenwände.

VERSTOPFUNG

Darmträgheit und Verstopfung entstehen fast immer durch Fehlernährung und sind dementsprechend leicht zu beheben. Hauptverursacher sind helle Teigwaren, polierter Reis, Süßspeisen bzw. alle ballaststoffarmen Lebensmittel. Eine chronische Darmträgheit mit mangelnder Peristaltik (Darmbewegung) führt zum Anstieg giftiger Mikroorganismen im Darm, was Beschwerden und Krankheiten nach sich ziehen kann (Schilddrüsenunterfunktion), Diabetes, Darmgeschwüre, Muskelschwäche).

So helfen Nährstoffe

Ballaststoffe beseitigen Darmträgheit und Verstopfung.

Besonders hilfreich sind Ballaststoffe, die viel Wasser aufnehmen, selbst aber nicht wasserlöslich sind, wie z.B. Cellulose. Sie saugen sich mit Verdauungssäften voll, erhöhen das Stuhlgewicht, stimulieren dabei die Darmpassage und beschleunigen die Entleerung. Ideal sind Weizenkleie, Obst und Gemüse, alle Vollkornprodukte und Samen.

WECHSELJAHRBESCHWERDEN

Im Alter zwischen 45 und 55 Jahren verlieren die Ovarien (Eierstöcke) der Frau ihre Empfindsamkeit gegenüber den Hormonen FSH (follikelstimulierendes Hormon) und LH (luteinisierendes Hormon). Als Folge davon sinkt die Produktion von Geschlechtshormonen, speziell von Östrogen. Dies zieht erhebliche hormonelle, körperliche und seelische Veränderungen nach sich. Entscheidend ist jetzt, daß die Nebennieren die Produktion von Östrogen möglichst weitgehend übernehmen. Dann nämlich kommt es z.B. nicht zu dem drastischen Knochenabbau infolge von Östrogen- und Calcium-Mangel.

So helfen Nährstoffe

Die B-Vitamine Cholin, Inositol und B12, Vitamin C, E und K sowie Calcium und Boron lindern Wechseljahrsbeschwerden.

100 bis 150 Gramm Käse täglich sorgen für ausreichende Calcium-Zufuhr im physiologisch richtigen Verhältnis zu Phosphor. (Calcium-Tabletten schaden eher, als daß sie nützen.) Denn nach der Menopause verlieren Frauen morgens mit dem Urin viel Calcium sowie Prolin, den Eiweißrohstoff für den Bau neuer Knochenmatrix. Östrogen-Gaben vom Arzt (Membranpflaster, Tabletten, Spritzen) steigern den Gehalt an Vitamin D, das den Calcium-Stoffwechsel steuert, oft nur geringfügig.

Für die ersatzweise Produktion von Östrogen in der Nebennierenrinde bzw. für die Umsetzung anderer Steroide zu Östrogen werden große Mengen Vitamin C und verwertbares Cholesterin benötigt. Deshalb braucht der Stoffwechsel sogenannte lipotrope (fettverwertende) Substanzen wie z.B. die B-Vitamine Cholin und Inositol (beide in Lecithin, Bierhefe) oder kaltgepreßte Pflanzenöle, dazu gleichzeitig Vitamin E, um die Fettsäuren in den Körperzellen vor Oxidation, das heißt Zerstörung durch Freie Radikale, zu schützen. Täglich an die Sonne oder ans Mittagslicht gehen ist Pflicht, weil sich das calciumstimulierende Sonnenhormon Calciferol an dieselben Rezeptoren der Knochenzellen wie Östrogen bindet und somit dieses Hormon teilweise ersetzen kann. Das Spurenelement Boron (in Früchten, Gemüse, Nüssen) hebt die Östrogen-Werte im Blut und verhindert die Calcium-Ausscheidung aus dem Blut. Vitamin B12 (in Leber, Fleisch, Nieren, Fisch) erhöht die Produktion von Osteocalcin (Knochensubstanz), Vitamin K bindet Osteocalcin-Moleküle in den Knochen. Wichtig ist auch die tägliche Belastung des Knochengerüsts durch Gymnastik oder Sport.

Zahnfleischbluten

Erst blutet das Zahnfleisch, wenn die Zähne kräftig gebürstet werden, später bereits beim Zubeißen – hervorgerufen durch unzählige mikroskopisch kleine Risse in den Blutkapillaren des Zahnfleisches. Damit beginnt eine Bindegewebsschwäche, die bis zur Parodontose führen kann. Die Ursachen sind Mangelernährung und allergische Reaktionen auf Fehlernährung. Diese geht aus den hohen Konzentrationen von Immunglobulin E im Periodontium, der Wurzelhaut, von Parodontosekranken hervor.

So helfen Nährstoffe

Für den Schutz der rund 35 Milliarden Zellen in der Wurzelhaut sorgen Neutrophile (weiße Blutkörperchen), die meist nur wenige Tage leben und nur dann wirken, wenn sie »schwer bewaffnet« sind: mit Immunsubstanzen wie Vitamin C (in frischem Obst), Vitamin E (in kaltgepreßten Pflanzenölen, Vollkorn) und Selen (in Vollkorn, Bierhefe). Für das Verschließen der feinen Risse in den Äderchen wird neben Vitamin C reichlich Zink benötigt (in Vollkorn, Bierhefe, Melasse, Samen), das außerdem im Knochenmark bakterientötende Enzyme in die Neutrophile einbaut und sie damit zusätzlich rüstet. Ascorbinsäure-Pulver (zweimal täglich ein Teelöffel; in der Apotheke erhältlich) oder selbstgepreßter Zitronensaft bringt Zahnfleischbluten meist innerhalb einer Stunde zum Stillstand.

Die Vitamine C, E, Selen und Zink bringen Zahnfleischbluten zum Stillstand.

KAUFEN, LAGERN UND ZUBEREITEN

DIE WICHTIGSTEN TIPS FÜR DEN UMGANG MIT LEBENSMITTELN

Für Biochemiker und Stoffwechselexperten beginnt Gesundheit in der Körperzelle. Wenn man es aber ganz genau betrachtet, schon vorher: mit der Ernährung – je nachdem, ob wir im Supermarkt einkaufen oder im Bioladen.

Mit der Auswahl am Regal entscheiden wir über die Gesundheit unserer Körperzellen.

Schon bei der Auswahl am Regal entscheidet sich nämlich, welche Nährstoffe unsere rund 70 Billionen Körperzellen am Ende erhalten – und natürlich auch, wieviel Gift aus den 24 Kategorien von Zusatzstoffen, die das deutsche Lebensmittelrecht kennt: Konservierungsstoffe, Farbstoffe, Schaumverhüter, Festigungsmittel und viele mehr.

Wenn unser Stoffwechsel reden könnte, dann würde er uns auch beim Lagern von Lebensmitteln warnen und Tips geben. Denn da wird vor allem den Enzymen und Vitaminen in Obst, Gemüse, Salat oder Milch größtenteils der Garaus gemacht. Und die restlichen Biostoffe werden meist noch bei der Zubereitung vernichtet. auch darüber gibt es interessante und verblüffende neue wissenschaftliche Erkenntnisse.

Augen auf beim Lebensmittelkauf!

Konservierungsstoffe

Sorbinsäure, Benzoesäure, PHB-Ester, Ameisensäure, Diphenyl, Orthophenylphenol und Thiabendazol werden zum Schutz gegen mikrobiellen Verderb eingesetzt, und zwar vorwiegend bei Fischprodukten, Mayonnaise, Saucen, Fleischsalat und anderen Fertigsalaten, Obst, Trockenobst und feinen Backwaren. Auch wenn ihre Höchstmengen genau festgelegt sind, profitiert lediglich der Handel davon: Denn nur so können Salzheringe, Aspik, Olivenkonserven oder Gebäck oft jahrelang gelagert und zum Verkauf feilgeboten werden. Konservierungsstoffe töten aber wertvolle Enzyme und Keime in den Lebensmitteln, machen sie zu mehr oder weniger »toter« Nahrung. Insgesamt tragen 31 verschiedene Konservierungsstoffe die EG-einheitlichen Nummernbezeichnungen E 200 bis E 290. Unser Stoffwechsel kann sich mit keiner einzigen dieser Nummern anfreunden.

Farbstoffe

Damit Lebensmittel möglichst viele Jahre lang schmackhaft aussehen, werden sie, da natürliche Farbstoffe rasch verblassen, optisch »aufgepeppt«. Farbstoffe nennt der Gesetzgeber die Zusatzstoffe zum Erzielen von Farbeffekten.

Die 43 zugelassenen Farbstoffe können allergische Reaktionen auslösen.

Davon betroffen sind Fischprodukte (z.B. Seelachs, Anchovispasten) und vor allem Creme- und Geleespeisen, Puddings sowie verschiedene süße Saucen. Auch Zuckerüberzüge (z.B. von Früchten), Marzipan, verschiedene Schnittkäsesorten und die Hülle von Gelbwurst dürfen hübsch eingefärbt werden. Es gibt insgesamt 43 zugelassene Farbstoffe (Bezeichnungen E 100 bis 180). Sie können allergische Reaktionen auslösen.

Antioxidantien

Sie bilden noch die erfreulichste Gruppe der Zusatzstoffe, weil sie vorwiegend natürliche (wenn auch synthetisch hergestellte) Schutzsubstanzen sind wie L-Ascorbinsäure (Vitamin C) oder Tocopherol (Vitamin E). Sie schützen z.B. die in Lebensmitteln enthaltenen Fettsäuren vor Oxidation. Fette werden dann nicht mehr so schnell ranzig. Antioxidantien tragen die Bezeichnungen E 300 bis E 321.

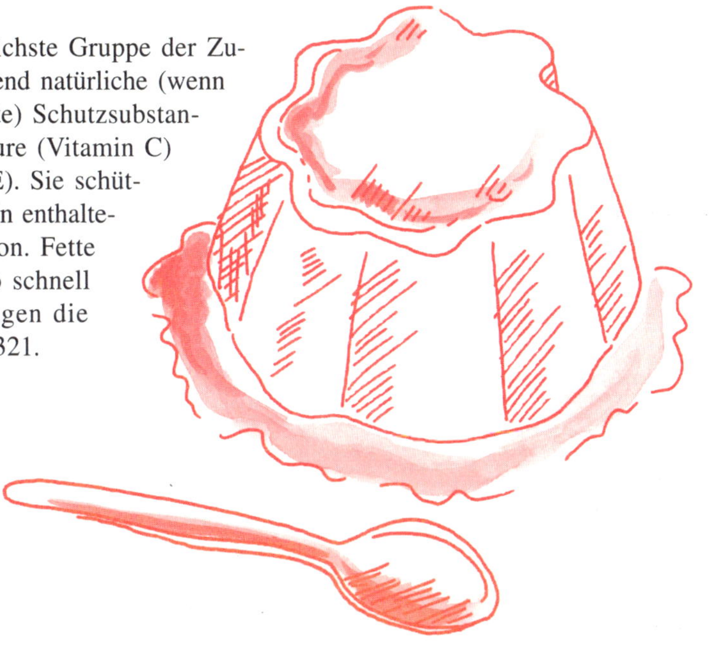

Andere Zusatzstoffe

Damit auch wirklich sichergestellt ist, daß wir ausschließlich »gesunde« Lebensmittel nach Hause tragen, sind noch weitere Zusatzstoffe zugelassen: Säuren und Salze (wie Natrium-Kalium-Tartrat, Natriumdiacetat oder Kaliumlactat), Verdickungs- und Geliermittel (wie Propylenglykolalginat oder Methylcellulose), Zuckeraustauschstoffe (wie Sorbit, Mannit) oder Emulgatoren (wie Essigsäure oder Milchsäure). Zusatzstoffe sind niemals unbedenklich: Sie können sich im Körper anreichern und Wechselwirkungen erzeugen – in jedem Fall stören sie die Feinabstimmung von Verdauung, Stoffwechsel, Säure-Base-Gleichgewicht und Flüssigkeitshaushalt. Die Natur kennt und braucht keine Zusatzstoffe; unser Stoffwechsel hat sich in den Jahrmillionen menschlicher Entwicklung auf gesunde, zusatzstoffreie Kost eingerichtet. Deshalb muß er unter hohem Aufwand an Energie und Biosubstanzen die gesetzlich zugelassenen Zusatzstoffe neutralisieren und ausscheiden. Da ist es viel vernünftiger, sein Gemüse und Obst, die Kartoffeln oder den Käse beim Biobauern oder im Bioladen zu kaufen.

Zusatzstoffe stören in jedem Fall die Feinabstimmung von Verdauung, Stoffwechsel, Säure-Base-Gleichgewicht und Flüssigkeitshaushalt.

Ist Bio wirklich immer bio?

Wenn man so im Supermarkt all die hübsch verpackten Lebensmittel in die Hand nimmt und die Etiketten liest, möchte man meinen, sämtliche Waren kämen direkt aus dem gesunden Garten der Natur in die Regale und Tiefkühlboxen. Da wimmelt es nur so von Begriffen wie »bio«, »biogesund«, »aus biologischem Anbau«, »Bioobst«, »nestfrische Eier«, »ohne Konservierungsstoffe«, »Biosonne«, »biolight« usw. – nicht selten der reinste Etikettenschwindel.

Solange der Begriff »bio« oder »biologisch« vom Hersteller bewußt irreführend verwendet wird, darf er damit jede Flasche, jeden Plastikbecher und jede Verpackungsfolie auszeichnen, sofern das Erzeugnis nicht aus dem üblichen vergifteten, mit Herbiziden, Pestiziden, Fungiziden und Insektiziden verseuchten Boden stammt. Es genügt bereits, wenn der Landwirt seine Scholle nicht mit Klärschlamm düngt und überhaupt auf chemische Düngemittel weitgehend verzichtet, denn der Begriff »bio« ist gesetzlich nicht geschützt. Freilich sind solche Produkte dann meist alles andere als »bio«. Sie gaukeln Gesundheit vor, strotzen aber oft von Schwermetallen, chemischen Düngerückständen, Nitraten, Vorratsschutzmitteln, Abbau-

und Reaktionsprodukten von Pflanzenschutzmitteln, giftigen Rückständen aus Entwesung, Entseuchung oder Entkeimen von Gärten, Ackerland und Lagerräumen, Hormon- und Medikamentenrückständen usw.

So manche Erdbeere, die mit dem Begriff »biologisch« geadelt ist, ist in Wirklichkeit die reinste Giftbombe. Besondere Vorsicht ist dabei gegenüber ausländischen Produkten (z.B. Tomaten, Beerenobst) angebracht, die mit gewinnsteigernden Düngemethoden im Treibhaus aufgezogen und danach oft wochenlang gelagert wurden, lange Transportwege hinter sich haben (z.B. aus Sizilien, Griechenland) und kurz vor dem Verkauf noch mal schnell einer Kosmetikbehandlung unterzogen wurden: mit Ethylen-Gas im Reiferaum, mit chemischer Sprühkonservierung (z.B. Thiabendazol), Schellack, Harzen, Benzoe-Wachs und anderen Substanzen. Da wundern sich dann viele Verbraucher, wenn sie nach dem Genuß von Zitrusfrüchten oder Erdbeeren regelmäßig eine entzündete Mundschleimhaut bekommen.

Der Begriff »bio« ist gesetzlich nicht geschützt. Nicht selten gaukelt er deshalb Gesundheit nur vor.

Gefahr droht auch bei Eiern. Als reichhaltiger Nährstoffspeicher für das wachsende Küken – Eier enthalten außer Vitamin C sämtliche Vitamine, 21 Mineralstoffe und 18 verschiedene Aminosäuren – sind sie natürlich auch nicht selten die reinsten Salmonellenparadiese (vor allem, wenn sie aus verseuchter Massentierhaltung stammen und wochenlang ungekühlt gelagert sind). Begriffe wie »Bioeier«, »nestfrisch«, »Landeier« oder »biofrische Eier« sind keineswegs ein Gütesiegel. Selbst bei »biologischer« Stallhaltung »freilaufender« Hühner werden oft sieben dieser armen Tiere auf einem Quadratmeter Sägemehlboden zusammengepfercht. Eier sollte man deshalb nur kaufen, wenn sie garantiert aus Freilandhaltung stammen, wo eine Henne noch Henne sein darf und mindestens zehn Quadratmeter Fläche für sich ganz allein hat.

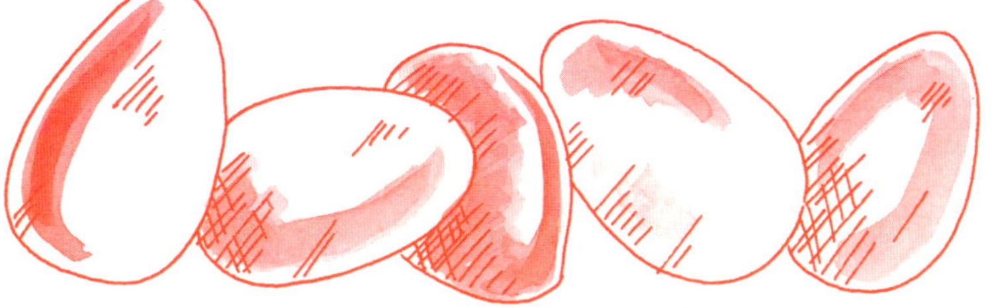

Zum Beispiel Säfte

So richtig schön für dumm verkauft werden Konsumenten bei Säften. Die sind »gesund«, »decken den Tagesbedarf an Vitamin C« oder enthalten überhaupt »alle Tagesvitamine«; sie sind »garantiert biologisch«, enthalten »wertvolles Fruchtfleisch« – einfach ein »köstlicher Biogenuß«! In Wirklichkeit fristen in diesen Säften oft verschwindend wenige Vitamine ein kümmerliches Dasein, weil alle anderen durch Erhitzen, Lagern, industrielle Produktion usw. abgetötet wurden. Der zugefügte Zucker in ihnen schadet oft mehr, als die paar ausgelaugten Biostoffe noch nützen können. Reiner Saft ist übrigens nur dann in der Flasche, wenn auch »Saft« auf dem Etikett steht (z.B. »reiner Apfelsaft«, »reiner Orangensaft«). Der Vermerk »aus Konzentrat hergestellt« besagt, daß der ursprüngliche Saft eingedampft, sein Fruchtfleisch entzogen und irgendwann einmal alles wieder mit Wasser zusammengemischt wurde. Mit einem natürlichen Produkt hat dies nichts mehr zu tun. Fruchtnektar besteht sogar zu drei Vierteln aus Zuckerwasser, und Fruchtsaftgetränke enthalten gerade noch zwischen sechs und zehn Prozent Fruchtanteil.

Wer Lebensmittel »aus kontrolliertem Anbau« einkauft, ist auf der richtigen Spur. Diese Kennzeichnung garantiert nämlich, daß beim Anbau von Gemüse, Kartoffeln, Obst usw. kein giftiger Klärschlamm zur Bodendüngung verwendet und dementsprechend weniger Saatgut ausgestreut wurde. Außerdem erfolgte der Einsatz von Spritzmitteln jeweils erst nach sorgfältiger Prüfung von Boden und Pflanzen.

Der biologisch-dynamische Anbau unterliegt strengen Kriterien.

Wirklich »biologisch« sind auch solche Erzeugnisse noch nicht. Die entstehen erst nach den wesentlich strengeren Kriterien im biologisch-dynamischen Anbau. Da darf sich der Acker erst mal mehrere Jahre von der Schadstoffberieselung erholen. Kunstdünger, Pestizide oder andere Schutzmittel sind verboten. Dieser hohen Qualitätsnorm haben sich mehrere Anbauorganisationen unter dem Siegel »Ökologischer Landbau« unterworfen. Ihren Produkten darf der Verbraucher vertrauen – man erkennt sie am jeweiligen Logo auf dem Etikett: »demeter«, »Bioland«, »ANOG«, »Biokreis Ostbayern« und »Naturland«. Gedüngt wird hier ausschließlich mit Kompost, die Schädlinge werden nur noch biologisch bekämpft, also z.B. durch Aussaat bestimmter Pflanzen, die entsprechende Abwehrstoffe enthalten oder freisetzen. Die Erträge dieser Landwirte liegen oft um ein Drittel unter den Ernten kunstdüngender Bauern, ihre Äpfel und Birnen sind häufig deutlich kleiner und verschrumpelt. Aber sie schmecken besser und enthalten alle ihre natürlichen Vitamine, Mineralien und anderen Biostoffe in gesunder, unverfälschter physiologischer Zusammensetzung. Das Fleisch aus den rund 3000 Betrieben im »Ökologischen Landbau« stammt von gesundem Vieh, das im Sommer im Freien weidet, in bequemen Boxen überwintert und mindestens zu 85 Prozent mit biologischem Futter vom eigenen Hof gemästet wird.

Sind Light-Produkte wirklich light?

Jeder Mensch will schlank sein – und so läuft das Geschäft mit den Light-Produkten ganz phantastisch. Anfangs waren es nur Cola-Getränke, Puddings und Cremespeisen, die »light« waren oder entsprechend etikettiert wurden; inzwischen gibt es auch Wurst, Butter, Käse, Bier und sogar Wein, der »light« ist. Die Marketingstrategen der großen Supermarktketten erklären ziemlich einstimmig, daß sich Light-Produkte hervorragend verkaufen. Der Anteil von Light-Lebensmitteln im Einzelhandel macht bereits bis zu zehn Prozent aus. Ähnlich wie die verkaufsträchtige Silbe »bio« ist auch der Begriff »light« gesetzlich weder definiert noch geschützt. Jeder kann nach Belieben auf seine Brotpackung, Schokoladeriegel, Limonade oder Früchte-Joghurts »light« draufschreiben. Laut Nährwert-Kennzeichnungsverordnung muß der Hersteller, der sein Produkt mit Begriffen wie »kalorienarm« oder »wenig Kalorien« anpreist, lediglich den durchschnittlichen Brennwert, also Kalorienwert, ähnlicher herkömmlicher Lebensmittel unterschreiten. Weil aber Werbung verboten ist, die eine Gewichtsabnahme verspricht (z.B. »Macht schlank«, »Gut für die schlanke Linie« usw.), nutzen viele Hersteller den Umweg über den Light-Trick, um das Versprechen einer Gewichtsabnahme wenigstens vorzugaukeln.

»Light« suggeriert eine Gewichtsabnahme – ein leeres Versprechen!

Unser Stoffwechsel braucht keines der sogenannten Light-Lebensmittel. Denn da werden nur Speiseeis, Puddings und Cremespeisen mit Luft aufgeblasen, die Wurst enthält statt Fleisch oder Fett jetzt einen

Reizwort Süßstoff

Bedenklich sind alle süßen Light-Produkte, Süßigkeiten ebenso wie Getränke, weil Zucker meist durch den Süßstoff Saccharin ersetzt wird, der tatsächlich weniger Kalorien enthält, aber 300mal süßer ist als Dosenzucker. Saccharin ist zwar in geringen Mengen harmlos, führt aber gerade bei Kindern zur Gewöhnung an Süßes und damit irgendwann auch zu erhöhtem Zuckerkonsum. Hier zeigt sich ganz deutlich die verführerische Komponente der Light-Produkte. Inzwischen gibt es einen neuen Süßstoff, Aspartam, der in einigen Lebensmitteln erlaubt ist und der Light-Industrie weiteren Auftrieb geben dürfte. In kalten Getränken und auch in künstlich gesüßten Nahrungsmitteln kann Aspartam in seine Bestandteile, die Aminosäuren Phenylalanin und Aspartinsäure, zerfallen. Professor Richard Wurtman vom Massachusetts Institute of Technology (USA), einer der weltweit renommiertesten Stoffwechselexperten, warnt vor Aspartam, weil dieser Süßstoff die Phenylalanin-Konzentration im Gehirn verdoppeln und sogar vervierfachen kann, wenn gleichzeitig Süßes gegessen oder getrunken wird. Die Folge ist eine Steigerung der Tyrosin-Konzentration im Gehirn um bis zu 300 Prozent. (Die Aminosäure Tyrosin ist ein Stoffwechselprodukt von Phenylalanin.) Wer literweise künstlich gesüßte Light-Limonade trinkt – wie leider viele unserer Kinder –, kann Kopfweh, Übelkeit, epilepsieähnliche Anfälle und Depressionen bekommen.

So richtig schön süß und »light« und ungesund wird es dann, wenn die neue Generation der Süßstoffe auf den Markt kommt: die Proteine Thaumatin und Monellin, die aus den afrikanischen Pflanzen Katemfe und Serendipity gewonnen werden. Diese Eiweißsequenzen aus 207 bzw. 94 Aminosäuren sind rund 100 000mal süßer als Dosenzucker, also bestens geeignet, um z.B. Limonade, Schokolade, Cremespeisen oder Fruchtsalat kalorienarm zu süßen. Gesünder und verträglicher werden solche »Lebensmittel« deshalb aber leider nicht.

Anteil Kohlenhydrate, Käse und Joghurt sind »luftiger«, das eingepumpte Gas erhöht das Volumen. Auf diese Weise entstehen sogar Luftprodukte mit der Bezeichnung »doppelt leicht«.

Lebensmittel richtig lagern und zubereiten

Es ist eigentlich paradox: Da wählt so mancher Konsument beim Lebensmittelkauf sorgfältig aus, macht extra noch einen Umweg zum Bioladen, um ja nur Gesundes heimzubringen – und zu Hause lagert er seine Nahrungsmittel so unsachgemäß, daß sie ihre wertvollsten Nährstoffe verlieren.

Nur optimale Lagerung garantiert, daß alle in den Lebensmitteln enthaltenen Biostoffe erhalten bleiben.

Tiere in freier Natur haben dieses Problem nicht. Denn abgesehen von Eichhörnchen und anderen Lebewesen, die Lebensmittelvorräte sammeln und verstecken, ernähren sie sich stets nur von den frischen Gaben aus dem überreichen Garten der Natur. In allem Erntefrischen sind sämtliche Biostoffe, wie Enzyme, Vitamine, Spurenelemente, Eiweiß, Fettsäuren usw., noch vollständig erhalten, und zwar in ihrer physiologisch natürlichen und gesunden Zusammensetzung.
Also: Lebensmittel optimal lagern, damit die darin enthaltenen Biostoffe möglichst lang erhalten bleiben!

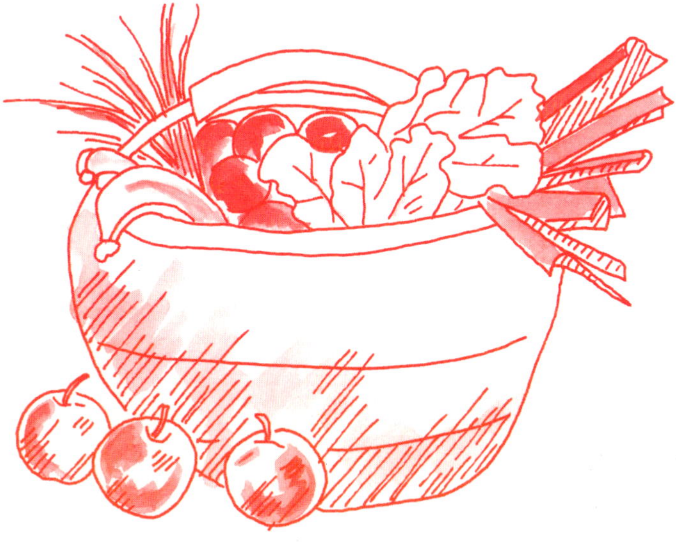

Enzyme

Diese Eiweißmoleküle sind sehr agil in unserem Stoffwechsel, gewissermaßen dessen »Seele«. In ihrer Gesamtheit stellen sie sogar den Stoffwechsel selbst dar. In jedem Salatblatt, jedem Getreidekorn und jedem Stückchen Hühnerfleisch wimmelt es von Millionen und Milliarden Enzymen. Solange die Pflanzen oder Tiere leben, wirken die Enzyme am stetigen Neuaufbau von Zellen mit, helfen aber auch beim Abbau bzw. beim Zersetzen von Zellabfallstoffen wie z.B. Cholesterin oder Eiweiß. Von dem Moment an, in dem die Pflanzen geerntet und die Tiere getötet werden, bauen die Enzyme jedoch kein neues Zelleben auf, sondern sind nur noch mit dem Zersetzen und Abbau von Zellbestandteilen beschäftigt.

Enzyme in Lebensmitteln sterben bereits bei Zimmertemperatur ab; deshalb sind Obst, Salat und Gemüse möglichst kühl zu lagern.

Davon betroffen sind käufliche Nahrungsmittel. Solange die Ware sehr frisch ist, sind die »positiven« Enzyme noch am Leben. Wenn dagegen Erdbeeren grau und faulig, Bananen braun sind oder wenn Lauchblätter welk herabhängen, sind die »negativen« Fäulnisenzyme schon ausgiebig am Werk. So gesehen ist es eigentlich eine große Gemeinheit von Herstellern und Handel (und auch ein Verrat an der Natur), z.B. »tote«, im enzymatischen Abbauprozeß befindliche Erdbeeren mit irgendwelchen Schellack- oder Wachsprodukten nochmals aufzupolieren oder ihnen (z.B. in Dosen) synthetische Geruchsstoffe beizumengen.

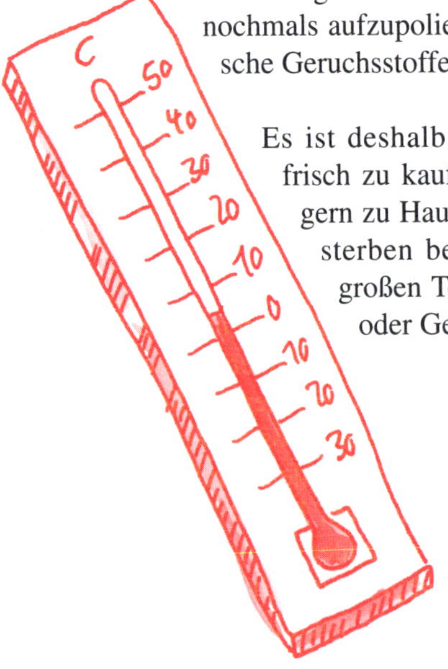

Es ist deshalb sehr wichtig, Lebensmittel möglichst frisch zu kaufen und ihre Frische durch richtiges Lagern zu Hause zu erhalten. Enzyme in Lebensmitteln sterben bereits bei Zimmertemperatur zu einem großen Teil ab, deshalb soll man auch Obst, Salat oder Gemüse am besten kühl lagern.

Enzymarme Lebensmittel

Pasteurisierte, frittierte, geräucherte, vorgebackene oder als Fast food vorgefertigte Gerichte enthalten kaum mehr Enzyme; dasselbe gilt für alle Frucht- oder Gemüsesäfte, die bei der industriellen Verarbeitung erhitzt worden sind. Die gerösteten Frühstücksflocken für unsere Kinder haben ebenso wenige Enzyme wie Mahlzeiten aus dem Mikrowellenherd. Enzymarm ist auch fast alles, was in den großen Tiefkühltruhen des Supermarkts liegt, denn viele dieser Lebensmittel sind in irgendeiner Weise industriell vorbehandelt (sprich: keim- und enzymtötend) bearbeitet worden.

Mit ihren nur rund 85 Gramm Gewicht ist unsere Bauchspeicheldrüse (Pankreas) gar nicht in der Lage, alle Verdauungs- und anderen Enzyme selbst zu produzieren (Amylase für Kohlenhydrate, Protease für Eiweiß, Lipase für Fette und Öle). Unser Stoffwechsel ist demnach sehr auf noch lebende Enzyme in der Nahrung angewiesen. Rohkost stellt deshalb den wertvollsten Bestandteil einer gesunden Misch- oder Vollwertkost dar. Obst, Salat, Gemüse usw. sollten dabei möglichst frisch zubereitet und dann baldigst verzehrt werden. Bis zu 75 Prozent einer leckeren Rohkostplatte aus frischen Lebensmitteln werden allein durch die darin enthaltenen Enzyme verdaut, das heißt: Nur noch geringe Mengen Pankreasenzyme müssen zusätzlich bereitgestellt werden, was die Bauchspeicheldrüse enorm entlastet.

Nährstoffe

Die in unserem Essen enthaltenen Mineralien und Spurenelemente sind chemische Elemente (Atome) und als solche »unverwüstlich«, das heißt: Ob sie gekocht oder gebraten, tiefgefroren oder der Sonne, der Luft ausgesetzt oder sogar in der Mikrowelle geröstet werden – sie bleiben unverändert erhalten. Allerdings: Sie werden durch Garen und Kochen z.B. aus Gemüse herausgewaschen. Da ist dann die Brühe, die weggeschüttet wird, manchmal gesünder als das Gemüse selbst. Man sollte diesen Sud, eventuell abgekühlt, mit etwas Salz trinken, denn die vielen Mineralstoffe darin sind wichtiges Rohmaterial für unseren Stoffwechsel.

Mineralien und Spurenelemente sind gegen Hitze unempfindlich.

Kohlenhydrate, bzw. ihre kleinsten Einheiten Glukose oder Fruktose, werden durch Lagerung und Zubereitung im Prinzip auch nicht verändert. Allerdings geben bestimmte Knollensorten wie Kartoffeln ihre Stärke nur her, wenn sie gut gekocht werden.

Beim Eiweiß sieht die Sache etwas anders aus. Selbst in unsachgemäß gelagerten matschigen Avocados und jahrealten Gefrierhühnchen sind die Aminosäuren – sogar in ihrer Struktur – noch komplett enthalten. Doch beim Kochen, Frittieren, Dünsten, Braten, Grillen oder in der Mikrowelle verändert sich in ihnen etwas sehr Wesentliches.

Alle Aminosäuren (von Glycin abgesehen) gibt es in der Natur in zwei Formen, in der L-Form (levo = links) und in der D-Form (dextro = rechts). Beide Moleküle sind in der Konfiguration ihrer Atome (Sauerstoff, Wasserstoff, Kohlenstoff und Stickstoff) völlig identisch und lediglich spiegelverkehrt, vergleichbar mit unseren beiden Händen. Dieser Unterschied spielt aber für unsere Ernährung eine ebenso große Rolle wie Handschuhe für unsere Hände: Ein linker Handschuh paßt nicht auf die rechte Hand.

In Obst, Gemüse, Fisch und Kartoffeln sind die wichtigen Eiweiß-Aminosäuren in ihrer verwertbaren Form enthalten.

Unser Körper besteht zu drei Vierteln aus Aminosäuren, nahezu alle L-Aminosäuren. Dementsprechend sind für unseren Stoffwechsel hauptsächlich die L-Aminosäuren interessant. Mit den D-Aminosäuren kann er – abgesehen von D-Methionin und D-Phenylalanin – nichts oder fast nichts anfangen. Wenn die Nahrung also aus D-Aminosäuren besteht, enthält sie aus der Sicht unseres Stoffwechsels – überhaupt kein Eiweiß.
Das Entscheidende dabei: In Obst, Gemüse, Fisch oder Kartoffeln sind die wichtigen Eiweiß-Aminosäuren zwar alle vorwiegend in der verwertbaren L-Form enthalten, bei der Zubereitung von Speisen können sie aber ihre Form verändern. Sie gehen dann – z.B. bei Hitzezufuhr (Kochen, Braten) oder wenn Speisen mit Zucker oder Fetten (etwa beim Frittieren) zubereitet werden – von der L-Form in die D-Form über und sind für unseren Stoffwechsel nur unbrauchbarer Eiweißmüll.
Die Folge: Dem Stoffwechsel wird lebenswichtiges Eiweiß entzogen bzw. vorenthalten, außerdem kommt es zu Beschwerden durch faulende Eiweißrückstände im Darm.

Wenn Lysin fehlt …

Wenn Milch zusammen mit Zucker erhitzt wird, wird die wichtige Aminosäure Lysin zerstört. Weil Lysin z.B. in vielen Frühstücksgetreideflocken kaum enthalten ist, gehen Kinder morgens ohne diesen Eiweißstoff in die Schule, der gerade für einen gut funktionierenden Hirnstoffwechsel (Konzentration, Aufmerksamkeit usw.) unerläßlich ist. Ein Mangel an Lysin macht chronisch müde und zerstreut. Man leidet mitunter an Übelkeit und ist infolge einer geschwächten Immunabwehr anfälliger für Erkältungen.

Eine ganz entscheidende Rolle spielt die richtige Lagerung und Zubereitung bei unseren Vitaminen. Unser Organismus wäre ohne Vitamin tot; erst die Vitamine, diese fleißigen Heinzelmännchen im Stoffwechsel, erwecken ihn zum Leben. Vitamine sind aber sehr verletzliche, organische Moleküle, die sowohl durch Hitze als auch durch Licht, Luft, Säuren usw. zerstört werden. Seit Milliarden Jahren gewohnt, stets aktiv an chemischen Reaktionen in Tieren, Pflanzen und in uns Menschen mitzuwirken, verlieren sie bei langer Lagerung von Lebensmitteln völlig die »Lust«, überhaupt noch irgend etwas zu bewegen: Sie sterben ab und werden von Abbauenzymen in ihre einzelnen Bestandteile zerlegt.

Die äußerst verletzlichen Vitamine werden durch Hitze, Licht, Luft und Säuren zerstört.

Rohe Fischprodukte und Krabben enthalten das Enzym Thiaminase, welches das Vitamin B1 (Thiamin) zerstört. Bestimmte Stoffe (wie z.B. Tannin) in Tee, Kaffee, Kleie und anderen Lebensmitteln oxidieren das empfindliche Vitamin, vernichten es also ebenso wie Hitzezufuhr. Beim Toasten von Brot gehen bis zu 70 Prozent des enthaltenen Thiamins verloren.

Milch sollte nicht im Weißglas dem Licht ausgesetzt werden, weil dabei innerhalb von 30 Stunden bis zu 85 Prozent des enthaltenen Vitamins B2 (Riboflavin) verlorengehen. Niacin (Vitamin B3) ist zwar relativ unempfindlich, wird aber durch unmäßigen Genuß von Zucker, Süßigkeiten, süßen Getränken und hellen Teigwaren wie Spaghetti im Körper abgebaut. Ein Drittel des in Fleisch enthaltenen

Vitamins B5 (Pantothensäure) wird durch Kochen und Braten zerstört. Außerdem fällt dieser für unsere Körperenergie wichtige Biostoff Säuren wie z.B. Essig, aber auch alkalischen, also basischen Lebensmitteln wie z.B. Natron bzw. Backsoda zum Opfer.

Das für den Eiweißstoffwechsel wichtige Vitamin B6 ist ein weiteres recht sensibles Molekül. Beim Pasteurisieren (keimtötenden Erhitzen) von Lebensmitteln (z.B. von Milch) wird die wirksamste Form des Vitamins (Pyridoxin, das pflanzliche Vitamin B6) zu Pyridoxamin, der weniger wirksamen, in tierischen Lebensmitteln enthaltenen Form, umgebaut. Auch zu trockenes Lagern von Lebensmitteln kann Pyridoxin umformen bzw. ganz zerstören.

Wer jahrelang nur warm gegessen hat, leidet unter einem Mangel an Folsäure und Vitamin B12, der sich irgendwann in in ernsten Nervenkrankheiten bemerkbar machen kann.

Wenn Lebensmittel lange bei Zimmertemperatur oder gar höheren Temperaturen gelagert und dem Licht ausgesetzt werden, verlieren sie viel von ihrem Folsäure-Gehalt. Auch Hitzezufuhr (Kochen, Braten usw.) tötet dieses B-Vitamin – für unseren Organismus besonders verhängnisvoll, weil Folsäure im Stoffwechsel sehr eng mit dem Nerven-Vitamin B12 (Cobalamin) zusammenwirkt. Vitamin B12 wiederum ist zum Aufbau der schützenden Myelin-Schicht der rund 100 Milliarden Nervenzellen unerläßlich. Von diesem unendlich kostbaren Biostoff brauchen wir in unserem ganzen Leben nicht viel mehr, als ein Getreidekorn wiegt. Wenn wir jahrelang nur vorher erhitzte Nahrung zu uns nehmen, kommt es zu einem dramatischen Mangel an Folsäure und Vitamin B12, der sich zunächst in nervösen Symptomen bemerkbar macht, irgendwann aber ernste Nervenkrankheiten zeitigt. Neben dem Verlust von Vitamin B12 ist dafür noch stärker der Mangel an cobalaminverwandten Molekülen, wie bestimmten sogenannten Korrinoiden in den weißen Blutkörperchen, in Leber, Nervensystem und Gallensäuren, verantwortlich.

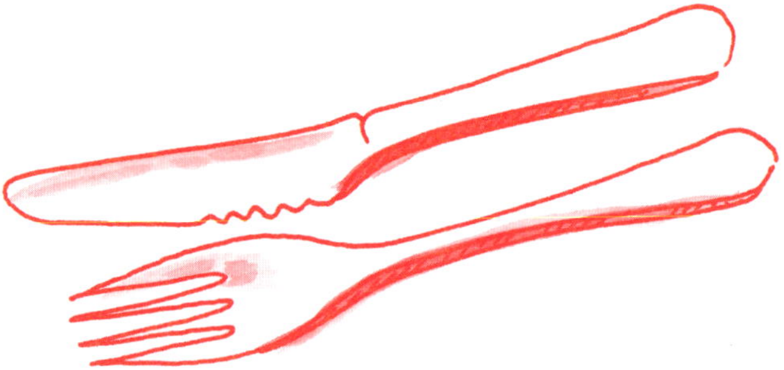

Vitaminverlust durch Erhitzen

Wenn Milch zwei bis drei Sekunden lang pasteurisiert (erhitzt) wird, verliert sie sieben Prozent ihrer Vitamin-B12-Moleküle. Wenn diese Milch aus dem Supermarkt zu Hause auf dem Kochherd weiter zwei bis fünf Minuten lang gekocht wird, werden 30 Prozent ihrer Vitamin-B12-Anteile zerstört. Wenn Fleisch 45 Minuten lang gebraten oder gekocht wird, gehen ebenfalls 30 Prozent des Vitamin-B12-Anteils verloren. Als Symptome zeigen sich irgendwann möglicherweise Taubheits- und Kribbelgefühle in Händen und Füßen, Muskelschwäche, geistige Trägheit, Gedächtnisschwäche sowie depressive Verstimmungen.

Viele von uns leiden unter chronischem Vitamin-C-Mangel, der sich noch verschärft, wenn Lebensmittel zu Hause unsachgemäß gelagert werden.

Vitamin C, dieser für unsere Gesundheit außerordentlich wichtige Biostoff, der in unserem Stoffwechsel tagsüber in jeder Sekunde an rund 670 Billionen chemischen Reaktionen mitwirkt, ist von allen Vitaminen das verletzlichste Molekül. Nur Säuren (z.B. in Essig) können ihm überhaupt nichts anhaben. Es wird durch Hitze, Luft und Licht zerstört, gleichsam wie Eisen durch Rost »aufgefressen«. Wenn wir z.B. einen Apfel mit dem Messer aufschneiden, färben sich die Schnittflächen schnell rötlichbraun – ein Zeichen für die rasche Oxidation und Zerstörung von Vitamin C, wobei übrigens das farbaktive Spurenelement Kupfer frei wird. Wir leiden ohnehin nahezu alle an Vitamin-C-Mangel; wenn wir dann noch unsere Lebensmittel unsachgemäß lagern und zubereiten, kann der Biostoff seine eigentlichen Stoffwechselaufgaben in unserem Körper oft nur noch zu einem geringen Teil erfüllen.

Fettsäuren in den Lebensmitteln werden proportional zu ihrer Wertigkeit zerstört, wenn man sie dem Licht aussetzt. Vor allem auf die kostbaren ungesättigten Fettsäuren stürzen sich die Freien Radikale, kaum daß Butter, Fisch, Öle oder andere Lebensmittel auf dem Küchentisch ausgepackt sind. Freie Radikale, die durch die Einwirkung von UV-Strahlen im Sonnen- oder Tageslicht entstehen, greifen am liebsten die schwächsten und am wenigsten »bewaffneten« Moleküle an – und zu denen zählen die ungesättigten Fettsäuren. Wenn die Butter in der Schale gelb und ranzig wird, geschieht nicht anderes, als daß Milliarden und Billionen von Fettmolekülen oxidiert, also von Freien Radikalen zerstört wurden. Beim Zubereiten mit Fetten ändert sich mitunter die molekulare Struktur von Fettsäuren. Wenn solche Moleküle z.B. in der Pfanne stark erhitzt werden, wechselt die Cis-Form in der räumlichen Anordnung der Kohlenstoffkette in die weniger gesunde Trans-Form. Diese Fettsäuren können zwar genauso gut zu Energie verbrannt werden, sie können sich aber auch in fettig-öligen Zellbereichen anreichern, vor allem im Herzen und in der Leber. Menschen, die an Herzversagen sterben, haben höhere Anteile an Trans-Fettsäuren in Fettgewebe als Menschen mit einem gesunden Herzen. Holländische Biochemiker haben in einer neuen Studie herausgefunden, daß Trans-Fettsäuren (die z.B. auch in Margarine enthalten sind) den Cholesterin-Spiegel anheben.

Frische Lebensmittel kaufen, sie nur begrenzte Zeit lagern, möglichst nicht erhitzen und bald verzehren – das hält uns gesund und aktiv.

Das interessante Fazit all dieser wissenschaftlichen Erkenntnisse ist: Die Natur hat doch recht. Lebensmittel sind stets in ihrer möglichst unveränderten, frischen Form am gesündesten. Deshalb: Möglichst nur frische Lebensmittel kaufen, sie nicht lange lagern, möglichst nicht erhitzen und auch möglichst schnell verzehren. Dann verhalten wir uns so vernünftig wie die Tiere in freier Natur, die bis an ihr Lebensende gesund und aktiv bleiben.

LECKER UND GESUND

Die besten Rezepte

Wir alle, jeder einzelne von uns, haben ein zweites Ich: Das ist der Stoffwechsel in unserem Innern. Der wartet morgens genauso auf sein Frühstück wie wir. Während wir aber meist nur nach dem Geschmack urteilen, freut sich unser Stoffwechsel ausschließlich über eine nährstoffreiche Kost.

Auf den folgenden Seiten finden Sie Rezepte für den Stoffwechsel, angefangen von Suppen und Getränken bis hin zum leckeren Mittag- oder Abendessen. Alle Rezepte sind jeweils für zwei Portionen zusammengestellt. Wer sich einen Monat lang weitgehend an sie hält (dabei darf man ruhig auch ein bißchen variieren), verhilft seinem Stoffwechsel zu einer dynamischen Nährstoffkur – und sich selbst zu mehr Vitalität und Lebensfreude.

Der Stoffwechsel – sozusagen unser zweites Ich – freut sich genauso auf Abwechslung wie wir.

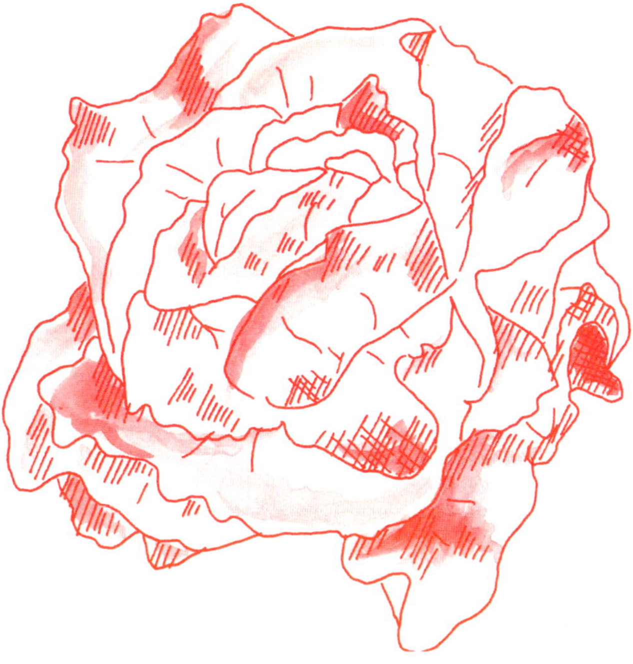

Leckere Frühstücks-Ideen

Vitaminreiches Frühstück

Vitaminreiches Frühstück

1 Grapefruit • 4 Scheiben Roggenbrot • 200 g Hüttenkäse
1 reifer Pfirsich • 1 Bund Radieschen • 1 EL Schnittlauchröllchen
1 TL Honig • 1 EL Mandelsplitter

Neueste Forschungsergebnisse aus der Molekularbiologie: Vitamine produzieren Glückshormone, stärken das Immunsystem und steigern Kreativität und Lebensfreude.

1

Grapefruit halbieren und auf Portionsteller legen. Das Fruchtfleisch mit einem spitzen Messer am Rand lösen und kreuzweise mit mehreren Einschnitten versehen. In die Mitte etwas flüssigen Honig geben.

2

Roggenbrote zuerst mit Butter, dann mit Hüttenkäse bestreichen. Den reifen Pfirsich halbieren, entkernen, in dünne Spalten schneiden. Auf 2 Broten fächerförmig verteilen. Mit Mandelsplittern bestreuen. Die Radieschen waschen, in dünne Scheibchen schneiden und auf die restlichen 2 Brote schichten. Mit frischer Kresse bestreuen.

Knuspermüsli

Knuspermüsli

10 EL Vollkornflocken (im Reformhaus oder Bioladen erhältlich)
2 EL Honig • 1 Orange • 1 Banane • 1/2 Becher Dickmilch
2 EL gehackte Walnüsse

1

Die Vollkornflocken mit Honig vermischen und auf einem Blech verteilen. Im vorgeheizten Backofen bei 180 Grad auf mittlerer Schiene ca. 10 Minuten rösten. Etwas abkühlen lassen, dann zerbröseln und in 2 Portionsschalen geben.

2

Die Orange schälen, in mundgerechte Stücke zerkleinern, den Saft auffangen. Die Banane in Scheiben schneiden. Dickmilch mit dem aufgefangenen Orangensaft verrühren und über das Müsli geben. Mit gehackten Walnüssen bestreuen.

Pikantes Müsli

10 EL Dinkelflocken (im Reformhaus oder Bioladen erhältlich)
1 Banane • 1 Orange • 1 Avocado • 1/2 Becher süße Sahne
1 TL Honig • 1 Msp. Curry • 1 EL Zitronensaft (frisch gepreßt)
Pfeffer aus der Mühle

Pikantes Müsli

1

Dinkelflocken auf 2 Tellern verteilen. Darüber die in Scheiben geschnittene Banane und die zerkleinerte Orange geben. Die Sahne leicht dickflüssig schlagen, mit Honig und Curry verrühren und über das Müsli gießen.

2

Avocado halbieren, entkernen, schälen und in dünne Spalten schneiden. Fächerartig um das Müsli legen. Mit Zitronensaft und frisch gemahlenem Pfeffer würzen.

Müsli-Mahlzeiten sind magenfreundlich, sie sind besonders reich an Ballaststoffen und Mineralstoffen und enthalten wenig Fett.

Beerenmüsli

6 EL frische Haferflocken (im Reformhaus oder Bioladen erhältlich)
100 g rote Johannisbeeren • 70 g schwarze Johannisbeeren
2 EL gehackte Mandeln • 1/2 Becher süße Sahne
1 TL Honig • 1 Msp. Zimt

Beerenmüsli

1

Die Johannisbeeren abtropfen lassen, entstielen und auf 2 Tellern verteilen. Darüber die Haferflocken streuen.

2

Die Sahne leicht schlagen, mit Honig und Zimt verrühren. Über das Beerenmüsli geben. Zum Schluß gehackte Mandeln darüberstreuen.

Fitnessfrühstück

Fitneßfrühstück

2 Gläser frischgepreßter Orangensaft • 2 Sesam-Vollkornbrötchen
2 Scheiben Vollkornknäckebrot • 2 kleine Tomaten oder
1 große Tomate • 2 TL frische Kresse • 2 TL Radieschensprossen
1 kleine Mangofrucht • 150 g Sahnequark • 20 g Butter
Etwas süßes Paprikapulver

Achten Sie beim Frühstück auf frische Zutaten mit viel Vitaminen und Mineralien. Sie werden feststellen, der Tag sieht gleich viel freundlicher aus.

1

Zuerst den frischgepreßten Orangensaft trinken.

2

Die Brötchen halbieren, mit Butter und Sahnequark bestreichen. Auf 2 Hälften die in Scheiben geschnittenen Tomaten legen, mit Radieschensprossen bestreuen. Über die beiden anderen Hälften die gewaschene Kresse geben. Mit etwas Paprikapulver bestäuben.

3

Die Knäckebrote ebenfalls zuerst mit Butter, dann mit Quark bestreichen. Mangofrucht schälen, in dünne Spalten schneiden und fächerartig auf den Knäckebroten verteilen.

Orangenquark mit Vollkornknäckebrot

Orangenquark mit Vollkornknäckebrot

200 g Sahnequark • 1 Orange • 1 kleine Banane • 1 TL Honig
1 Msp. Vanille • 1 EL Zitronensaft (frisch gepreßt)
4 Scheiben Vollkornknäckebrot

1

Orange schälen und in Spalten zerlegen. Diese in mundgerechte Stücke schneiden. Den ausgeflossenen Saft unter den Sahnequark mischen. Quark mit Honig, Vanille, Zitronensaft und den Orangenstückchen vermischen. Evtl. noch etwas Milch zugeben.

2

Die Banane in Scheiben schneiden.

3

Den Quark in 2 Portionsschalen geben. Mit den Bananenscheiben garnieren. Knäckebrot mit dem Quark bestreichen.

Kerngesunde Zwischengerichte

Kohlrabi-Möhren-Rohkost

1 Kohlrabi • 2 Möhren • 6 EL Sahne • 1 EL frischer Zitronensaft
Kräutersalz • 2 EL frischer Dill

Kohlrabi-Möhren-Rohkost

1

Kohlrabi und Möhren waschen. Kohlrabi schälen, in schmale Stifte hobeln. Möhren in dünne Scheibchen schneiden. Die zarten Kohlrabistengel und Blätter kleinschneiden.

2

Alles miteinander vermischen. Sahne mit Zitronensaft und Kräutersalz verrühren. Locker unter die Rohkost heben.

3

Auf 2 Portionstellern anrichten, mit dem gehackten Dill überstreuen.

Möhren enthalten die Vitamin-A-Vorstufe Beta-Carotin und regulieren die Darmfunktionen. Fett sollte allerdings immer dabei sein, weil der Körper nur zusammen mit Fett das Beta-Carotin verwerten kann.

Käse-Birne

2 reife Birnen • 50 g Blauschimmelkäse • 1 Becher Joghurt
2 EL Dinkelflocken • 2 Scheiben Sesamknäckebrot

Käse-Birne

1

Birnen halbieren und entkernen. Den Käse mit einer Gabel zerdrücken, dann mit Joghurt und Dinkelflocken verrühren.

2

Die Birnenhälften mit der Käsemasse füllen. Das Knäckebrot dazu essen.

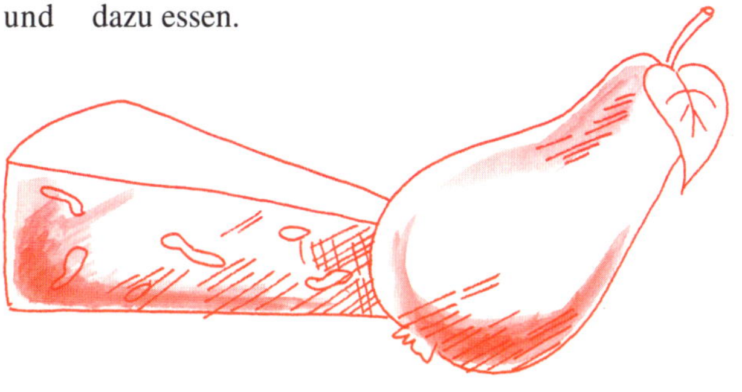

Exotischer Fruchtsalat mit Eis

Exotischer Fruchtsalat mit Eis

2 Kiwi • 1/2 frische Ananas • 1 kleine Mangofrucht
1 kleine Honigmelone • 1 Pfirsich • 2 EL süße Sahne
1 TL Honig • 2 Kugeln Vanilleeis

1

Kiwi, Mango und Ananas schälen. Kiwi und Mango in dünne Scheiben, Ananas in Würfel schneiden. Den Pfirsich gut waschen und in dünne Spalten schneiden. Die Honigmelone halbieren, Kerne entfernen. Mit einem Kugelausstecher Kugeln formen.

2

Das restliche Melonenfleisch und den aufgefangenen Fruchtsaft mit der Sahne und dem Honig pürieren. Die Früchte in den Melonenhälften schön anrichten. Die Sauce am Rand verteilen. In die Mitte eine Kugel Vanilleeis setzen.

Hirsespeise mit Früchten

Hirsespeise mit Früchten

50 g Hirse • 100 ml Wasser • 1 (ungespritzte) Orange • 1 Banane
1-2 EL Ahornsirup • 100 g süße Sahne

Hirse immer zuerst kochen, backen oder rösten! Im rohen Zustand enthält sie eiweißschädigende Enzyme, die durch das Erhitzen unschädlich gemacht werden.

1

Die Orange gut waschen. Mit einem scharfen Messer die Schale dünn abschälen. Hirse waschen, in einem Sieb abtropfen lassen. Mit dem Wasser und der Orangenschale langsam zum Kochen bringen. Ca. 30 Minuten ausquellen lassen, bis die ganze Flüssigkeit aufgesogen ist. Danach die Orangenschale entfernen und kühl stellen.

2

Orange und Banane kleinschneiden. Sahne schlagen und mit Ahornsirup süßen. Hirse mit den Früchten gut mischen, die Sahne unterheben.

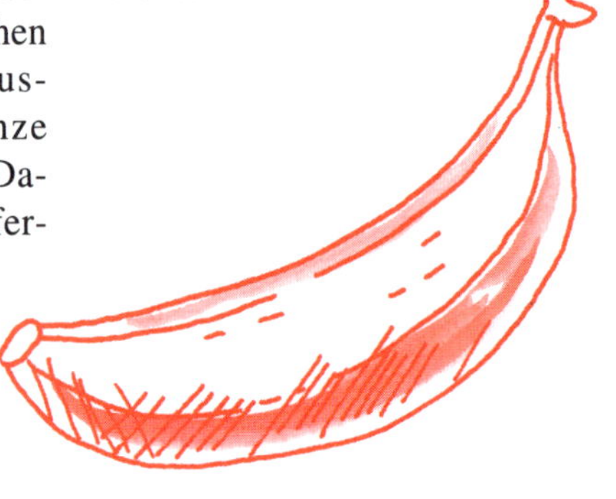

Avocado mit Käsefüllung

1 reife Avocado • 40 g Blauschimmelkäse • 6 EL Magerjoghurt
2 EL Mehrkornflocken (im Reformhaus oder Bioladen erhältlich)
2 EL Zitronensaft (frisch gepreßt) • 2 Scheiben Vollkornknäckebrot

Avocado mit Käsefüllung

1

Avocado halbieren und entkernen. Jede Hälfte mit 1 EL Zitronensaft beträufeln. Blauschimmelkäse mit einer Gabel zerdrücken und dann mit Joghurt und Mehrkornflocken verrühren.

2

Die Käsemasse in die Avocadohälften füllen. Mit einem Löffel auslöffeln. Knäckebrot dazu essen.

Wegen ihres hohen Gehaltes an Pflanzenfetten sättigen Avocados sehr gut und sind dennoch keine Kalorienbomben. Sie enthalten aber keine Ballaststoffe, deshalb auf die richtigen Beilagen achten.

Knackiges Gemüse mit Quark-Dip

2 mittelgroße Möhren • 1 kleiner Kohlrabi • 1/2 Schlangengurke
Ca. 100 g. Stangensellerie • 1 Knoblauchzehe • 200 g Magerquark
1 EL gehackte frische Kräuter (nach Wahl) • 2 TL Sonnenblumenkerne
4 EL Milch • Meersalz • Frischgemahlener schwarzer Pfeffer

Knackiges Gemüse mit Quark-Dip

1

Gemüse waschen und in mundgerechte Stücke schneiden. Kohlrabi schälen. Den Magerquark mit der Milch verrühren. Knoblauchzehe sehr klein hacken und unter den Quark mischen.

2

Mit Kräutern, Pfeffer und Salz abschmecken. Zum Schluß Sonnenblumenkerne (evtl. etwas zerkleinert) unterrühren. Das Gemüse in den Quark dippen und essen.

Grüner Obstsalat

Grüner Obstsalat

1 Honigmelone • 100 g grüne Weintrauben • 2 Kiwis • 1 Banane 1 EL Honig • 1 Msp. Naturvanille (im Reformhaus oder Bioladen erhältlich) • 4 Blättchen Zitronenmelisse

Honig ist ein aromatischer Ersatz für Zucker. Besondere Heilwirkung dürfen Sie sich aber nicht davon erwarten. Aufgelöst in Milch ist seine entspannende Wirkung erwiesen.

1

Die Honigmelone halbieren. Kerne entfernen. Das Fruchtfleisch in mundgerechte Würfel schneiden. Die Kiwis schälen und in Scheiben schneiden. Banane ebenfalls in Scheiben schneiden.

2

Alles in eine Schüssel geben und mit Honig und Vanille mischen. Etwas durchziehen lassen. Zitronenmelisse ein wenig zerkleinern und darüberstreuen.

Vollkornbrötchen mit Krabben und Orangen

Vollkornbrötchen mit Krabben und Orangen

2 Vollkornbrötchen • 4 Salatblätter • 100 g Krabbenfleisch (am besten frisch) • Saft von 1/2 Zitrone (frisch gepreßt) • 1 Orange • 2 EL frischer, gehackter Dill

1

Vollkornbrötchen durchschneiden und jede Hälfte mit 1 Salatblatt belegen. Die Krabben mit Zitronensaft überträufeln. Die Orange schälen und in mundgerechte Stücke schneiden.

2

Krabben und Orangenstücke auf den Salatblättern verteilen. Mit Dill bestreuen.

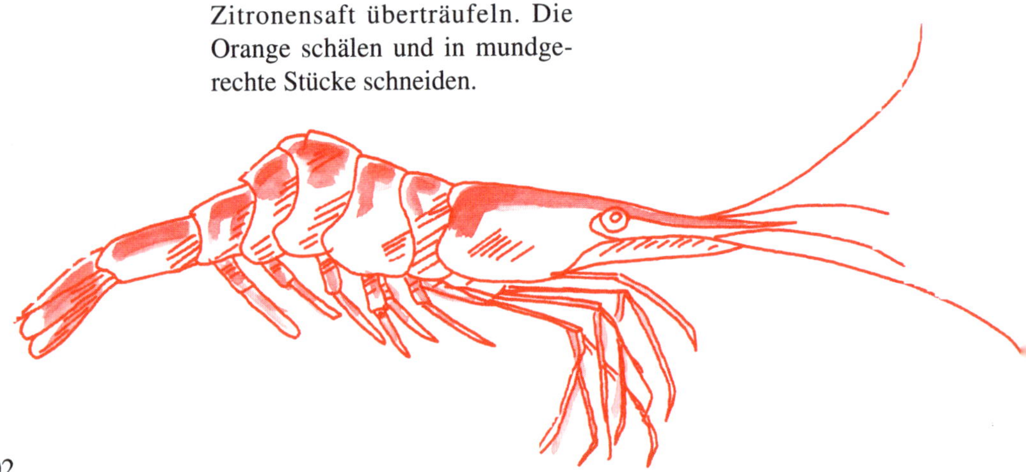

AVOCADO-ERDBEER-COCKTAIL

250 g Erdbeeren • 1/2 Avocado • 1/2 Zitrone • Ca. 10 Walnußkerne
4 EL Frischkäse • 1/2 TL Naturvanille • 1 EL Honig • 3 EL Milch
4 Blättchen Zitronenmelisse

Avocado-Erdbeer-Cocktail

1

Erdbeeren waschen, halbieren und mit 1 EL Zitronensaft beträufeln. Avocado schälen, in dünne Spalten schneiden. Den restlichen Zitronensaft darübergeben, damit sich das Fruchtfleisch nicht dunkel verfärbt.

2

Den Frischkäse mit Milch, Honig und Vanille gut verrühren. Die Erdbeeren, Avocadoscheiben und Walnüsse in 2 Glasschalen schichten. Die Creme über die Früchte geben. Mit je 2 Blättchen Zitronenmelisse garnieren.

FRISCHKORNBREI MIT ERDBEEREN

6 EL Dinkel • 150 g Erdbeeren • 2 EL Zitronensaft (frisch gepreßt)
2 EL gehackte Pistazienkerne • 1/2 Becher süße Sahne • 1 TL Ursüße

Frischkornbrei mit Erdbeeren

1

Den Dinkel grob schroten. Über Nacht in ca. 6 EL kaltem Wasser quellen lassen.

2

Die Erdbeeren waschen, etwas zerkleinern und mit Zitronensaft beträufeln. 5 Minuten ziehen lassen. Dann die Erdbeeren mit dem Dinkelschrot vermischen und auf 2 Teller geben.

3

Die Sahne leicht schlagen, mit der Ursüße abschmecken und über das Müsli geben. Gehackte Pistazienkerne darüberstreuen.

Erdbeeren schmecken wunderbar, sind kalorienarm und enthalten noch mehr Vitamin C als Orangen.

Hähnchenbrust auf Vollkornbrot

Hähnchenbrust auf Vollkornbrot

4 Scheiben Vollkornbrot (nach Geschmack)
1 gebratene Hähnchenbrust • 30 g Butter • 2 EL Preiselbeermarmelade
4 Kopfsalatblätter • 2 Gläser frischgepreßter Karottensaft
2 EL geschlagene Sahne

Hähnchenfleisch ist sehr eiweißreich. Vorsicht bei der Zubereitung: Auf der Haut von fast jedem rohen Hähnchen sitzen Salmonellen.

1

Den Karottensaft mit der geschlagenen Sahne garnieren und zuerst trinken. Dann die Vollkornbrote mit Butter bestreichen. Salatblätter waschen, trockentupfen und auf die Brote legen.

2

Die gebratene Hähnchenbrust in fingerdicke Scheiben schneiden und auf dem Salat verteilen. Preiselbeermarmelade zwischen die Hähnchenscheiben geben.

Feine Suppen aus dem Garten der Natur

Spinatsuppe mit Parmesankäse

Spinatsuppe mit Parmesankäse

200 g frischer Spinat • 1 kleine Zwiebel • 1 Knoblauchzehe • 1 EL Öl
3/4 l Gemüsebrühe (im Reformhaus oder Bioladen erhältlich)
Ca. 10 g Butter • 1 EL gemahlener Weizen • Oregano • Kräutersalz
Muskat • 1 Eigelb • 2 EL Crème fraîche • 2 EL frischgeriebener Parmesan

1

Den Spinat verlesen, die groben Stiele abschneiden, waschen und ohne Wasser in einen Kochtopf geben. Zugedeckt bei mittlerer Hitze dünsten, bis er zusammengefallen ist. Etwas abkühlen lassen und kleinhacken.

2

Zwiebel und Knoblauch fein würfeln, in 1 EL Öl und 2 EL Spinatbrühe andünsten. Den Spinat dazugeben und mit der Gemüsebrühe auffüllen. Die Butter mit dem feingemahlenen Weizen verkneten und in die Suppe geben.

3

Mit den Gewürzen abschmecken. Eigelb und Crème fraîche unterrühren. Zum Schluß den frischgeriebenen Parmesankäse darüberstreuen.

DINKELSUPPE MIT AUSTERNPILZEN

3/4 l Gemüsebrühe (im Reformhaus oder Naturkostladen erhältlich)
30 g Dinkelschrot • 1 mittelgroße Zwiebel • 2 EL Sonnenblumenöl
100 g Austernpilze • 1 Becher Crème fraîche • Kräutersalz
Pfeffer aus der Mühle • 2 frische Thymianblätter

Dinkelsuppe mit Austernpilzen

1

Die Gemüsebrühe erhitzen.

2

Den Dinkel frisch in der Mühle schroten, in einem Topf ohne Fett anrösten, mit der Gemüsebrühe ablöschen und ca. 10 Minuten bei kleiner Hitze quellen lassen.

3

Zwiebel schälen, in kleine Würfel schneiden und in heißem Öl glasig dünsten. Pilze putzen, möglichst nicht waschen und in Scheiben schneiden. Zu den Zwiebelwürfeln geben und unter vorsichtigem Wenden ca. 7 Minuten dünsten. Evtl. etwas Wasser zusetzen.

4

Zusammen mit der Crème fraîche zu der Dinkelsuppe geben. Mit Kräutersalz und Pfeffer pikant abschmecken. Die Thymianblättchen von den Stielen zupfen und darübergeben.

Dinkel ist gegenüber dem normalen Weizen besonders nährstoffreich. Größere Vorräte sollten Sie wegen möglichem Ungezieferbefall in Glas-Keramik- oder Metallgefäßen aufbewahren.

Haferklösschensuppe

Haferklößchensuppe

30 g weiche Butter • 80 g Nackthafer • 1 Ei • 1 Gemüsebrühwürfel
1 EL Streuwürze (Frugola, Cenofix, würzige Suppe; im Reformhaus oder Naturkostladen erhältlich) • 1 EL gehackte frische Petersilie
Vollmeersalz • Muskat

Hafer hat einen hohen Vitamin B Gehalt. Die löslichen Balaststoffe senken den Cholesterinspiegel.

1

Die Butter mit dem frischgemahlenen Hafer und dem Ei gut verrühren und mit den Gewürzen kräftig abschmecken. Etwa 30 Minuten quellen lassen.

2

In der Zwischenzeit das Wasser erhitzen und den Gemüsebrühwürfel darin auflösen.

3

Mit 2 Teelöffeln Klößchen aus der Hafermasse formen und in die leicht kochende Brühe geben. Wenn sie hochkommen, noch 10–15 Minuten ziehen lassen. Vor dem Anrichten die gehackte Petersilie dazugeben.

Vollwertgemüsesuppe

Vollwertgemüsesuppe

50 g frische grüne Bohnen • 50 g ausgepulte Erbsen • 50 g Sellerie
50 g Zucchini • 1 Möhre • 1 mittelgroße Tomate • 1 kleine Zwiebel
1 Knoblauchzehe • 50 g Hirse • 1 EL gehackte frische Petersilie
2 EL frischgeriebener Parmesankäse • 3/4 l Gemüsebrühe
Pfeffer aus der Mühle • Meersalz • 1 EL Butter

1

Das Gemüse waschen und zerkleinern. Möhren, Zucchini und Sellerie in Scheibchen oder Würfel schneiden, Bohnen evtl. ein- oder zweimal durchbrechen.

2

Zwiebel und Knoblauchzehe fein würfeln. In einem großen Topf Butter erhitzen, Zwiebel und Knoblauch darin glasig dünsten. Möhren, Zucchini und Sellerie dazugeben und unter leichtem Rühren 5 Minuten anbraten. Mit Gemüsebrühe auffüllen und bei schwacher Hitze 10 Minuten köcheln lassen. Dann Hirse, Bohnen und Erbsen hinzufügen. Bei geringer Hitze ca. 20 Minuten kochen lassen, bis das Gemüse bißfest ist.

3

Inzwischen die Tomate mit kochendem Wasser überbrühen, Haut abziehen und in Würfel schneiden. Tomatenwürfel und gehackte Petersilie in die Suppe geben. Mit Salz und Pfeffer abschmecken und Parmesankäse darüberstreuen.
Sofort servieren.

Brennesselsuppe

1/2 l Wasser • 1 Gemüsebrühwürfel • 2 kleine Kartoffeln
1 Zwiebel • 1 kleine Stange Lauch • 1 Handvoll junge Brennesseln
3 EL Sahne

Brennesselsuppe

1

Wasser mit dem Gemüsebrühwürfel aufkochen.

2

In der Zwischenzeit die Kartoffeln waschen, schälen, in Scheiben schneiden. Die Zwiebel etwas zerkleinern, Lauch in nicht zu dünne Ringe schneiden. Die Brennesseln mit Gummihandschuhe waschen, trocknen und von den Stengeln zupfen.

3

Kartoffelscheiben und die übrigen Zutaten bis auf die Brennesseln im kochenden Wasser ca. 10-15 Minuten garen. Dann die Brennesseln dazugeben und alles noch 3 Minuten ziehen lassen. Mit Sahne und evtl. noch etwas Streuwürze abschmecken. Mit dem Schneidestab oder im Mixer pürieren.
Sofort servieren.

Brennesseln haben eine blutreinigende Wirkung.
Zu empfehlen ist auch Brennesseltee.

Mittags wird gesund geschlemmt

Vollkornspaghetti mit buntem Gemüse

Vollkornspaghetti mit buntem Gemüse

200 g Vollkornspaghetti • 1 mittelgroße Stange Lauch
2 Möhren • 2 Tomaten • 100 g Egerlinge oder Champignons
1 TL frischgeriebener Ingwer • 1 Knoblauchzehe
2 EL Sojasauce • 2 EL Weißwein • Vollmeersalz
Pfeffer aus der Mühle • 2 EL Butter • 1 EL Sesamkörnchen

1

Die Spaghetti in leicht gesalzenem Wasser bißfest kochen.

2

In der Zwischenzeit Gemüse und Pilze waschen und putzen. Den Lauch in 2 cm breite Ringe, die Möhren in dünne Stifte schneiden. Die Tomaten mit kochendem Wasser überbrühen, kalt abschrecken und enthäuten. Danach in Viertel schneiden. Die Egerlinge in nicht zu winzige Stücke zerkleinern. 2 EL Butter in der großen Pfanne erhitzen. Lauch, Ingwer, Möhren und Pilze hineingeben. Unter ständigem Rühren bei mittlerer Hitze bißfest garen. Knoblauch und die Tomaten dazugeben und weitere 3 Minuten schmoren lassen. Zum Schluß mit Salz, Pfeffer, Sojasauce und dem Weißwein abschmecken.

Wer Vollkornprodukten überhaupt nichts abgewinnen kann, sollte seinen Ballaststoffbedarf mit viel Obst und Gemüse abdecken.

3

Die Spaghetti auf 2 Tellern anrichten, das Gemüse darübergeben. Mit Sesam bestreuen.

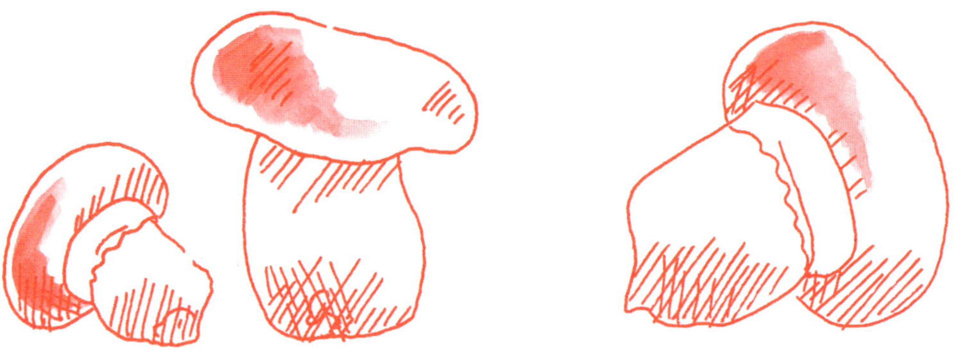

Kabeljaufilet mit Spinat und Hirsekruste

250 g Kabeljaufilet • 200 g frischer Spinat • 100 g Hirse
1 Schalotte • 1 Knoblauchzehe • 1 EL Butter • 6 EL Crème fraîche
Saft von 1/2 Zitrone • Frischgemahlener schwarzer Pfeffer
Meersalz • Muskat •2 EL frischgeriebener Parmesankäse

Kabeljaufilet mit Spinat und Hirsekruste

1

Die Hirse waschen und mit der doppelten Menge Wasser (200 g) in einen Topf geben. Aufkochen und bei kleiner Hitze ca. 30 Minuten quellen lassen, bis das Wasser verdampft ist.

2

In der Zwischenzeit den Spinat waschen, die dicken Blattstiele entfernen. Schalotte und Knoblauchzehe fein hacken. Mit 1 EL Butter in einen großen Topf geben. Etwas andünsten. Den gewaschenen Spinat tropfnaß dazugeben. Bei geschlossenem Deckel und mittlerer Hitze so lange kochen, bis der Spinat ganz zerfallen ist. Mit Meersalz, frischgemahlenem Pfeffer und etwas Muskat würzen.

3

Das Fischfilet waschen, abtupfen und mit Zitronensaft beträufeln. Eine Auflaufform mit etwas Butter ausstreichen. Die Hälfte der Hirse einfüllen. 2 EL Crème fraîche darauf verteilen. Den Spinat und dann das Fischfilet darüberlegen. Die restliche Hirse einfüllen und diese wiederum mit der restlichen Crème fraîche bestreichen. Zum Schluß 2 EL Parmesankäse darüberstreuen.

Spinat ist eine besonders wertvolle Speisebeilage: Er liefert alle Mineralstoffe und die vor Zivilisationskrankheiten schützenden Vitamine C und E sowie das Provitamin A – Beta-Carotin.

5

Das Ganze im Backofen bei 200 Grad ca. 30 Minuten überbacken.

Scampis mit Gemüsereis

Scampis mit Gemüsereis

10 frische oder gefrorene Riesenscampis in der Schale
50 g Vollkornreis • 50 g wilder Reis • 1/2 TL Instant-Gemüsebrühe
1 mittelgroße Möhre • 1 kleine Zucchini • 1 Schalotte
1 Knoblauchzehe • 4 EL Crème fraîche • 1 EL Butter
2 EL gehackte frische Petersilie • Saft von 1/2 Zitrone
Frischgemahlener schwarzer Pfeffer • Meersalz

Weißer Reis ist besonders leicht verdaulich und auch sehr allergisch veranlagte Menschen können Reis meistens gut vertragen.

1

Den Reis waschen, mit der doppelten Menge Wasser und 1/2 TL Instant-Gemüsebrühe aufkochen und bei geringer Hitze ca. 45 Minuten ausquellen lassen, bis die Flüssigkeit ganz aufgesogen ist.

2

Inzwischen Möhre und Zucchini waschen und in mittelgroße Würfel, Schalotte und Knoblauchzehe in kleine Würfel schneiden. 1/2 EL Butter in einer Pfanne erhitzen, Zwiebel, Knoblauch und das Gemüse hinzufügen. Das Ganze unter ständigem Rühren ca. 5 Minuten bei mittlerer Hitze dünsten. Zum Schluß Crème fraîche unterrühren und bei geschlossenem Deckel weitere 5 Minuten köcheln lassen. Mit Pfeffer und Salz abschmecken. Das Gemüse mit dem fertigen Reis und der gehackten Petersilie mischen.

3

Während das Gemüse kocht, die Scampis aus der Schale brechen und den Darm entfernen. Die restliche Butter und etwas Olivenöl in einer Pfanne erhitzen. Scampis von beiden Seiten bei mittlerer Hitze je 1 Minute braten. Mit frischgemahlenem Pfeffer bestreuen und mit dem Zitronensaft überträufeln.

4

Sofort auf dem Gemüsereis servieren.

Geschmortes Gemüse mit Sprossen

250 g frische grüne Bohnen • 3 Tomaten • 2 Knoblauchzehen
1 Zwiebel • 2 EL Olivenöl • 3 Eier • Frischgemahlener schwarzer Pfeffer
Kräutersalz • 100 g Keimlinge, z.B. Sojabohnensprossen oder Keimlinge aus Hülsenfrüchten wie Linsen, Kichererbsen u.a. (fertig gekauft oder im Tonkeimer selbst gezüchtet)

Geschmortes Gemüse mit Sprossen

1

Bohnen waschen, evtl. etwas zerkleinern und in kochendem Salzwasser bißfest kochen (ca. 7 Minuten). Tomaten mit kochendem Wasser überbrühen und enthäuten. Danach in Viertel schneiden. Eier mit Pfeffer und Kräutersalz verquirlen. Zwiebel und Knoblauch in kleine Würfel schneiden.

2

In einer großen Pfanne Olivenöl mit Zwiebel- und Knoblauchwürfeln erhitzen und andünsten. Abgetropfte Bohnen dazugeben und etwa 2 Minuten mitdünsten. Verquirlte Eier mit Pfeffer und Kräutersalz langsam in die Pfanne gießen (möglichst nicht über die Bohnen). Die Tomaten hinzufügen. Bei kleiner Hitze ca. 5 Minuten mit Deckel weitergaren. Zum Schluß die Keimlinge über das Gemüse geben.

Zwar ist der Vitamingehalt der Sprossen im Vergleich zu anderem Gemüse nicht höher, dennoch sind sie im Winter bei bescheidenem Gemüseangebot eine gute Alternative.

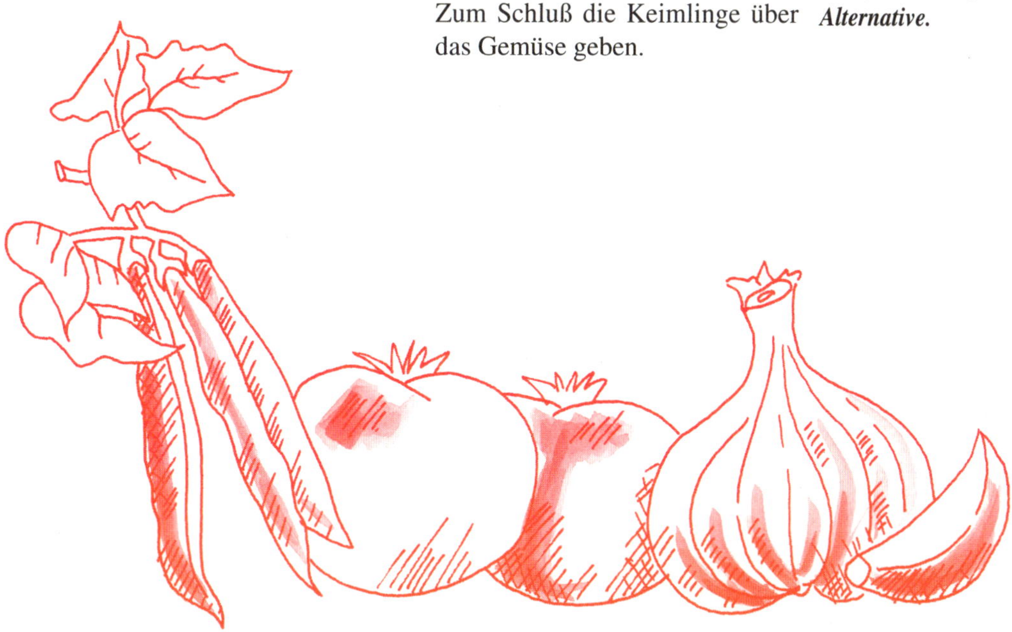

Überbackenes Schollenfilet mit Pilzen

Überbackenes Schollenfilet mit Pilzen

2 Schollenfilets (möglichst frisch oder tiefgefroren)
75 g Fünfkorn- oder Sechskorngetreide • 1 Lorbeerblatt
1 TL Gemüsebrühe • 200 g Egerlinge oder Champignons
Saft von 1/2 Zitrone • 1/2 Zwiebel • 30 g Butter • 1 Eigelb
1 Bund Lauchzwiebeln • Kräutersalz • Weißer Pfeffer
1 Bund frische Petersilie

Schollenfilets können Sie preisgünstig erwerben; sie liefern den für unser Immunsystem wirksamen Mineralstoff Selen.

1

Das Fünfkorn- oder Sechskorngetreide mit der doppelten Menge Wasser, 1 Lorbeerblatt und 1 TL Gemüsebrühe aufkochen und bei geringer Hitze ausquellen lassen, bis die Flüssigkeit verdampft ist (ca. 20 Minuten). Die Schollenfilets abspülen, trockentupfen und mit Zitronensaft beträufeln. Champignons säubern, halbieren und zusammen mit den Zwiebelwürfeln kurz in heißer Butter andünsten. Unter das fertige Getreide zusammen mit dem Eigelb und der gehackten Petersilie mischen. Mit dem restlichen Zitronensaft, Salz und Pfeffer abschmecken.

2

Die Lauchzwiebeln halbieren oder vierteln und in eine ausgefettete Auflaufform geben. Dann die Schollenfilets darüberlegen. Die Getreidemasse daraufstreichen.

3

Im Backofen bei 200 Grad ca. 30 Minuten überbacken.

Gemüse-Roggen-Auflauf

Gemüse-Roggen-Auflauf

100 g Roggenkörner • 1/8 l Gemüsebrühe • 50 g Butter
1 kleine Stange Porree • 2 Tomaten • 2 EL gehackte frische Petersilie
2 EL Schnittlauchröllchen • 1/2 TL Thymian • 1/2 TL Majoran
50 g Emmentaler • Meersalz • Weißer Pfeffer

1

Roggenkörner waschen und über Nacht in 1/4 l Wasser einweichen.

2

Mit dem Einweichwasser und der Gemüsebrühe sowie 30 g Butter zum Kochen bringen. Bei mittlerer Hitze ca. 60 Minuten garen, bis die Flüssigkeit aufgesogen ist.

3

Inzwischen den Porree waschen und in dünne Ringe schneiden. Tomaten mit kochendem Wasser überbrühen und enthäuten. In Viertel schneiden. Restliche Butter in einer Pfanne erwärmen. Porreeringe darin ca. 5 Minuten andünsten. Tomatenviertel dazugeben und weitere 3 Minuten dünsten. Mit Salz und Pfeffer abschmecken.

4

Kräuter unter den fertigen Roggen mischen und die Hälfte davon in eine gefettete flache Auflaufform schichten. Porree und Tomaten darauf verteilen. Den übrigen Roggen darübergeben. Emmentaler auf einer Reibe grob reiben und gleichmäßig darüberstreuen.

5

Im vorgeheizten Backofen bei 200 Grad ca. 20 Minuten überbacken.

Schneiden Sie die grünen Teile am Porree nicht weg. Das Grün enthält die wesentlichen Teile des Beta-Carotins.

Neue Kartoffeln mit Gurkenquark

6 neue Kartoffeln • 1 Schlangengurke • 300 g Sahnequark
2 Knoblauchzehen • 1 Becher Joghurt • 1 EL Olivenöl
Vollmeersalz • Pfeffer aus der Mühle • 1 EL gehackter frischer Dill

Neue Kartoffeln mit Gurkenquark

1

Kartoffeln waschen, mit der Schale in wenig Salzwasser kochen.

2

In der Zwischenzeit die Gurke waschen, halbieren und die Kerne herausschaben. Auf einer Gemüsereibe fein raspeln, salzen und zugedeckt 30 Minuten ziehen lassen.

3

Die Knoblauchzehen ganz klein würfeln. Quark, Joghurt, Olivenöl und die ausgedrückten Gurkenraspel gut vermischen. Mit Salz und Pfeffer abschmecken. Den kleingehackten Dill darüberstreuen. Zu den Kartoffeln essen.

Hirsefrikadellen mit Fenchelgemüse

Hirsefrikadellen mit Fenchelgemüse

50 g Hirse • 100 ml Wasser oder Gemüsebrühe
1 EL sehr kleine Würfel von Karotte, Lauch, Petersilienwurzel
1/2 Lorbeerblatt • 75 g Quark • Kräutersalz • 1 EL Sonnenblumenöl
1 Fenchelknolle • 3 EL Gemüsebrühe • 2 EL Crème fraîche

Hirse enthält vor allem Vitamine der B-Gruppe und ist ein vorzüglicher Lieferant aller wichtigen Mineralstoffe.

1

Öl erwärmen, Gemüsewürfel darin anschwitzen. Hirse und Wasser oder Gemüsebrühe hinzufügen. Zusammen mit dem Lorbeerblatt aufkochen. Bei kleiner Flamme ca. 30 Minuten quellen lassen, bis alle Flüssigkeit aufgenommen ist. Lorbeerblatt entfernen, den Quark unterrühren und mit Kräutersalz abschmekken. Kleine Frikadellen formen, auf ein gebuttertes Backblech legen. Bei 200 Grad im vorgeheizten Backofen ca. 10 Minuten goldgelb backen.

2

Inzwischen die Fenchelknolle waschen, den Strunk entfernen und in Viertel schneiden. In 3 EL Gemüsebrühe bei mittlerer Hitze bißfest garen. Zum Schluß sollte die Flüssigkeit verdampft sein. Crème fraîche darübergeben und mit Fenchelgrün garnieren. Zu den Frikadellen servieren.

Hähnchenbrust in Currysauce mit Naturreis

Hähnchenbrust in Currysauce mit Naturreis

2 Hähnchenbrustfilets • Saft von 1/2 Zitrone • 1 kleiner Apfel
1 Becher Joghurt • 1 EL Butterschmalz • 1 TL Currypulver
Vollmeersalz • 1/2 TL gemahlener Koriander
1/2 TL gemahlener Ingwer • 1 Msp. Paprikapulver, rosenscharf
1 Tasse Naturreis • 2 Tassen Wasser • 2 TL würzige Suppe
(im Reformhaus oder Naturkostladen erhältlich)
1 EL geröstete Mandelsplitter • 1 EL gehackte frische Petersilie

1

Reis waschen, in einem Sieb abtropfen lassen. Wasser mit würziger Suppe aufkochen, Reis dazugeben und bei geringer Hitze ca. 45 Minuten quellen lassen.

2

Hähnchenbrustfilet waschen, abtrocknen, mit Zitronensaft beträufeln und ca. 10 Minuten ziehen lassen. Butterschmalz in einer Pfanne erhitzen. Die Hähnchenbrust bei mittlerer Hitze von jeder Seite etwa 6 Minuten durchbraten, aus der Pfanne nehmen, mit Salz und Koriander würzen und warmstellen.

3

Curry mit dem geschälten, kleingeriebenen Apfel im Bratenfett kurz andünsten. Joghurt dazugeben und einmal aufkochen lassen. Mit Salz, Koriander, Ingwerpulver und Paprika scharf abschmecken.

4

Hähnchenbrust mit Currysauce auf 2 Tellern anrichten. Den Naturreis mit gerösteten Mandelsplittern und Petersilie darüberstreuen und dazu servieren.

Vitamin- und mineralstoffreicher als die geschälten Reissorten ist der Paraboiled- oder Naturreis.

Fit und vital durch kleine Snacks

Gefüllte Tomaten mit Kresse

4 mittelgroße feste Tomaten • 150 g Hüttenkäse • 2 EL süße Sahne
Kräutersalz • Frischgemahlener Pfeffer • 2 EL Schnittlauchröllchen
Etwas frische Kresse zum Garnieren

Gefüllte Tomaten mit Kresse

1

Tomaten halbieren, den Kern vorsichtig auskratzen. Hüttenkäse mit Sahne, Kräutersalz, Pfeffer und den Schnittlauchröllchen vermischen. In die Tomatenhälften füllen.

2

Auf 2 Tellern hübsch anrichten. Mit Kresse bestreuen.

3

Dazu schmeckt Vollkorn- oder Knäckebrot.

Knoblauchkartoffeln mit Basilikumbutter

Knoblauchkartoffeln mit Basilikumbutter

6 mittelgroße festkochende Kartoffeln • 3 Knoblauchzehen
Kräutersalz • Frischgemahlener Pfeffer • 50 g Butter
1 Bund Basilikum • Etwas Zitronensaft

Knoblauch wirkt wahre Wunder. Er enthält natürliche Antibiotika. Er schützt vor Bakterien und Pilzen, senkt zu hohen Blutdruck, reguliert den Cholesterinspiegel und hormonähnliche Substanzen stimulieren sogar das Liebesleben.

1

Kartoffeln gründlich abbürsten und 5 Minuten in Salzwasser vorkochen. Knoblauch ganz klein hacken, mit Pfeffer, Kräutersalz und 1 EL Butter verrühren. Kartoffeln fächerartig einschneiden und mit Knoblauchbutter bestreichen. In Alufolie wickeln und im Backofen bei 200 Grad ca. 50 Minuten backen.

2

Restliche Butter mit zerkleinerten Basilikumblättchen verrühren, mit Kräutersalz und Zitronensaft abschmecken. Das Ganze über die fertigen Kartoffeln geben.

Champignon-Tomaten-Cocktail

Champignon-Tomaten-Cocktail

150 g Champignons oder Egerlinge • 3 mittelgroße Tomaten
1 Zweig frischer Estragon • 1 Bund Schnittlauch • Kräutersalz
4 EL Distelöl • 1 EL frischer Zitronensaft • Pfeffer aus der Mühle

1

Champignons putzen, je nach Größe halbieren oder vierteln. Tomaten mit kochendem Wasser überbrühen, enthäuten, in Viertel oder Achtel schneiden, mit den Champignons mischen. Kräuter waschen, trocknen und kleinschneiden.

2

Aus Distelöl, Zitronensaft, Kräutersalz und Pfeffer eine pikante Sauce rühren. Über die Tomaten-Champignon-Mischung geben. Sofort servieren.

3

Dazu paßt Vollkornbaguette mit Butter.

Vitaminsalatteller

1 Handvoll gelbe Endivienblätter • 1 Handvoll junger Löwenzahn
1 Handvoll frischer Spinat • 2 Karotten • 1 rote Paprikaschote
Für die Sauce: 3 EL Distelöl • 3 EL Kürbiskernöl
1 EL Zitronensaft (frisch gepreßt) • Kräutersalz
Frischgemahlener Pfeffer • 2 EL gehackte frische Petersilie
1 EL Sonnenblumenkerne

Vitaminsalatteller

1

Endivie, Löwenzahn und Spinatblätter gut waschen und trockentupfen. Endivie in 2 cm breite Streifen schneiden, Spinat etwas zerzupfen, Löwenzahn kleinschneiden. Kleine Blätter ganz lassen. Die Karotten waschen, auf einer Gemüsereibe grob raspeln. Paprika waschen, Kerne und Trennwände entfernen, in dünne Streifen schneiden.

2

Aus den restlichen Zutaten eine Sauce rühren. Salat auf 2 Tellern hübsch anrichten, mit der Sauce übergießen. Sonnenblumenkerne darüberstreuen.

Vitamine beeinflussen unser Gefühlsleben. Vitamin B und Folsäure sind wichtige körperliche Voraussetzungen, damit Sie sich glücklich fühlen.

Schnittlauch-Frischkäse mit Sechskornbrot

100 g Frischkäse • 20 g Butter • 1/4 TL gemahlener Kümmel
1/4 TL Kräutersalz • 1 Bund Schnittlauch • 4 Blatt Radicciosalat

Schnittlauch-Frischkäse mit Sechskornbrot

1

Den Frischkäse mit der weichen Butter verrühren, Kümmel und Kräutersalz untermischen, im Kühlschrank 10 Minuten kalt stellen.

2

Inzwischen den Schnittlauch waschen, verlesen und in ganz dünne Röllchen schneiden. Mit einem Eisportionierer oder Suppenlöffel aus dem Frischkäse Kugeln formen und in den Schnittlauchröllchen wälzen.

3

Radiccioblätter waschen, trokkentupfen und auf einem Teller auslegen. Die Schnittlauchkugeln darauf anrichten.

4

Dazu paßt Sechskornbrot oder anderes Vollkornbrot.

Sonnenblumenbrot mit pikantem Tartar

Sonnenblumenbrot mit pikantem Tartar

100 g Beefsteakhack • 1 kleine Zwiebel • 1 kleine Gewürzgurke
Kräutersalz • Pfeffer aus der Mühle • 1/2 TL Paprika, rosenscharf
20 g Butter • 2 Tomaten

1

Beefsteakhack mit kleingewürfelter Zwiebel, Gewürzgurke, Kräutersalz, Pfeffer und Paprika mischen.

2

Die Tomaten mit kochendem Wasser überbrühen, abschrecken, enthäuten und in Viertel schneiden.

3

Sonnenblumenbrot mit Butter bestreichen, Tartar darauf verteilen. Die Tomaten dazu essen.

Rührei mit Krabben

Rührei mit Krabben

3 Eier • 3 EL Milch • 1 rote Paprikaschote • 1 TL gehackte Petersilie
1 TL Schnittlauchröllchen • 1 EL Butter
30 g möglichst frische Krabben • Kräutersalz
Frischgemahlener Pfeffer • 2 Scheiben Roggenbrot

Bei Krebstieren ist absolute Frische das Gebot, sonst verrenken Sie sich allzuleicht den Magen.

1

Eier mit Milch verquirlen. Die Paprikaschote waschen, Kern und Trennwände entfernen, in kleine Würfel schneiden.

2

Butter in einer Pfanne erwärmen, Eimasse und Paprikawürfel hineingeben und bei mittlerer Hitze stocken lassen. Mit Kräutersalz und frischgemahlenem Pfeffer würzen. Die Krabben dazugeben und 1 Minute mitdünsten. Das Ganze mit Petersilie und Schnittlauchröllchen bestreuen.

3

Roggenbrot mit Butter bestreichen, Rührei darauf verteilen.

ANGEMACHTER CAMEMBERT MIT KNÄCKEBROT

100 g reifer Camembert • 70 g weiche Butter • 50 g Frischkäse
Kräutersalz • Pfeffer aus der Mühle • 1 Msp. Paprika, rosenscharf
1 EL Schnittlauchröllchen • 1 Knoblauchzehe • 1 Schalotte

Angemachter Camenbert mit Knäckebrot

1

Den Camembert in Flöckchen schneiden, mit der Butter und dem Frischkäse gut verrühren. Knoblauchzehe und Schalotte in ganz feine Würfel schneiden. Zusammen mit Paprika, Kräutersalz und Pfeffer unter die Käsemasse mischen. Evtl. nochmals nachwürzen. Auf einem Portionsteller hübsch anrichten. Mit Schnittlauch bestreuen.

2

Mit Vollkornknäckebrot oder anderem Vollkornbrot essen.

Weichkäse ist fettärmer als Schnittkäse. So bedeutet 50% Fett in der Trockenmasse letztlich nur gut 25 Gramm Milchfett.

Erfrischende Getränkideen

KAROTTEN-APFEL-DRINK

100 g Karotten • 1 Apfel • 1 Becher Buttermilch • 1 TL Zitronensaft
Eine Prise gemahlener Ingwer

Karotten-Apfel-Drink

1

Karotten und Apfel gut waschen und sehr fein reiben. Mit der Buttermilch und dem Zitronensaft im Mixer verquirlen. Zum Schluß eine Prise Ingwer dazugeben.

2

In 2 Gläsern anrichten.

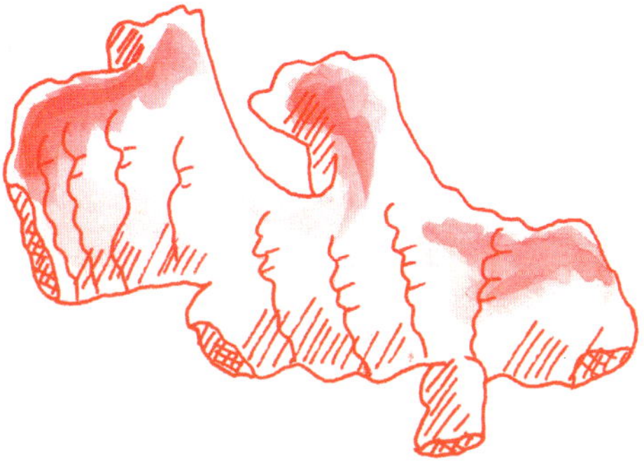

Dickmilch mit Sandorn

Dickmilch mit Sanddorn

1 Becher Dickmilch • 4 EL Sahne • 2 EL Sanddornmark
1 Msp. Naturvanille (im Reformhaus erhältlich) • 2 EL Honig

Alle Zutaten gut miteinander mischen und gekühlt servieren.

Molke-Orangen-Getränk

Molke-Orangen-Getränk

1/2 l Molke (im Reformhaus oder Naturkostladen erhältlich)
1 Orange • 1 EL Zitronensaft • 1 EL Honig • 1 Msp. Zimt

Orange auspressen. Mit den übrigen Zutaten verquirlen. Sofort trinken.

Orangenflip

Orangenflip

2 Orangen • 2 EL Zitronensaft (frisch gepreßt) • 1 TL Honig
1 Msp. Naturvanille

Orangen auspressen. Mit Zitronensaft, Honig und Naturvanille kräftig verquirlen.

Bananen-Möhren-Cocktail

Bananen-Möhren-Cocktail

100 g frische Möhren • 1 kleine Banane • 1 EL Zitronensaft
1 Becher Dickmilch • 1 TL Kokosraspel

1

Möhren waschen und sehr fein reiben. Banane etwas zerkleinern. Zusammen mit den Möhren, Zitronensaft und der Dickmilch im Mixer verquirlen.

2

In zwei Gläser anrichten, Kokosraspel darüberstreuen.

Würziger Tomatendrink

500 g reife Tomaten • 1/8 l Sahne • 1/2 Becher Joghurt
Kräutersalz • Frischgemahlener Pfeffer • 1 Spritzer Tabasco
Einige Blättchen Basilikum

1

Tomaten waschen und im Mixer pürieren. Durch ein Sieb passieren und mit Kräutersalz, frischgemahlenem Pfeffer und 1 Spritzer Tabasco kräftig würzen. Die Sahne steif schlagen, Joghurt unterrühren.

2

Tomatensaft in 2 Gläser geben, Sahne als Haube daraufsetzen. Mit gewaschenen, etwas zerkleinerten Basilikumblättchen bestreuen.

Würziger Tomatendrink

Bevorzugen Sie Freilandtomaten, auch wenn diese weniger schön anzuschauen sind. Sie haben ein Mehrfaches an Vitamin-C-Gehalt. Die meisten wertvollen Stoffe stecken in den Kernen und unter der Schale.

Fitnesscocktail

1/4 l Vollmilch • 1/4 l Buttermilch • 1 EL Zitronensaft
1 EL Ahornsirup • 1 Orange (unbehandelt)

1

Orange gut waschen, etwas Schale abraspeln. Saft auspressen. Mit den übrigen Zutaten verquirlen.

2

In 2 Becher geben. Mit feingeraspelter Orangenschale überstreuen.

Fitneßcocktail

Banane-Hafer-Milch

1 kleine Banane • 1 EL Nackthafer • 1/4 l Vollmilch
1/4 l Mineralwasser • 1 TL Ahornsirup

1

Den Hafer ganz fein mahlen, in einem Topf ohne Fett kurz anrösten. Etwas Wasser dazugeben und ca. 10 Minuten quellen lassen. Kalt stellen.

2

Inzwischen die Banane etwas zerkleinern, mit der Milch und dem restlichen Wasser in den Mixer geben. Hafermasse und Ahornsirup hinzufügen und kräftig durchmixen.

Banane-Hafer-Milch

Salate: das reinste Vitamin-Vergnügen

Rohkostplatte mit Walnussdressing

Rohkostplatte mit Walnußdressing

2 Möhren • 1 kleiner Kohlrabi • 1 Bund Radieschen
1 Gurke • Frische Kräuter (nach Wahl)
Für das Dressing: 4 EL Sonnenblumenöl • 4 EL Walnußöl
2 EL gehackte Walnüsse • 1 Schalotte • 1 Knoblauchzehe
3 EL Kräuteressig • 1 Spritzer Worcestersauce
1 Msp. mittelscharfer Senf • 1/2 TL Honig • Meersalz
Pfeffer aus der Mühle

Salate sind wundervolle Zwischenmahlzeiten. Sie halten schlank und bringen wegen ihres Vitami ngehaltes neuen Schwung und Lebensfreude.

1

Die Möhren gut waschen und in Würfel schneiden. Kohlrabi waschen, schälen, in dünne Stifte schneiden. Radieschen und Gurke waschen und, ohne zu schälen, in dünne Scheiben schneiden. Das Ganze auf 2 Tellern anrichten und mit gehackten frischen Kräutern bestreuen.

2

Schalotte und Knoblauchzehe ganz fein würfeln. Aus Kräuteressig, Worcestersauce, Senf, Honig und 2 EL Wasser eine Sauce rühren. Zum Schluß das Öl unterschlagen. Mit Pfeffer und Salz abschmecken. Die gehackten Walnüsse untermischen und über die Rohkost geben.

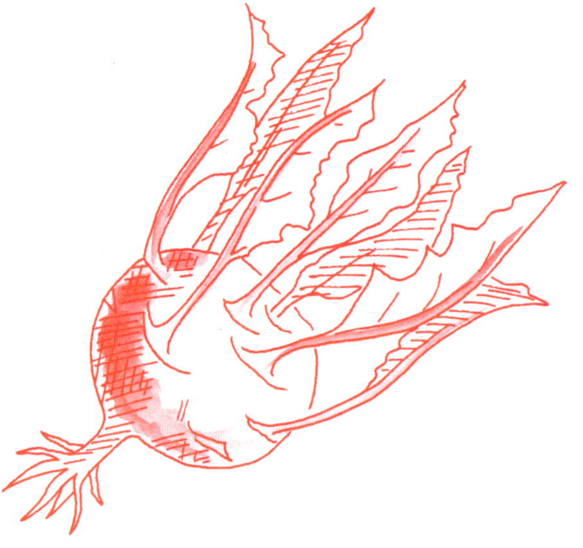

Gemischter Salat mit Tofuwürfeln

1 kleiner Eissalat • 1 Handvoll Spinatblätter • 1 Handvoll frische Kresse
1 Zwiebel • 1 Bund frische Kräuter (nach Wahl) • 100 g Tofu • 1 Ei
1 EL Sojasauce (im Reformhaus oder Bioladen erhältlich) • Meersalz
3 EL Vollkornsemmelbrösel • 2 EL Öl zum Braten
Für die Sauce: 5 EL Sonnenblumenöl • 2 EL Kräuteressig
1/2 TL Ahornsirup • 1 Msp. Senf • Etwas Kräutersalz
Pfeffer aus der Mühle

Gemischter Salat mit Tofuwürfeln

1

Salatblätter waschen, etwas zerkleinern, mit der gewaschenen Kresse und der in Ringe geschnittenen Zwiebel mischen.

2

Die Saucenzutaten verrühren und zusammen mit den Kräutern locker unter den Salat mischen. Auf 2 Tellern verteilen.

3

Den Tofu in ca. 2 cm große Würfel schneiden. Das Ei mit der Sojasauce und etwas Kräutersalz würzen. Die Tofuwürfel mit der Eimasse mischen und anschließend in den Semmelbröseln wälzen. Das Öl in einer Pfanne erhitzen und die Tofuwürfel darin goldbraun braten. Über den Salat geben.
Sofort servieren.

Tofu, hergestellt aus Sojabohnen, ist ein hervorragender Lieferant für Eiweiß und knochenstärkende Mineralstoffe. Lose gekauft muß er mit Wasser bedeckt in den Kühlschrank gestellt werden.

Eissalat mit roter Bete und Käsestreifen

1 kleiner Kopf Eissalat • 1 Rote-Bete-Knolle • 70 g Emmentaler
1 kleine Zwiebel
Für die Sauce: 2 EL Kräuteressig • 1/2 TL Honig • 5 EL Distelöl
1 EL Wasser

Eissalat mit Roter Bete und Käsestreifen

1

Den Eissalat zerteilen, waschen und trockentupfen. Die Blätter aufeinanderlegen, in 1 cm breite und 5 cm lange Streifen schneiden. Rote-Bete-Knolle waschen, schälen, auf einer Reibe grob raffeln. Den Käse in dünne Stifte schneiden. Die Zwiebel in Ringe hobeln.

2

Die Saucenzutaten verrühren und locker unter den Salat heben.
Dazu schmeckt Vollkornbrot mit Butter.

Gemischter Salat mit Äpfeln und Sonnenblumenkernen

Gemischter Salat mit Äpfeln und Sonnenblumenkernen

»Einen Apfel pro Tag – und wir brauchen keinen Arzt« Die Volksweisheit hat recht. Nur ein Apfel deckt 60 Prozent des Vitamin-C-Bedarfs, ist sättigend, ein wirksames Mittel gegen Durchfall und senkt den Cholesterinspiegel.

1 kleiner Kopf Radicciosalat • 1/2 Kopf Eisbergsalat
1/2 Lollo-Rosso-Salat • 2 Äpfel • 3 EL Sonnenblumenkerne
Für die Sauce: 1/3 Becher süße Sahne • Saft von 1/2 Zitrone
2 TL Ahornsirup • 1 TL Sanddorn

1

Den Salat waschen, trockentupfen und in mundgerechte Stücke zerpflücken. Die Äpfel waschen, schälen, vierteln und in dünne Scheibchen hobeln.

2

Die Zutaten für die Sauce gut verrühren und mit dem Salat mischen.

3

Auf 2 Portionsteller verteilen. Mit Sonnenblumenkernen bestreuen.

Chinakohlsalat mit Birnen und Käse

Chinakohl mit Birnen und Käse

1 kleiner Chinakohl (ca. 300 g) • 2 Birnen • 150 g Emmentaler
oder Bergkäse • Kräutersalz • 2 EL Zitronensaft (frisch gepreßt)
3 EL Dickmilch • 3 EL süße Sahne • 1/2 TL Honig
Pfeffer aus der Mühle • 2 EL gehackte frische Petersilie

1

Chinakohlblätter waschen, abtrocknen und in dünne Streifen schneiden. Die Birnen waschen, Kernhaus entfernen und sie in dünne Scheiben schneiden. Den Käse in feine Stifte schneiden.

2

Zitronensaft mit Sahne, Dickmilch und Honig verrühren, mit etwas Pfeffer würzen und unter die Salatzutaten heben. Mit der gehackten Petersilie bestreuen.

Chicoréerohkost mit Avocadoscheibchen

2 kleine Chicoréestauden • 1 reife Avocado • 1 EL dünne Lauchringe
Für die Sauce: 1/3 Becher süße Sahne • 1 EL Ahornsirup
Meersalz • 2 EL Zitronensaft (frisch gepreßt)

Chicoréerohkost mit Avocadoscheiben

1

Chicorée waschen. Die Blätter vom Strunk trennen. Aufeinanderlegen und in dünne Streifen schneiden. Die Spitzen 5 cm ganz lassen. Die Chicoréestreifen auf 2 Portionstellern verteilen, mit den Spitzen schön garnieren. Avocado schälen, halbieren, entkernen und in schmale Spalten schneiden. Über den Chicorée geben.

2

Saucenzutaten gut verrühren und darübergießen.

3

Mit 1 EL dünngeschnittenen Lauchringen bestreuen.

Wenn Sie bei der Zubereitung des Chicorée den milchigen Kern entfernen, ist der Salat besonders schmackhaft.

Chicoréesalat mit Äpfeln und Weintrauben

1 große oder 2 kleine Stauden Chicorée • 2 Äpfel
1 Handvoll blaue Weintrauben • 1/2 Tasse Dickmilch
1 EL Crème fraîche • 1 TL Ahornsirup • 2 EL gehackte Walnüsse

Chicoréerohkost mit Äpfeln und Weintrauben

1

Chicoréeblätter von den Stauden zupfen, waschen und in 2 cm breite Streifen schneiden. Die Äpfel waschen, vierteln und in dünne Scheibchen hobeln. Trauben waschen, halbieren, entkernen. Das Ganze mischen.

2

Dickmilch mit Crème fraîche und Ahornsirup verquirlen. Über den Salat gießen. Auf 2 Portionstellern anrichten und mit den gehackten Walnüssen bestreuen.

Schinken-Käse-Salat

Schinken-Käse-Salat

100 g magerer gekochter Schinken • 100 g Emmentaler
1 kleine Gewürzgurke • 1 kleine Zwiebel • 1 Msp. scharfer Senf
2 EL Kräuteressig • 2 EL Distelöl • 1 EL Wasser • Kräutersalz
Frischgemahlener Pfeffer • 1 Zweig frischer Thymian

Schinken ist eine gute Quelle für B-Vitamine, vor allem B 12 und für den blutbildenden Mineralstoff Eisen.

1

Schinken, Käse und Gewürzgurken in feine Streifen, Zwiebel in kleine Würfel schneiden. In eine Schüssel geben. Öl, Essig, Wasser, Senf, Kräutersalz und Pfeffer zu einer würzigen Sauce verrühren. Über den Salat gießen und gut durchmischen. Thymianblättchen vom Stiel zupfen und darüberstreuen.

2

Dazu schmeckt Kümmelbrot oder anderes Vollkornbrot.

Rote-Bete-Apfel-Rohkost

Rote-Bete-Apfel-Rohkost

200 g rote Bete • 1 mittelgroßer Apfel • 1 Becher Joghurt • 2 EL Sahne
Saft von 1/2 Zitrone • 2-3 TL frischgeriebener Meerrettich
Je 1 Msp. Muskatnuß, Ingwer und Anis

1

Rote Bete und Apfel waschen und kleinraffeln. (Rote Bete evtl. vorher schälen.)

2

Aus den übrigen Zutaten eine Sauce rühren. Über die Rohkost geben und alles gut mischen. Sofort servieren.

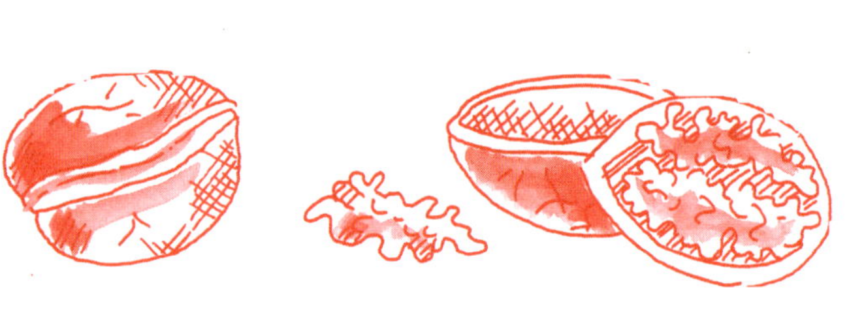

Köstliche Kuchen

Walnusskuchen

200 g Butter • 150 g Akazienhonig • 1/2 TL Naturvanille • 4 Eier
150 g grobgeriebene Walnüsse • 100 g frischgemahlener Weizen
1 TL Backpulver • 1 EL Puderzucker

Walnußkuchen

1

Butter mit Honig und Naturvanille schaumig rühren. Die Eier nach und nach dazugeben. Nach 10 Minuten die Walnüsse und das Weizenmehl vorsichtig unterheben. Die Masse in eine Kastenform geben.

2

Im Backofen auf der Mittelschiene bei 180 Grad 30 bis 40 Minuten backen. Aus der Form stürzen, etwas abkühlen lassen, dann mit Puderzucker bestreuen.

Schon 30 Gramm Walnußkerne decken den Tagesbedarf an Linolsäure, das sind mehrfach ungesättigte Fettsäuren.

Mohnkuchen mit Ananas

150 g Quark • 6 EL Vollmilch • 1 EL Distelöl • 5 EL Honig
1/2 TL Naturvanille • 1 Prise Vollmeersalz • 1 TL Backpulver
300 g frisch- und feingemahlener Weizen • 2 EL Milch • 1 Eidotter
Für die Füllung: 175 g gemahlenen Mohn • 100 g zerlassene Butter
100 g Honig • 1/2 TL Naturvanille • 2 Tassen Ananasstücke

Mohnkuchen mit Ananas

1

Quark, Vollmilch, Distelöl, Honig, Vanille, Salz, Backpulver und Weizen zu einem Teig verarbeiten. Die Hälfte in eine gefettete Springform geben. Die Füllung gut verrühren und ebenfalls in die Springform geben, zuletzt die 2 Tassen abgetropfte Ananasstükke (am besten frisch) darauf verteilen. Mit dem restlichen Teig abdecken. Mit 2 EL Milch und dem verquirlten Eidotter bestreichen.

2

Bei 180 Grad im Backofen auf mittlerer Schiene ca. 45 Minuten backen.

Möhrenschnitten

Möhrenschnitten

125 g Butter • 200 g Rohrzucker • 6 Eigelb
250 g gemahlene Haselnußkerne • 150 g Weizenvollkornmehl
600 g feingeraspelte Möhren • 6 Eiweiß • 1 Päckchen Backpulver
1 EL abgeriebene Zitronenschale (unbehandelt)
1 Prise Vollmeersalz • 1 EL Puderzucker

Wie alle Nüsse enthalten auch Haselnüsse viel Vitamin E, das dem Körper hilft, mit Schadstoffen fertig zu werden. Endlos ist die Liste der enthaltenen Mineralstoffe: Magnesium, Eisen, Kupfer, Zink, Fluor und Selen.

1

Butter mit Zucker und Eigelb schaumig rühren. Frischgemahlenes Weizenmehl, Backpulver, Zitronenschale und die geraspelten Möhren unterrühren. Das Eiweiß festschlagen und vorsichtig unterheben. Den Teig auf einem gefetteten oder mit Backpapier ausgelegten Backblech zu einem Rechteck von 30 x 30 cm streichen.

2

Bei 180 Grad auf mittlerer Schiene ca. 45 Minuten backen. Herausnehmen, auskühlen lassen und in 12 Schnitten schneiden. Zum Schluß mit Puderzucker bestäuben. Nach Belieben mit kleinen Marzipanmöhren garnieren.

Mandelbiskuit mit frischen Kirschen

Mandelbiskuit mit frischen Kirschen

750 g frische, entsteinte Kirschen • 200 g Butter • 200 g Honig
4 Eigelb • 200 g frischgemahlener Weizen • 150 g geriebene Mandeln
Etwa 4 Tropfen natürliche Bittermandelessenz • 1 TL Backpulver
2 EL Kirschwasser • 4 Eiweiß

1

Butter mit Honig und Eigelb schaumig rühren. Mandeln, Bittermandelessenz, Kirschwasser und den feingemahlenen Weizen sowie das Backpulver gut unterrühren. Eiweiß sehr steif schlagen und vorsichtig unter den Teig heben. Eine Springform mit Pergamentpapier auslegen, den Teig hineingeben und die Kirschen darauf verteilen.

2

Bei 175 Grad auf mittlerer Schiene etwa 40 Minuten backen.

Quark-Sahne-Torte mit frischen Erdbeeren

100 g Vollkornkekse • 50 g gemahlene Haselnüsse
50 g Carobpulver (im Reformhaus oder Naturkostladen erhältlich)
50 g Akazienhonig • 50 g Butter

Quark-Sahne-Torte mit frischen Erdbeeren

1

Kekse ganz fein zerkrümeln. Mit Nüssen und Carob mischen. Butter und Honig erwärmen, zu den Bröseln geben und gut verrühren.

2

Den Teig in einer mit Pergamentpapier ausgelegten Springform verteilen. Für etwa 60 Minuten in den Kühlschrank stellen.

Carob oder auch Johannisbrot ist die Frucht des Johannisbrotbaumes: lange, braunschwarze Schoten. Es hat einen kakaoähnlichen Geschmack und dient als Quell- und Dickungsstoff.

In der Zwischenzeit die Füllung vorbereiten:

350 g Magerquark • 125 Akazienhonig • Geriebene Schale von
1/2 Zitrone (unbehandelt) • 1/4 l Apfel- oder Orangensaft
3 TL Agar-Agar (im Reformhaus oder Naturkostladen erhältlich)
3/8 l Sahne

3

Quark mit Honig und geriebener Zitronenschale verrühren. Agar-Agar-Pulver mit 3 EL Fruchtsaft glattrühren. Den restlichen Saft erhitzen. Agar-Agar einrühren und etwa 2 Minuten köcheln lassen.

4

Abkühlen lassen, dann mit dem Quark verrühren. Sahne steif schlagen und vorsichtig unterheben. Die Quark-Sahne-Mischung auf dem Kuchenboden verteilen. Wieder in den Kühlschrank stellen und fest werden lassen.

Für den Belag:

300 g reife, frische Erdbeeren • 1 EL Zitronensaft
1 EL gehackte Pistazienkerne

5

Erdbeeren waschen, abtropfen lassen, halbieren und mit dem Zitronensaft etwa 10 Minuten ziehen lassen. Dann auf dem Kuchen hübsch arrangieren. Mit den Pistazienkernen überstreuen. Sofort servieren.

REGISTER